中华名优中药系列丛书

中国肾茶

李光　王金辉　主编

全国百佳图书出版单位
中国中医药出版社
·北京·

图书在版编目（CIP）数据

中国肾茶 / 李光，王金辉主编 . —北京：中国中医药出版社，2023.10
（中华名优中药系列丛书）
ISBN 978-7-5132-8279-6

Ⅰ . ①中… Ⅱ . ①李… ②王… Ⅲ . ①傣医药—药用
植物—应用—肾病（中医）—食物疗法 Ⅳ . ① R295.3

中国国家版本馆 CIP 数据核字（2023）第 120919 号

中国中医药出版社出版

北京经济技术开发区科创十三街 31 号院二区 8 号楼
邮政编码　100176
传真　010-64405721
河北省武强县画业有限责任公司印刷
各地新华书店经销

开本 787×1092　1/16　印张 14.25　彩插 1　字数 270 千字
2023 年 10 月第 1 版　2023 年 10 月第 1 次印刷
书号　ISBN 978 - 7 - 5132 - 8279 - 6

定价　59.00 元
网址　www.cptcm.com

服 务 热 线　010-64405510
购 书 热 线　010-89535836
维 权 打 假　010-64405753

微信服务号　zgzyycbs
微商城网址　https://kdt.im/LIdUGr
官 方 微 博　http://e.weibo.com/cptcm
天猫旗舰店网址　https://zgzyycbs.tmall.com

如有印装质量问题请与本社出版部联系（010-64405510）

《中华名优中药系列丛书》编委会

"肾茶"是成果转化 较理想的对象！

祝取得伟大成功！

肖培根

2021-5-18

《中国肾茶》编委会

陈　曦（中国医学科学院药用植物研究所云南分所）

周玲娟（西双版纳傣族自治州人民医院）

段宝忠（大理大学）

唐德英（中国医学科学院药用植物研究所云南分所）

总前言

中医药是中华民族五千年的实践积累，其中蕴含着深厚的科学内涵，是中华文明的瑰宝，为中华民族的繁衍昌盛和人类健康做出了卓越贡献。中药是中医药学的重要组成部分，是我国历代人民在漫长的岁月里与疾病做斗争的重要武器。我国地域辽阔，药材资源种类丰富，应用历史悠久，大部分常用药材已形成公认的名优品牌，如"川广云贵""浙八味""四大怀药"等，不仅是药材商品市场的金字招牌，也是地区经济富有文化特色的金字招牌，在中医临床上享有盛誉，因而，对其系统整理、努力发掘、继往开来是一项崇高的历史使命。

近年来，中药在基础性研究方面取得了长足的进展，由于化学药物的不良反应日渐突出，从天然产物中寻找和开发新药已成为世界医药界研究的热点。2016年，国务院发表《中国的中医药》白皮书，将中医药发展上升为国家战略，中医药事业进入了新的历史发展时期；此外，国家先后出台了一系列中药材产业发展的纲领性文件，使中药材产业化呈现出良好的发展态势，各地积极推进中药材品牌建设，重装推出了一批历史悠久、品质独特的中药材名优品牌，有力推动了中医药全产业链发展。在国家"一带一路"倡议下，中医药在国际上有了更为广阔的发展空间。为及时总结和推广中药材研究的成果，积极推动名优中药材的研究、应用及产业发展，由中国中医药出版社策划，编者团队与相关单位合作，邀请了全国在中药材教学、科研、生产等领域有影响的200余位专家学者参与，组织编写了《中华名优中药系列丛书》。该丛书选择名优药材品种，广泛吸纳了全国科研工作者的最新研究进展及作者的科研心得，从药用历史、本草学、栽培与加工、品质评价、化学成分、药理作用、炮制与制剂、临床应用及产业发展等方面，系统介绍名优中药材的相关研究与应用成果，旨在将名优中药材从科研到生产的最新研究成果，介绍给广大业界人士。这是首套专门介绍全国名优中药材的丛书，相信本套丛书的出版，对于进一步开展名优中药材的研究及合理利用，以及推进中药材产业的健康和可持续发展具有积极意义。

本套丛书在编写出版过程中得到了诸多单位和专家、学者的帮助和支持，参阅了大量的文献资料，特别是得到了中国中医药出版社的大力支持，在此一并致以深切的谢意。尽管我们在编写过程中竭尽所能，但由于涉及交叉学科领域广，错误和疏漏之处恐难避免，敬请广大读者批评指正，以便再版时修订提高。

丛书编委会

2021 年 9 月

肖序

　　肾茶在东南亚及我国南方多个省均有分布，在东南亚地区常做茶饮，被称为"Java Tea"（爪哇茶），也是该区域重要传统药物之一。在我国，肾茶也是民族药中常用药物，据傣医经书《档哈雅》《贝叶经》记载其已有 2000 余年的应用历史，也是傣药中作为"解药"的代表品种之一。现代研究表明，肾茶的药理活性显著，具有抗炎、镇痛、解热、利尿、降尿酸、抗氧化、肝脏保护、肾脏保护、降血糖、降血脂、降血压、抗菌、减肥、护肤、抗增殖、细胞毒性和抗血管生成、强心等诸多活性，揭示了肾茶应用的科学基础和内涵。

　　近年来，国家重视中医药的创新发展，中医药得到了前所未有的发展，新型冠状病毒感染疫情中，中医药在疫情防控的全过程中均取得了辉煌的战果。民族医药为中医药的重要组成部分，深入挖掘民族医药中的科学精华，对促进中医药产业发展具有重要意义。而肾茶在傣族等少数民族中得到广泛应用，活性显著，疗效可靠，具有很高的保健价值，因此开发前景十分广阔。

　　欣喜看到了中国医学科学院药用植物研究所云南分所组织编写的《中国肾茶》专著，该书系统整理了肾茶品种选育、种苗繁育规程、规范化栽培规程、化学成分、药理活性、开发前景等方面内容，不仅可为肾茶的深入研究和开发利用提供重要的科学依据，同时对普通人群食疗保健也具有一定的参考价值，对肾茶等民族医药的产业化也将起到推动作用。

　　欣喜之余，欣然为序。

中国医学科学院药用植物研究所名誉所长

中国工程院院士　　　肖培根

2023 年 4 月

裴序

在文明诞生之初期，人类社会就开始与疾病做斗争，并在此过程中形成了医药学的萌芽。民族医药是在人们长期的医疗实践中逐步形成和发展起来的，具有鲜明的民族传统医药文化特色和地域环境特色，是人类智慧结晶的重要组成部分。傣医药作为我国"四大民族医药"之一，是我国民族医药文化中不可或缺的重要组成部分，以"四塔""五蕴"为核心的傣医药理论是依托傣族地区特殊的资源禀赋和傣族人民的地方性知识，经过长期实践，不断积累而形成的传统医药体系，也是一种独特的疾病治疗的医药文化。其中"未病先解""先解后治""同解同治"的"解药"理论是傣医药理论的瑰宝，与中医"治未病"思想高度一致，在大众医药保健和大健康产业发展中具有独特的价值。

《中国肾茶》一书是专门论述傣药重要品种肾茶的著作，肾茶又名猫须草、猫须公，傣语称"雅糯渺"，是傣药"解药"代表品种之一，在云南傣族、佤族、拉祜族等少数民族地区应用历史悠久。傣医认为其具有清火解毒、利尿排石、凉血止血之功。现代药理研究表明其具有调节肾功能、利尿排石、抗炎、抗氧化、抗菌、降血糖、降血压等多种作用。临床常用于治疗结石、糖尿病、泌尿系统疾病，现已在云南省被开发成袋泡茶，受到广大消费者好评。

中国医学科学院药用植物研究所云南分所长期以来从事南药重要品种——肾茶规范化栽培、推广及开发工作，本书由该所李光副研究员和哈尔滨医科大学王金辉教授主编。根据本书著者多年工作实践，汇集整理了肾茶本草考证、栽培与加工、质量评价、化学成分、药理作用、安全性评价、临床应用、代谢动力学、开发利用等方面的内容，全面系统地总结了傣药肾茶的研究现状，为肾茶的进一步开发利用提供了科学依据和研究思路。同

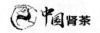

时本书又具有一定的科普性，相信本书的出版将给我国广大从事中医药特别是民族医药研究、生产、教学的有关人员带来较高的参考价值。

2023 年 4 月

编写说明

近年来，党和政府高度重视中医药事业的发展，陆续出台了一系列政策促进中医药产业发展。加快发展中医药产业，是实施"健康中国"战略，推进我国健康服务业发展的重要任务。从民族药中选取优势品种进行研究开发，是深入挖掘民族医药理论、促进中医药产业发展的重要举措。

肾茶为唇形科肾茶属植物 *Clerodendranthus spicatus*（Thunb.）C. Y. Wu ex H. W. Li 的干燥茎叶，其原植物在东南亚及我国南方多个省均有分布，在傣族、壮族、哈尼族等民族医药中均有应用。成书于 2500 余年前的傣医经书《贝叶经》已记载有肾茶，在傣医中常用其代茶饮，治疗急慢性肾炎、泌尿系统结石等疾病。肾茶在南亚、东南亚国家被称为"Java Tea"（爪哇茶），用于治疗风湿病、糖尿病、高血压、泌尿系统结石、水肿等疾病，是传统的药食两用品种。肾茶因其疗效显著，近些年受到研究者广泛关注。现代研究发现，肾茶及其提取物具有抗炎、抗氧化、降尿酸、保护肾脏、降血糖、抗肿瘤、利尿、降血压、减肥、保肝、保护心脑血管等作用，具有广阔的开发前景。

本书在整理目前肾茶研究资料的同时结合编者自身研究，收录了肾茶本草考证、栽培与加工、质量评价、化学成分、药理作用、安全性评价、临床应用、代谢动力学、开发利用等内容，旨在为从事肾茶研究的广大学者提供一定的参考，同时该书也具有一定的科普性，可作为科普读物供传统医药爱好者参考学习。

本书在编写过程中得到了编者所在单位，云南省南药可持续利用重点实验室、王金辉专家工作站的大力支持，同时也得到国家科技重大专项—中药民族药组分库（2018ZX09735005）项目的支持。哈尔滨医科大学博士生赵蕾、硕士生孙冉，滇西应用技术大学傣医药学院本科生陈雄敏、谢熙瑞、姚应婵、刘关群，云南农业大学本科生杨学金、王国凯，云南中医药大学本科生莫回芳等同学做了大量资料收集及整理工作，在此深

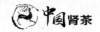

表谢意！

由于编者的水平有限，书中不足之处在所难免，敬请广大专家读者批评指正！

编者

2023 年 4 月

目　录

第一章　本草考证

肾茶为唇形科肾茶属植物 *Clerodendranthus spicatus* (Thunb.) C. Y. Wu ex H. W. Li 的干燥茎叶，其原植物在东南亚及我国南方多个省均有分布，是常用的传统药物之一。在印度尼西亚，肾茶常用于治疗风湿病、糖尿病、高血压、扁桃体炎、癫痫、月经紊乱、淋病、梅毒、肾结石、胆结石等疾病；在越南常用于治疗泌尿系统结石、水肿、高烧、流行性感冒、肝炎、黄疸、胆石症等；在缅甸常用于治疗糖尿病、泌尿系统疾病；由于肾茶药理活性明显，日本冲绳进行了大面积引种栽培。肾茶在东南亚地区常做茶饮，被称为"Java Tea"（爪哇茶），因其对肾病尿潴留利尿作用十分明显，又称为"Indian Kidney Tea"（印度肾茶）[1]。

在我国，肾茶被多个地区使用，是民族药中常用品种之一，具有利水通淋、清热解毒的作用。广西地方药材标准也将肾茶按民族药收载。傣医经书《档哈雅》《贝叶经》中记载其已有 2000 余年的应用历史，也是傣药"解药"的代表品种之一。肾茶傣语被称为"雅糯渺"（"雅"为药物的意思，"糯"是胡须的意思，"渺"为猫的意思，总体意思是猫胡须一样的药物），能够清热毒、保健肾脏，治疗小便热、涩、疼痛等泌尿系统疾病，是一种珍贵的保健药物，具有广阔的应用前景。

第一节　学名考订

在形态上，肾茶细长的雄蕊和花柱伸出花冠外形似猫须，我国民间又将其称为"猫须草"或"猫须公"。肖培根院士等人[1]考证发现肾茶的学名比较混乱，其拉丁名命名修订过程如表 1-1 所示。

表 1-1　肾茶拉丁名主要修订历程

年份	命名人	所归属别	拉丁名	备注
1826	Blume	罗勒属	*Ocimum aristatum* Bl.	
1831	Bentham	鸡脚参属	*Orthosiphon stamineus* Benth.	
1858	Miquel	鸡脚参属	*Orthosiphon aristatus*（Bl.）Miq	重新组合命名
1929	Kudo	肾茶属	*Clerodendranthus stamineus*（Benth.）Kudo	建立肾茶属
1950	Becker	鸡脚参属	*Orthosiphon spicatus*（Thunb.）Beck., Bakh.& Steen	
1974	吴征镒及李锡文	肾茶属	*Clerodendranthus spicatus*（Thunb.）C.Y.Wu ex H.W.Li	

目前，中国学者根据《中国植物志》习惯使用 *Clerodendranthus spicatus* 作为肾茶学名，日本学者习惯使用 *Orthosiphon aristatus*，国际药学文献上习用 *Orthosiphon stamineus*。上述学名虽然不同，但却均是指"肾茶"一物。

第二节　植物形态

肾茶为唇形科肾茶属多年生草本。茎直立，高 1～1.5 米，四棱形，具浅槽及细条纹，被倒向短柔毛。叶卵形、菱状卵形或卵状长圆形，长 1.2（2）～5.5cm，宽 0.8（1.3）～3.5cm，先端急尖，基部宽楔形至截状楔形，边缘具粗牙齿或疏圆齿，齿端具小突尖，纸质，上面榄绿色，下面灰绿色，两面均被短柔毛及散布凹陷腺点，上面被毛较疏，侧脉 4～5 对，斜上升，两面略显著；叶柄长（3）5～15mm，腹平背凸，被短柔毛。轮伞花序 6 花，在主茎及侧枝顶端组成具总梗长 8～12cm 的总状花序；苞片圆卵形，长约 3.5mm，宽约 3mm，先端骤尖，全缘，具平行的纵向脉，上面无毛，下面密被短柔毛，边缘具小缘毛；花梗长达 5mm，与序轴密被短柔毛。花萼卵珠形，长 5～6mm，宽约 2.5mm，外面被微柔毛及突起的锈色腺点，内面无毛，二唇形，上唇圆形，长宽约 2.5mm，边缘下延至萼筒，下唇具 4 齿，齿三角形，先端具芒尖，前 2 齿比侧 2 齿长 1 倍，边缘均具短睫毛，果时花萼增大，长达 1.1cm，宽至 5mm，10 脉明显，其间网脉清晰可见，上唇明显外反，下唇向前伸。花冠浅紫或白色，外面被微柔毛，在上唇上疏布锈色腺点，内面在冠筒下部疏被微柔毛，冠筒狭管状，长 9～19mm，近等大，直径约 1mm，冠檐大，二唇形，上唇大，外反，直径约 6mm，3 裂，中裂片较大，先端微缺，下唇直伸，长圆形，长约 5mm，宽约 2.5mm，微凹。雄蕊 4，超出花冠 2～4cm，前对略长，花丝长丝状，无齿，花药小，药室叉开。花柱长长地伸出，先端棒状头形，2 浅裂。花盘前方呈指状膨大。小坚果卵形，长约 2mm，宽约 1.6mm，深褐色，具皱纹。花、果期 5～11 月 [2]。

肾茶分为两个品种，一种带有白色花朵的白花肾茶，另一种带有浅紫色花朵的紫花肾茶 [3]。大量研究发现，从指纹图谱相似度和含量全面性看紫花肾茶质量优于白花肾茶，紫花肾茶中的熊果酸、迷迭香酸、咖啡酸的含量和甲氧基黄酮总含量均比白花肾茶高 [4,5]。因此紫花品种比白花品种含有更多的生物活性物质。除上述花冠浅紫或白色品种外，还有为紫色的肾茶疑似变种，茎紫色较深，叶面较白花肾茶小，植物形态见附图 1-1 所示。

第三节　显微形态

一、茎横切面

表皮细胞数列，有时可见非腺毛。皮层薄壁细胞 5～10 列，于棱角处有厚角细胞 3～6 列。中柱鞘纤维木化，3～10 个成群，断续成环。形成层明显。木质部导管单个，少数 2～3 个相聚，径向散列 [6]。如附图 1-2 所示。

二、叶横切面

上、下表皮均有毛茸，下表皮具气孔。栅栏组织细胞 1 列，海绵组织细胞 4～6 列，排列疏松。主脉处表皮内侧均有厚角组织，维管束外韧型，如附图 1-3 所示 [7]。

上表皮细胞类长方形，排列整齐；下表皮细胞较小，类方形或圆形，外被角质层，可见气孔；上下表皮均有腺毛、腺鳞及非腺毛，以下表皮为多；叶肉组织富含叶绿体，栅栏组织多由 1 列细胞组成，海绵组织薄壁细胞排列稍紧密；主脉部位上下表皮内侧均有由 2～3 列细胞组成的厚角组织，主脉维管束外韧型，形成近半圆形，导管每列 2～4 个放射状排列 [8]。

三、粉末特征

粉末棕绿色。①茎的韧皮纤维直径 26～42μm，长 100μm 以上，壁木化，具壁孔。②木纤维直径 31～46μm，壁微木化，具壁孔。③管胞直径 30～80μm。④叶表皮细胞垂

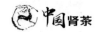

周壁稍弯曲，气孔直轴式。⑤腺鳞头部8个细胞，直径82～96μm，柄单细胞。⑥腺毛头部单位细胞，直径41～63μm，柄单细胞。⑦单细胞非腺毛基部直径31～38μm；多细胞非腺毛，2～5个细胞，基部直径62～80μm，壁厚，具壁疣。⑧螺纹导管。此外，有茎表皮细胞长方形或类正方形；髓薄壁细胞类圆形，有纹孔；有油滴[7]，如附图1-4所示。

第四节　本草溯源

肾茶药材的形态在近代本草中才有收录，植物特征基本沿袭《中国植物志》中的描述，花冠为淡紫色及白色品种均可入药，多应用于民族医药中，存世的古代本草极少记载，目前仅有成书约在1300余年前的古傣医经书《档哈雅召书婉娜》记载的雅沙把拢牛（通淋化石方），单方肾茶的汤剂或散剂，口服，每次15～30g，水煎服或开水浸泡代茶饮。功能为清热解毒，利尿排石，凉血止血。用于治疗拢牛哈占波（小便热涩疼痛、尿中夹带沙石，如急、慢性肾炎，肾盂肾炎，尿道炎，肾、输尿管、膀胱结石等）。也可治疗拢梅兰申（风湿性关节炎）、拢沙候（痛风）等病证。

药性方面，《中华本草》记载其药性"味甘、淡、微苦，性凉"；广东部队《常用中草药手册》记载其"甘、微苦，凉"；《海南岛常用中草药手册》记载其"甘、淡，平"；《广西本草选编》记载其"味苦，性凉"；《全国中草药汇编》记载其"甘、微苦，凉"；《中国傣药志》记载其"苦、香，凉。入土、水塔"。现实行的安徽、四川、广西、云南地方药材标准中记载其饮片药性均为"苦，凉。归肾、膀胱经"。除此外云南饮片标准除上述记载外还多出傣医描述"苦、凉。入水、土塔"。

功能主治方面，《中华本草》记载其"清热利湿，通淋排石。主治急、慢性肾炎，尿路结石，胆结石，风湿性关节炎"，广东部队《常用中草药手册》记载其"清热祛湿，排石利尿。主治急、慢性肾炎，膀胱炎，尿路结石，风湿性关节炎"，《全国中草药汇编》记载其"清热祛湿，排石利尿。主治急、慢性肾炎，膀胱炎，尿路结石，胆结石"，《福建药物志》记载其"主治胆囊炎"，《中国植物志》记载其"清热解毒，利尿排石。主治小便热涩疼痛，尿路结石，尿血，水肿"。现实行的安徽、四川、广西、云南地方药材标准中记载其饮片功效为"清热解毒，利水通淋。用于膀胱湿热所致的尿急、尿热、尿痛，非特异性下尿路感染见上述证候者"。

用法用量方面，《中华本草》、广东部队《常用中草药手册》以及《全国中草药汇编》均记载其"内服：煎剂，30～60g"，《中国傣药志》记载其"水煎服30～60g，或开水泡服"。四川省和安徽省肾茶饮片标准用量均为 10 ～ 20g，而云南省标准是 3 ～ 6g，湖南省标准是 30 ～ 60g，水煎服。

参考文献

[1]肖伟，彭勇，刘勇，等 . 肾茶的研究与开发新进展 [J]. 世界科学技术（中医药现代化），2009，11（3）：434–438.

[2] 中国科学院中国植物志委员会 . 中国植物志：第七卷 [M]. 北京：科学出版社，1977.

[3] 罗灿 .87 份肾茶属植物种质资源亲缘关系研究 [D]. 海南：海南大学，2015.

[4] 李戈，王艳芳，赵俊凌 . 基于不同肾茶种质量评价 [J]. 中华中医药杂志，2016，31（2）：630–633.

[5] 李光，陈曦，李宜航，等 . 不同产地肾茶 HPLC 指纹图谱研究 [J]. 中国现代中药，2013，15（6）：448–451.

[6] 广西壮族自治区食品药品监督管理局 . 广西壮族自治区壮药质量标准：2011 年版 . 第 2 卷 [M]. 南宁：广西科学技术出版社，2011：174.

[7] 焦爱军，冯洁 . 肾茶的生药学鉴别研究 [J]. 广西医科大学学报，2013，30（2）：190–191.

[8] 廖心荣，桂镜生 . 傣药牙努秒的生药鉴定 [J]. 云南中医学院学报，1990，13（3）：18–19.

第二章 栽培与加工

肾茶主产于我国南部及东南亚国家,野生或栽培,本章主要对肾茶的资源分布、国内品种选育情况、生物学特性及栽培加工技术进行了介绍。

第一节 肾茶种质资源及新品种育种

一、资源分布

《中国植物志》记载[1],全世界肾茶属植物有五个种,主要分布于热带及亚热带地区,国外主要分布于印度、印度尼西亚、老挝、越南、缅甸、菲律宾、澳大利亚及邻近岛屿等,我国仅有一种,为 *Clerodendranthus spicatus*(Thunb.)C. Y. Wu ex H. W. Li,主要分布于广东、海南、四川、台湾、广西、云南、福建等地,野生品种主要生长于林下阴湿处,在海拔 1000m 以上地区较为常见,现多为栽培。

二、新品种育种

研究发现,国内各地肾茶种质在植物学形态、遗传特性,化学成分等方面均存在差异[2-5],其中植物学形态差异主要体现在植株茎颜色、叶形态与颜色、花果颜色上。各地肾茶种质以白花常见,偶见紫花肾茶,研究发现不同花色肾茶遗传差异性大于不同地理分布肾茶的遗传差异性[5]。基于各地植物学形态各异的肾茶种质资源类型,中国医学科学院药用植物研究所云南分所主要根据肾茶花色,结合产量及品质特性,以本地常见农家品种白花肾茶为对照,从云南、福建、广西、广东、海南收集的肾茶种源中,采用群体选育法,经过连续三代扦插繁育实验,选育出"紫花 1 号"和"紫花 2 号"两个新品种(见附图 2-1)。其中"紫花 1 号"主要特征为花冠紫色,整个花蕊淡紫色到紫色,花萼淡紫色到深紫色,且具有一定的抗病性和优质性。"紫花 2 号"主要特征花冠浅紫色，花萼上唇紫色、下唇黄绿色，且具有一定的抗病性和高产性。

第二节　肾茶生物学特性

一、种子特性

肾茶种子为褐色，含有丰富的脂肪油，无胚乳。在自然条件下，肾茶发芽率较低，一般为 20% 左右，最高也只能达到 50% 左右。在 20℃恒温条件下，播种后 15 ～ 20 天开始萌发，在 25 ～ 35℃恒温和 20 ～ 33℃变温条件下，播种 3 ～ 4 天开始发芽。肾茶种子寿命较短，宜随采随播，采种后宜 15 天内播种，随着种子存放时间的增加，发芽率逐渐下降 [6]。

二、植株生长特性

肾茶植株萌发能力较强，一般可萌发 1 ～ 3 级侧枝，从单株种植到采收，可形成"蓬"。生长季定植的肾茶扦插苗生长迅速，每个月株高以 20 ～ 40cm 的速度增长，株高一般在 1 ～ 1.5m，最高可达 2m，进入花期后，分枝受抑，增长不明显。

三、开花特性

肾茶花在每年 4 ～ 11 月开放，花两性，6 朵小花组成 1 个轮伞花序，多个轮伞花序组成总状花序生长于主茎及侧枝顶端。肾茶小花由下至上由苞片、花梗、花萼、花冠、雄蕊、雌蕊六部分组成。肾茶小花开花过程分为初开、盛开、凋谢三个时期，小花初开期，花瓣由卷曲慢慢张开，一般发生在早上十点左右，持续时间 3 ～ 4h；花瓣完全张开时进入盛花期，一般持续 12 ～ 24h，此时是授粉最佳时期，主要授粉昆虫有蝴蝶、蜜蜂等，之后花瓣开始凋落进入谢花期，花丝失去唇瓣支撑后亦逐步萎蔫凋落，小花开花持续时间为 2 天，整个花序开花持续时间为 15 ～ 20 天 [3]。

四、结实特性

肾茶果实为小坚果，卵圆形或卵形，子房由 2 个心皮构成，子房壁凹陷形成 4 室，每室含 1 个胚珠，成熟时裂成 4 个果瓣，每个果瓣仅含半个心皮和 1 粒种子，小坚果千粒重

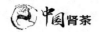

约 1.12g。肾茶种子在小坚果里单生，直立，每朵小花可发育形成 4 个小坚果，但一般只有 1 ～ 2 个小坚果发育成功 [3]。

五、生态环境适应性

（一）温度

肾茶喜温暖环境，抗寒力差，原产地年平均气温 19.6 ～ 23.8℃，在 26 ～ 30℃的高温多雨季节，植株生长旺盛；温度在 5℃以下时，植物叶片变红褐色，遇霜茎叶枯黄，严重时老根枯死 [7]。

（二）湿度

肾茶喜湿润环境，忌涝。原产地年降雨量 1157.6 ～ 2103.3mm，6 ～ 10 月高温、高湿的多雨季节，生长迅速，冬、春干旱季节生长缓慢，干旱缺水季节，植株停止生长，叶片、枝梢干枯 [7]。土壤含水量在 60% ～ 70% 条件下，有利于提高产量；但雨季需注意排涝，预防积水。

（三）光照

全光照、遮光 50%、遮光 75%、遮光 90%，4 种处理对肾茶植株生长及光合特性的影响结果表明，随着遮光度的增加，肾茶植株叶片净光合速率、蒸腾速率减少，叶片厚度及栅栏组织变薄，植株分枝数减少，节间距、株高显著增加，植株根、茎、叶的生长量（鲜质量及干质量）明显下降，熊果酸含量较全光照条件下低，肾茶植株生长最适宜的光照条件为全光照 [8,9]。

在一个随机完全区组设计实验中 [10]，对 2 周龄的幼苗施加 225、500、625 和 900μmol/m²/s 4 个级别的辐照度，持续 12 周，考察光强对肾茶次生代谢产物的影响。研究表明高强度光照条件下可以减少肾茶中总黄酮和酚类的产生，低强度光照条件下碳基次生代谢物（CBSM）产量增加，其次是总非结构性碳水化合物（TNC），H_2O_2 和丙二醛产量增加，这与次生代谢物产量增加有关。低强度光照条件下肾茶植物显示出与总叶绿素含量负相关，并显示出较高的 C/N 比。随着光照强度的降低，净光合作用和总生物量也降低，表明在低光照条件下，肾茶植物中次生代谢产物的生长与产量之间可能存在 trade-off（权衡）关系，从而证实了在低强度光照条件下植物次生代谢产物的产生可能被上调的资源可用性假说。

（四）土壤及地形地势

肾茶喜肥沃的砂壤土，在黏土或积水地生长不良，根部易发黑腐烂[7]。

第三节　肾茶繁育及栽培技术

一、肾茶种苗繁育技术

（一）种子育苗[6]

1. 采种

肾茶种子随熟随落，采收时，剪取花萼膨大不易脱离的果序，手工搓、挤出花萼基部着生的种子，选择外形饱满，种皮颜色深褐的种子。

2. 选地

选择疏松、肥沃的壤土，利用苗床或育苗袋直接进行播种育苗，土层厚度15～25cm。

3. 播种

选择25～35℃的温室或在此温度的季节，将种子散播于基质表面。

4. 苗期管理

整个育苗期，遮阴度维持在60%左右，并保持土壤湿润，土壤含水量60%～80%。

5. 移栽

种子播种3～4天后开始发芽，7～8天后子叶展开，待苗长到15～20cm时，循序撤出遮阳网进行练苗7～10天，可进行大田移栽。

（二）组培育苗[11-13]

1. 繁殖材料选择

带腋芽的幼嫩茎段。

2. 无菌材料的获得

取幼嫩的肾茶枝条，去除叶片，先用洗洁精轻轻擦洗表面，再用自来水冲洗干净，然后剪成3～4cm长的茎段，放入玻璃瓶中，用自来水冲洗数次，在超净工作台上，转入

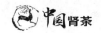

已灭菌的空瓶子中，用 70% ～ 75% 酒精漂洗 10 ～ 15s，用无菌水冲洗 3 次，再用 0.1% 升汞溶液浸 5 ～ 10min，无菌水冲洗 5 次，然后将材料切成 0.5 ～ 1.0cm 的茎段。

3. 培养条件

诱导培养基：MS+6-BA 1.0mg/L（单位下同）+NAA 0.1；增殖培养基：MS+6-BA 1.0+NAA 0.1-0.5 或 MS+6-BA 1.0+2,4-D 0.5；生根培养基：MS+NAA 1.0。以上各种培养基都加入 3.0% 蔗糖，6g/L 琼脂，pH 值 5.8，培养温度为（25±2）℃，每天光照 10 ～ 12h，光照度为 1000 ～ 2000Lx。30 天转接一次。

4. 丛生芽的诱导

将无菌茎段用无菌纸吸干后接种到诱导芽的培养基上，15 天后茎节开始萌动，腋芽处开始长出小芽，30 天后，可以看到分化出许多丛生芽，平均每个茎段上有 16 个芽。

5. 增殖培养

将丛生芽切成包括 3 ～ 4 个小芽的小块，接种到增殖培养基上进行继代培养。10 天后，丛生芽块上开始产生愈伤组织，20 天后愈伤组织上产生了较多的新丛生芽。

6. 生根培养

待小苗长到 3cm 左右时，将其接种到生根培养基上，10 天后可看到清晰的白色的根形成。

7. 试管苗的移栽

待试管苗长到 5cm 时，置于阴凉处练苗 5 天左右，用镊子轻轻夹出试管苗，洗去根部的培养基，移栽于营养钵中，成活率可达 90% 以上。

虽然组培快繁育苗能在短时间内获得大量的种苗，但技术要求较高，普通种植户不可能独立完成，而肾茶扦插育苗具有工序简单、易成苗、成本低的优势，是产业化生产种植的最佳繁殖方法。组培育苗可在繁殖材料紧缺或母株感染线虫、病毒等特定情况下进行扩繁、脱毒，以获得充裕的、无毒的健康植株时采用。

（三）扦插育苗 [14, 15]

1. 育苗床准备

选择土壤疏松、土层深厚的地块，清除杂草、石块，将地深翻 30cm，进行晾晒。扦插前 1 个月，打碎土块，平整。用石硫合剂或多菌灵、百菌清喷洒地面消毒。每亩施农家肥 500kg 作底肥。做宽 1 ～ 1.5m，高 20 ～ 30cm 的苗床，长度依地形而定，苗床间留 30cm 过道。扦插前 1 天将苗床松土、浇水。

2. 插条选择

剪取节间适中、芽眼饱满且直径在 4mm 以上的 1 年生茎枝作插穗，每段保留 2 ～ 3 节，15 ～ 20cm 长，下斜上平剪切。

3. 扦插时间

插穗宜随剪随插，当天未扦插完的插穗，用湿沙半掩埋或湿毛巾、湿报纸包裹储藏于阴凉处。月平均气温 ≥ 16℃的月份均可扦插，以 3 ～ 6 月为宜。

4. 扦插密度

按 5cm×5cm 或 2cm×10cm 株行距进行扦插，至少 1 个节埋入基质。插后压实，浇透水。

5. 苗期管理

扦插后，根据当时的气候条件给予荫蔽度为 20% ～ 50% 的遮阳，适时浇水，保持苗床湿润。及时清除苗圃地杂草。及时清除病虫株，集中园外烧毁。避免使用除草剂。当气温低于 15℃时，搭拱高 60cm 的拱棚盖膜，以保温保湿，中午气温高时，揭开两头膜通风 3 ～ 4h 进行越冬管理。

6. 出圃

扦插 1 个月以后，选择无病虫害，生长健壮的合格苗及时出圃。起苗前应当适当浇水。起苗要有一定深度，尽量减少机械损伤。以 50 株或 100 株一捆包装，根据运输距离采取相应的包装将苗木包裹好，保持根部湿润。

二、肾茶规范化栽培技术[7, 14]

（一）种植环境选择

选择云南、广西、广东、海南、福建等地热带、南亚热带气候带，年平均气温 19 ～ 23.3℃，最热月平均气温 23 ～ 27.4℃，最冷月平均气温 14.2 ～ 19.8℃，年降雨量为 900mm 以上，无霜期 300 天以上的区域种植。生长期间，种植地的大气、土壤和水质应保证持续符合《GB 3095 环境空气质量标准》《GB 15618 土壤环境质量 农用地土壤污染风险管控标准（试行）》《GB 5084 农田灌溉水质标准》。

（二）选地与整地

选择交通便利，阳光充足，有排灌条件，土壤疏松、肥沃的红壤、砖红壤，pH 值

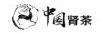

4.5 ～ 7.8 的地块。定植前清除杂草，深耕土壤，打碎土块，每亩施有机肥 500 ～ 600kg 作底肥。平整作畦，畦宽 1 ～ 1.5m，平地，畦高不低于 50cm，坡地畦高 15 ～ 20cm，长度依地形而定，畦间留 40cm 过道。

（三）定植

1. 定植时间
在灌溉条件好的地块，开春后可定植，以雨季定植最佳。

2. 定植密度
按株行距（20 ～ 30）cm×（20 ～ 30）cm 定植，将扦插苗放入穴内，每穴 1 ～ 2 株，使根系舒展，覆土，压实扦插苗基茎处，浇透水。

3. 田间管理
（1）补苗　定植 15 天后和在每茬采收后及时对死苗和缺窝补苗补种。雨季可采用插条直接补种。

（2）除草　封行前，每月进行一次除草。此后，在每茬采收后，及时松土、培土、除草。

（3）浇水　定植后浇透定根水，2 个月内宜每天浇水一次，此后，可 2 ～ 3 天浇水一次，雨季注意排灌。

（4）施肥　每采收一茬，结合松土、培土、除草进行追肥，每亩撒施复合肥 30 ～ 50kg，并对缺窝进行补苗。

（5）去顶和摘花　对徒长而少发侧枝的主枝进行适当打顶，促使侧枝萌发生长，以增产。当大多植株开始开花时，可进行摘花，以利营养生长，增加产量。

4. 病虫害防治
肾茶极少出现病害。目前发现肾茶主要虫害有泡壳背网蝽、根结线虫、蝼蛄等。

（1）泡壳背网蝽[16]　泡壳背网蝽（*Cochlochila bullita* Stal）属半翅目网蝽科壳背网蝽属，该虫的寄主植物较广泛，可危害肾茶、罗勒（*Ocimum basilicum* Linnaeus）、圣罗勒（*Ocimum sanctum* Linnaeus）、樟脑罗勒（*Ocimum kilmandscharicum* Linnaeus）以及唇形科的其他植物。该虫广泛分布于东半球热带地区，如印度、马来西亚、泰国、印度尼西亚、菲律宾、斯里兰卡和南非。该虫在肾茶上聚集取食为害，并在叶子表面留下排泄物，导致被害叶片枯萎、脱落，严重时甚至整株枯死，是肾茶潜在的主要害虫之一。泡壳背网蝽在肾茶叶片和幼枝里产卵，卵单独或成群插入叶脉和嫩枝，仅留下卵盖暴露在外。一般情况下，该网蝽若虫和成虫在肾茶上聚集取食，主要危害肾茶的嫩叶和芽，导致叶面呈现白色斑点，叶片和新梢出现卷曲、干枯等症状，该虫往往藏于卷曲叶片内继续为害，严重时被害叶片变色，进而枯萎或脱落，甚至导致整株肾茶枯死。此外，该虫在叶子表面留下大量棕色或黑色排泄物，造成肾茶失去使用价值。泡壳背网蝽的形态特征及其危害见附图 2-2 所示。

生产中发现，肾茶泡壳背网蝽虫害一般在干旱、荫蔽、通透性差的环境条件下发生较为严重，特别是干旱条件下尤为明显。目前，防治方法以采取农业措施为主，如控制好种植密度；勤除草，保持种植地通风，光照充足；勤喷灌，保持土壤湿润；勤施薄肥，保持植株旺盛的长势；选用无病虫害感染的优质种苗；发现病虫害株及时拔除，集中园外销毁。

（2）南方根结线虫[17-19] 肾茶受南方根结线虫（*Meloidyne incognita*）侵染发病后，叶片的长宽比减小，叶面积减小，总叶绿素的含量逐渐降低，尤以叶绿素 A 最为明显，致使叶片变黄，光合作用减弱，蛋白质含量也随着侵害程度的加重而逐渐减少，植株抗逆性减弱，病株矮小，生长发育迟缓，叶片退绿变黄，直至全株死亡。生产上采用与禾本科作物轮作或用 3% 甲基异硫磷 75kg/ha 喷洒土壤消毒进行防治。

（3）红蜘蛛、小菜蛾、蚜虫、蝼蛄[7] 此类害虫危害嫩叶茎尖，吸取汁液，使嫩梢枯死。防治时，红蜘蛛和小菜蛾用"毒虫丁"1500 倍液喷施，蚜虫用"农家盼"2000 倍液喷施，蝼蛄用灯光诱杀，化学防治必须使用无公害农药。

5. 采收及加工

（1）采收 种植 90 ～ 120 天后，于盛花期至盛花末期，晴天早晨或傍晚，从距地面 5 ～ 10cm 处收割地上部分，每年采收 2 ～ 3 次，采收年限不超过 5 年。

（2）加工 将收割的鲜条及时运至加工场，拣除杂草，去除老茎，冲洗泥土和灰尘。晾干水分后将之切成 2 ～ 3cm 的小段。加工场地、工具应保持洁净，清洗用水应达到《GB 5749 生活饮用水卫生标准》。干燥可采用晾晒或烘干，晾晒时将切好的肾茶薄撒在洁净的晾晒板上，晴天，一般 2 天可晒干，晒场尽可能设有防雨措施。烘干采用烘烤设备，用 60 ～ 70℃的温度进行烘干。在晒干和烘干过程中不要进行翻动，这样可以保持肾茶原色。干燥好的肾茶含水量应 ≤ 11%。

6. 更新

肾茶种植 3 ～ 5 年后全部挖出翻地，重新种植。

参考文献

[1] 中国科学院中国植物志委员会.中国植物志:第七卷[M].北京:科学出版社,1977.

[2] 李光,陈曦,李宜航,等.不同产地肾茶HPLC指纹图谱研究[J].中国现代中药,2013,15（6）:448-451.

[3] 罗灿.87份肾茶属植物种质资源亲缘关系研究[D].海南:海南大学,2015.

[4] 李戈,王艳芳,赵俊凌.基于不同肾茶种质量评价[J].中华中医药杂志,2016,31（2）:630-633.

[5] 杨春勇,李学兰,王艳芳,等.栽培肾茶遗传多样性的SRAP标记分析[J].分子植物育种,2019,17（10）:3312-3319.

[6] 王艳芳,李戈,马小军,等.一种肾茶种子的育苗方法[P].中国专利:2015,10744355.6,016-01-06.

[7] 罗关兴,张平,铁万祝,等.四川攀西地区无公害肾茶生产技术规程[J].热带农业科学,2005,（1）:35-37.

[8] 康龙泉,连张飞,黄珺梅,等.不同遮光处理对猫须草生长及光合特性的影响[J].亚热带植物科学,2009,38（4）:31-33.

[9] 铁万祝.光照和生育期对肾茶熊果酸含量的影响[J].亚热带农业研究,2007,2（2）:94-95.

[10] Ibrahim MH, Jaafar HZ. Primary, Secondary Metabolites, H_2O_2, Malondialdehyde and Photosynthetic Responses of Orthosiphon stimaneus Benth. to Different Irradiance Levels[J]. Molecules, 2012, 17（2）: 1159-1176.

[11] 王连翠,张玉翠.猫须草的组织培养与植株再生[J].中国农村小康科技,2005（12）:32.

[12] 于旭东,吴繁花,裴佐蒂,等.海南肾茶的组织培养快速繁殖[J].中国农学通报,2009,25（9）:38-42.

[13] 莫昭展,梁海清,马华材,等.猫须草组织培养研究[J].安徽农业科学,2007,35（32）:10348-10349.

[14] 广西中药材产业协会.T/GXICMMA 0002-2022肾茶规范化种植技术规程[S].广西,2023.

[15] 张平.攀西地区优质肾茶的开发[J].中国热带农业,2006（1）:32-33.

[16] 严珍,岳建军,唐德英,等.肾茶新害虫泡壳背网蝽的形态特征与为害[J].农业科技通讯,2018,1:180-182.

[17] 于旭东,裴佐蒂,吴繁花,等.海南肾茶病原根结线虫的鉴定及对其寄主生长的影响[J].中国农学通报,2009,25（10）:197-201.

[18] 姜玉兰.蔬菜南方根结线虫的发生与防治[J].中国种业,2006（4）:37-38.

[19] 杨培军,夏睿.番茄根结线虫病的无公害防治技术[J].农家参谋（种业大观）,2011（2）:44.

第三章　质量评价

　　标准体系建设是肾茶品质保障和品牌塑造的重要支撑。近年来，肾茶标准体系初步建立，湖南省食品药品监督管理局制定了肾茶药材标准，被《湖南省中药材标准》（2009年版）收载。广西壮族自治区食品药品监督管理局和广西壮族自治区食品药品检验所联合制定了肾茶药材标准，收录在《广西壮族自治区壮药质量标准》（第二卷）（2011年版）中（见表3-1）。多地也制定自己的肾茶饮片标准，包括《云南省中药饮片标准》（第一册）（2005年版）、《湖南省中药饮片炮制规范》（2010年版）、《四川省中药饮片炮制规范》（2015年版）和《安徽省中药饮片炮制规范》（2019年版）（见表3-2）。然而目前由于缺乏全国肾茶药材标准及商品规格等级标准，肾茶系列标准的应用有待强化，标准的实施效果有待评估。

第一节　肾茶药材标准现状

　　对湖南省和广西壮族自治区两个地方标准中肾茶药材标准进行比较，首先，在收载项目比较中发现，相同点为都包含【来源】【性状】【鉴别】【检查】【浸出物】【炮制】【性味与归经】【功能与主治】【用法与用量】【贮藏】。不同点为《广西壮族自治区壮药质量标准》（第二卷）（2011年版）中多了【注意】项目，注明了脾胃虚寒者慎用。

　　对比两个地方标准可知：

　　【来源】《广西壮族自治区壮药质量标准》（第二卷）（2011年版）中记录采收时间和采收后处理方式，即秋季采收，除去杂质，晒干。

　　【性状】两个标准中对肾茶主要特征描述是一致的，但《湖南省中药材标准》（2009年版）中描述更加全面和详细。

　　【鉴别】都包含理化检测，而《广西壮族自治区壮药质量标准》（第二卷）（2011年版）中多了显微鉴别内容。

【检查】都包含水分检测，但水分含量标准不同，湖南标准中水分含量不得过 14.0%，广西壮族自治区标准中水分含量不得过 15.0%。另外，广西壮族自治区标准中还包含总灰分检测，含量不得过 13.0%，以及酸不溶性灰分，含量不得过 4.8%。

【浸出物】浸出物含量标准不同，湖南标准中浸出物含量不得少于 15.0%，广西壮族自治区标准中浸出物含量不得少于 18.0%。

【炮制】处理方式一致。

【性味与归经】广西壮族自治区标准中多了壮医中描述，即味甜、淡，凉。

【功能与主治】广西壮族自治区标准中多了壮医中描述，即清热毒，除湿毒，通水道。用于笨浮（水肿），肉扭（淋证），尿路结石，胆结石，发旺（痹病）。

【用法与用量】湖南标准中用量为 30 ～ 60g。广西壮族自治区标准中用量为 10 ～ 20g。

【贮藏】贮藏方式是相同的。

表 3-1　不同来源肾茶中药材标准

标准来源	收载项目	项目内容
湖南省中药材标准（2009 年版）	【来源】	本品为唇形科植物肾茶 *Clerodendranthus spicatus*（Thunb.）C. Y. Wu ex H. W. Li 的干燥地上部分
	【性状】	本品全长 30 ～ 70cm。茎枝呈类方形，节稍膨大；老茎表面灰棕色或灰褐色，有纵皱纹或纵沟，断面木质性，黄白色，髓部白色；嫩枝对生，紫褐色或紫红色，被短小柔毛。叶对生，皱缩，易破碎，完整者展平后呈卵形或卵状披针形，长 2 ～ 5cm，宽 1 ～ 3cm，先端尖，基部楔形，中部以上的边缘有锯齿，叶脉紫褐色，两面呈黄绿色或暗绿色，均有小柔毛；叶柄长约 2cm。轮伞花序每轮有 6 花，多已脱落。气微，味微苦
	【鉴别】	取本品粉末 2g，加 0.01mol/L 盐酸溶液 20mL，振摇，放置 4h，滤过，滤液用乙酸乙酯提取 2 次，每次 15mL，合并乙酸乙酯液，挥至 5mL，作为供试品溶液。另取肾茶对照药材 2g，同法制成对照药材溶液。照薄层色谱法（《中国药典》附录ⅥB）试验，吸取上述两种溶液各 5 ～ 10μL，分别点于同一硅胶 G 薄层板上，以二氯甲烷 - 甲醇 - 甲酸（85:15:1）为展开剂，展开，取出，晾干，置紫外光灯（365nm）下检视。供试品色谱中，在与对照药材色谱相应的位置上，显相同颜色的荧光斑点

标准来源	收载项目	项目内容
	【检查】	水分 照水分测定法（《中国药典》附录Ⅸ H 第一法）测定，不得过 14.0%
	【浸出物】	照水溶性浸出物测定法项下的冷浸法（《中国药典》附录 X A）测定，不得少于 15.0%
	【炮制】	取药材，挑选，喷水，吸润，切成长段，干燥，筛去灰屑，即得
	【性味与归经】	苦，凉。归肾、膀胱经
	【功能与主治】	清热解毒，利水通淋。用于膀胱湿热所致的尿急、尿热、尿痛
	【用法与用量】	30～60g
	【贮藏】	置干燥处
广西壮族自治区壮药质量标准（第二卷）（2011 年版）	【来源】	本品为唇形科植物肾茶 Clerodendranthus spicatus(Thunb.)C. Y. Wu ex H. W. Li 的干燥地上部分。秋季采收，除去杂质，晒干
	【性状】	本品茎方柱形，直径 0.2～1.5cm，节稍膨大；老茎表面灰棕色或灰褐色，有纵皱纹或纵沟，上部小枝紫褐色或紫红色，被短小柔毛。叶对生，皱缩，完整者展平后呈卵形或卵状披针形，具小柔毛，长 2～5cm，宽 1～3cm，先端尖，基部楔形，中部以下的叶缘具锯齿。叶柄长约 2cm。气微，味淡、微苦
	【鉴别】	（1）本品茎横切面：表皮细胞数列，有时可见非腺毛。皮层薄壁细胞 5～10 列，于棱角处有厚角细胞 3～6 列。中柱鞘纤维木化，3～10 个成群，断续成环。形成层明显。木质部导管单个，少数 2～3 个相聚，径向散列。 粉末绿褐色。纤维成束，直径 26～46μm。叶表皮细胞垂周壁稍弯曲，气孔直轴式。腺毛头部单细胞，直径 41～63μm，腺柄单细胞。单细胞非腺毛基部直径 31～38.4μm；多细胞非腺毛由 2～5 个细胞组成，基部直径 62～80μm，壁厚，具壁疣。

标准来源	收载项目	项目内容
		（2）取本品粉末 0.5g，精密称定，加乙醇 30mL，浸泡过夜，超声处理 30min，滤过，滤渣加入乙醇 20mL，同法再提取一次，合并滤液，蒸干，残渣加甲醇 5mL 使溶解，作为供试品溶液。另取肾茶对照药材 0.5g，同法制成对照药材溶液。照薄层色谱法（《中国药典》2010 年版一部附录 V B）试验，分别吸取对照药材溶液 10μL、供试品溶液 1～10μL，点于同一硅胶 G 薄层板上以甲苯 - 甲酸乙酯 - 甲酸（5:4:0.8）为展开剂，置盐酸蒸气饱和的展开缸内，预饱和 30min，展开，取出，晾干，喷以 2% 三氯化铝的甲醇溶液，挥干，置紫外灯（365nm）下检视。供试品色谱中，在与对照药材色谱相应的位置上，显相同颜色的斑点
	【检查】	水分 不得过 15.0%（《中国药典》2010 年版一部附录 IX H 第一法）。 总灰分 不得过 13.0%（《中国药典》2010 年版一部附录 IX K）。 酸不溶性灰分 不得过 4.8%（《中国药典》2010 年版一部附录 X A）
	【浸出物】	照水溶性浸出物测定法（《中国药典》2010 年版一部附录 X A）项下的热浸法测定，不得少于 18.0%
	【炮制】	除去杂质，洗净，润透，切段，干燥
	【性味与归经】	中医 甘、微苦，凉。归肾经。 壮医 味甜、淡，凉
	【功能与主治】	中医 清热祛湿，排石通淋。用于风湿痹痛，腰腿痛，石淋，热淋。 壮医 清热毒，除湿毒，通水道。用于笨浮（水肿），肉扭（淋证），尿路结石，胆结石，发旺（痹病）
	【用法与用量】	10～20g
	【注意】	脾胃虚寒者慎用
	【贮藏】	置干燥处

第二节　肾茶饮片标准现状

对云南省、湖南省、四川省和安徽省四个地方标准中肾茶饮片标准进行比较，首先，在收载项目比较中发现，相同之处为都包含【来源】【炮制】【性状】[《湖南省中药饮片炮

制规范》（2010 年版）中为【成品性状】]【鉴别】【浸出物】【性味与归经】【功能与主治】
【用法与用量】【贮藏】；不相同之处为《湖南省中药饮片炮制规范》（2010 年版）中没有
【检查】这个项目，《云南省中药饮片标准》（2005 年版）（第一册）和《安徽省中药饮片
炮制规范》（2019 年版）中收载了【处方应付】项目，《四川省中药饮片炮制规范》（2015
年版）中收载了【药材收载标准】项目。

　　对各标准的收载项目内容进行比较发现：

　　【来源】《四川省中药饮片炮制规范》（2015 年版）和《安徽省中药饮片炮制规范》
（2019 年版）中记录了采收时间和采收后处理方式。

　　【炮制】描述基本一致，都是取原药材，挑选，去杂质，润透，切段，干燥。

　　【性状】四个标准中对肾茶性状主要特征结构描述是基本一致的。

　　【鉴别】四个标准中都包含理化检测，而《四川省中药饮片炮制规范》（2015 年版）
和《安徽省中药饮片炮制规范》（2019 年版）中多了显微鉴别内容。

　　【检查】云南省、四川省和安徽省标准中都有水分检测，水分含量不得过 12.0%。

　　【浸出物】云南省和四川省标准中浸出物含量不得少于 15.0%，而湖南省和安徽省标
准中浸出物含量不得少于 13.0%。

　　【性味与归经】云南省标准中多了傣医中描述，即苦、凉，入水、土塔。

　　【功能与主治】四个省标准描述是一致的。

　　【用法与用量】四川省和安徽省标准中肾茶用量一样，都是 10 ～ 20g，而云南省标准
中是 3 ～ 6g，湖南省标准中是 30 ～ 60g，水煎服。

　　【贮藏】四个省标准中记录是一样的贮藏方式。

　　【处方应付】《湖南省中药饮片炮制规范》（2010 年版）中描述为写肾茶，猫须草付肾
茶，而《安徽省中药饮片炮制规范》（2019 年版）中描述为写肾茶、猫须草均付肾茶。

　　【药材收载标准】《四川省中药饮片炮制规范》（2015 年版）中注明肾茶药材标准来源
于《广西壮族自治区壮药质量标准》（2011 年版）第二卷。

表 3-2 不同来源肾茶中药饮片标准

中药饮片名称	来源	收载项目	项目内容
肾茶饮片	云南省中药饮片标准（2005年版第一册）	【来源】	本品为唇形科植物猫须草 *Clerodendranthus spicatus* （Thunb.）C. Y. Wu ex H. W. Li 的干燥地上部分的加工炮制品
		【炮制】	取药材，挑选，喷水，吸润，切成长段，干燥，筛去灰屑，即得
		【性状】	本品茎为四棱形或类圆形，长 2 ～ 3cm，直径 0.5 ～ 1cm，外表皮紫褐色，有细纵线，有的有分枝；切面周围黄白色至浅绿色，髓部类白色。叶对生，稀轮生，褐绿色，多破碎，完整者边缘中部以上有钝齿，基部楔形。轮伞花序偶见；花冠唇形，黄白色，花丝伸出花冠约 2 倍，形如猫须；萼片钟形。味微苦
		【鉴别】	取本品粉末 2g，加 0.01mol/L 盐酸溶液 20mL，振摇，放置 4h，滤过，滤液用乙酸乙酯振摇提取 2 次，每次 15mL，合并乙酸乙酯液，挥至 5mL，作为供试品溶液。另取肾茶对照药材 2g，同法制成对照药材溶液。照薄层色谱法（《中国药典》一部附录）试验，吸取上述两种溶液各 5 ～ 10μL，分别点于同一硅胶 G 薄层板上，以三氯甲烷 - 甲醇 - 甲酸（85:15:1）为展开剂，展开，取出，晾干，置紫外光灯（365nm）下检视。供试品色谱中，在与对照药材色谱相应的位置上，显相同颜色的荧光斑点
		【检查】	水分 照水分测定法（《中国药典》一部附录）测定，不得过 12.0%
		【浸出物】	照水溶性浸出物测定法项下的冷浸法（《中国药典》一部附录）测定，不得少于 15.0%
		【性味与归经】	傣医：苦、凉。入水、土塔。 中医：苦、凉。归肾、膀胱经
		【功能与主治】	清热解毒，利水通淋。用于膀胱湿热所致的尿急、尿热、尿痛，非特异性下尿路感染见上述证候者
		【用法与用量】	3 ～ 6g
		【贮藏】	置干燥处

中药饮片名称	来源	收载项目	项目内容
肾茶	湖南省中药饮片炮制规范（2010年版）	【来源】	本品为唇形科植物肾茶 *Clerodendranthus spicatus*（Thunb.）C. Y. Wu ex H. W. Li 的干燥地上部分
		【炮制】	取原药材，挑选，喷淋清水，稍润，切长段，干燥，筛去灰屑
		【成品性状】	为长段。茎枝方柱形，节稍膨大，老茎表面灰棕色或灰褐色，有纵皱纹或纵沟，切面木质，周围黄白色，中央髓部白色；嫩枝紫褐色或紫红色，被短小柔毛。叶对生，皱缩破碎，完整者展平后呈卵形或卵状披针形，宽 1～3cm，先端尖，基部楔形，中部以上的叶片边缘有的有锯齿，叶脉紫褐色，两面呈黄绿色或暗绿色，均有小柔毛，轮伞花序偶见。气微，味微苦
		【鉴别】	取本品粉末2g，加0.01mol/L，盐酸溶液20mL，振摇，放置4h，滤过，滤液用乙酸乙酯振摇提取2次，每次15mL，合并乙酸乙酯液，挥至5mL，作为供试品溶液。另取肾茶对照药材2g，同法制成对照药材溶液，照薄层色谱法（《中国药典》附录ⅥB）试验，吸取上述两种溶液各5～10mL，分别点于同硅胶 G 薄层板上，以二氧甲烷-甲醇-甲酸（85:15:1）为展开剂，展开，取出，晾干，置紫外光灯（365nm）下检视，供试品色谱中，在与对照药材色谱相应的位置上，显相同颜色的荧光斑点
		【浸出物】	照水溶性浸出物测定法项下的冷浸法（《中国药典》附录ⅩA）测定，不得少于13%
		【性味与归经】	苦，凉。归肾、膀胱经
		【功能与主治】	清热解毒，利水通淋。用于膀胱湿热所致的尿急、尿热、尿痛，非特异性下尿路感染见上述证候者
		【用法与用量】	30～60g，水煎服
		【处方应付】	写肾茶，猫须草付肾茶
		【贮藏】	置干燥处

中药饮片名称	来源	收载项目	项目内容
肾茶	四川省中药饮片炮制规范（2015年版）	【来源】	本品为唇形科植物猫须草 *Clerodendranthus spicatus*（Thunb.）C. Y. Wu ex H. W. Li 的干燥地上部分。秋季采收，除去杂质，晒干
		【炮制】	除去杂质，洗净，润透，切段，干燥
		【性状】	本品茎为四棱形或类圆形，直径 0.2～1.5cm，外表皮紫褐色，有细纵线，有的有分支；切面周围黄白色至浅绿色，髓部类白色。叶对生，稀轮生，褐绿色，多破碎，完整者边缘中部以上有钝齿，基部楔形。味微苦
		【鉴别】	（1）本品粉末绿褐色。纤维成束，直径 10～50μm。气孔直轴式。腺毛头部单细胞，直径 41～63μm，腺柄单细胞。单细胞非腺毛基部直径 20～40μm；多细胞非腺毛由 2～5 个细胞组成，基部直径 50～85μm，壁厚，具壁疣。 （2）取本品粉末 2g，加 0.01mol/L 盐酸溶液 20mL，振摇，放置 4h，滤过，滤液用乙酸乙酯振摇提取 2 次，每次 15mL，合并乙酸乙酯液，挥至 5mL，作为供试品溶液。另取肾茶对照药材 2g，同法制成对照药材溶液。照薄层色谱法（通则 0502）试验，吸取上述两种溶液各 5～10μL，分别点于同一硅胶 G 薄层板上，以三氯甲烷-甲醇-甲酸（85:15:1）为展开剂，展开，取出，晾干，置紫外光灯（365nm）下检视。供试品色谱中，在与对照药材色谱相应的位置上，显相同颜色的荧光斑点
		【检查】	水分 不得过 12.0%（通则 0832 第二法）
		【浸出物】	照水溶性浸出物测定法项下的冷浸法（通则 2201）测定，不得少于 15.0%
		【性味与归经】	苦，凉。归肾、膀胱经
		【功能与主治】	清热解毒，利尿通淋。用于湿热下注所致尿频、尿急、尿痛，腰痛乏力等症
		【用法与用量】	10～20g
		【贮藏】	置干燥处
		【药材收载标准】	《广西壮族自治区壮药质量标准》（2011 年版）第二卷

续表

中药饮片名称	来源	收载项目	项目内容
肾茶	安徽省中药饮片炮制规范（2019年版）	【来源】	本品为唇形科植物猫须草 *Clerodendranthus spicatus*（Thunb.）C. Y. Wu ex H. W. Li 的干燥地上部分。秋季采收，晒干
		【炮制】	取原药材，除去杂质，洗净，润透，切段，干燥
		【性状】	本品为不规则的段，茎、叶混合。茎为四棱形或类圆形，直径0.2～1.5cm；外表皮紫褐色，有细纵线，有的有分支；切面周围黄白色至浅绿色，髓部类白色。叶对生，稀轮生，褐绿色，多破碎，完整者边缘中部以上有钝齿，基部楔形。气微，味微苦
		【鉴别】	（1）本品粉末绿褐色。纤维成束，直径10～50μm。气孔直轴式。腺鳞头部4细胞，直径41～63μm，柄短，单细胞。单细胞非腺毛基部直径20～40μm；多细胞非腺毛由2～5个细胞组成，基部直径50～85μm，壁厚，具壁疣。 （2）取本品粉末2g。加0.01mol/L盐酸溶液20mL，振摇。放置4小时，滤过。滤液用乙酸乙酯振摇提取2次，每次15mL，合并乙酸乙酯液，挥至5mL，作为供试品溶液。另取肾茶对照药材2g，同法制成对照药材溶液。照薄层色谱（《中国药典》2015年版四部通则0502）试验，吸取上述两种溶液各5～10μL，分别点于同一硅胶G薄层板上，以三氯甲烷-甲醇-甲酸（85:15:1）为展开剂，展开，取出，晾干，置紫外光灯（365nm）下检视。供试品色谱中，在与对照药材色谱相应的位置上，显相同颜色的荧光斑点
		【检查】	水分 不得过12.0%（《中国药典》2015年版四部通则0832第二法）
		【浸出物】	照水溶性浸出物测定法（《中国药典》2015年版四部通则2201）项下的冷浸法测定，不得少于13.0%
		【性味与归经】	苦，凉。归肾、膀胱经
		【功能与主治】	清热解毒，利尿通淋。用于湿热下注所致尿频、尿急、尿痛。腰痛乏力
		【用法与用量】	10～20g

中药饮片名称	来源	收载项目	项目内容
		【处方应付】	写肾茶、猫须草均付肾茶
		【贮藏】	置干燥处

目前，肾茶药材标准《湖南省中药材标准》（2009 年版）和《广西壮族自治区壮药质量标准》（第二卷）（2011 年版）只有两个地方标准，肾茶饮片标准有云南、四川、安徽、湖南等四个地方标准。通过比较各地方标准，发现个别收载项目存在差异，含量的限度也存在差异。故基于地方标准，建议完善收载项目，如【鉴别】包含显微鉴定和理化鉴定，【检查】包含水分检测，总灰分和酸不溶性灰分。

产业要发展，标准需先行，标准对产业发展具有引领作用，由于肾茶未被《中华人民共和国药典》收录，缺乏统一的质量标准，质量得不到保证，也严重影响了肾茶的开发利用，因此研究者采用多种方法测定了肾茶中迷迭香酸、咖啡酸、熊果酸含量，希望通过多指标成分联合测定的方法控制肾茶质量。

第三节　肾茶质量研究现状

随着肾茶及其制剂的广泛应用，近年来，已有许多学者采用化学评价方法对肾茶质量进行评价。目前采用的方法主要有薄层色谱法（TLC）、分光光度法、高效液相色谱法（HPLC）、气相色谱与质谱联用方法（GC–MS）等方法，开展了肾茶单指标性成分、多指标性成分、指纹图谱、农药残留、重金属和贮藏影响等的研究。

一、单指标性成分测定

（一）熊果酸

熊果酸作为肾茶中含量较高的主要活性成分，许多学者以其为评价指标建立了薄层扫描法和 HPLC 法，并对不同产地的肾茶质量进行评价。

高增平等[1]采用薄层扫描法测定了四川凉山州、四川米易、云南红河三个产地肾茶中熊果酸的含量。实验结果表明四川米易的肾茶中熊果酸含量（0.093%±2.15%）明显低于四川凉山州（0.388%±1.09%）和云南红河（0.333%±1.27%）。

张平等[2]采用薄层扫描法测定四川攀西地区产肾茶中熊果酸的含量，实验结果表明5批肾茶样品中熊果酸含量为0.127%～0.224%，平均含量为0.161%，且肾茶茎中熊果酸含量可能高于叶中含量。

王剑等[3]通过改变展开剂的比例，优化了色谱条件，采用薄层扫描法测定肾茶袋泡茶中熊果酸的含量，使检验的准确性得到更好的提高，最终测定了5批肾茶袋泡茶中熊果酸含量，平均值为2.618mg/3g。

康绍建等[4]建立HPLC测定肾茶中熊果酸含量的方法，该方法简便、快速，结果准确、可靠，可作为肾茶药材中熊果酸的含量测定方法。

贾米兰等[5]建立HPLC测定肾茶中熊果酸含量的方法，并测定了广东阳春市、广西南宁市、浙江杭州市、老挝琅勃拉邦市、云南普洱市等地19个批次的傣药肾茶中熊果酸含量。结果表明各个产地肾茶中熊果酸的含量差异较大，产地采集样品中熊果酸含量范围为0.12%～0.49%（g/g），其中含量最高的采集地为云南勐腊县伴乡曼蚌村，含量为0.49%。从省份平均含量比较可以看出，海南、广东两省较高，福建、广西较低，云南居中。市场收集样品中熊果酸含量范围为0.19%～0.35%（g/g）。从省份平均含量比较可以看出，广东、广西、浙江、老挝四地较高，福建、四川、海南较低，云南居中。虽然采集样品产地和市场收集样品购买地都是明确的，但由于市场收集的样品存在流通问题，所以前者更准确可靠。

黄天卓等[6]采用HPLC法测定肾茶醇提液中熊果酸的含量，结果经方法学考察熊果酸能与邻近峰分离度＞1.5，拖尾因子在0.95～1.05；熊果酸在54.926～329.556μg范围内与峰面积呈现良好的线性关系，其回归方程为y＝4401.2196x－14708.6，r＝1.0000，准确度的试验结果在92%～105%，RSD为2.04%。该实验建立了快速分离测定方法，熊果酸不仅能有较好的分离度，而且检验时间短，为生产时的质量控制提供了方法。

（二）迷迭香酸

张继华等[7]建立RP-HPLC法测定肾茶药材中迷迭香酸含量的方法，结果经方法学考察，理论塔板数按迷迭香酸峰计算不低于3000；迷迭香酸在0.1076～0.5380μg的范围内与峰面积呈良好线性关系，其回归方程为y＝1508.2x－3.2423，r＝0.9997，平均回收率为98.54%，RSD为1.25%（n＝6）。

张丽丽等[8]采用HPLC法建立傣药肾茶中迷迭香酸的含量测定方法，并测定不同产地肾茶中的迷迭香酸。实验证实不同产地肾茶中的迷迭香酸含量相差较大，云南肾茶最高

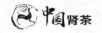

（1.37%），浙江、福建和海南三省肾茶居次，老挝、广东和广西较低。从迷迭香酸具有抗炎、抗氧化、免疫抑制等药理活性角度看，在发挥肾茶这些方面作用时宜选择云南肾茶。结合以前研究，可以看出傣医用药主流地区云南的肾茶中迷迭香酸含量高、熊果酸含量比较高，可作为云南是肾茶主产区之一的重要依据。

（三）橙黄酮

M.Amzad Hossain 等 [9] 采用高效薄层色谱－成像光密度测定法测定肾茶叶中的橙黄酮含量，结果经方法学考察点样浓度在 18.76μg/10μL 范围内呈现良好的线性关系，其回归方程为 y=278+143.78x（r=0.997，n=3）。

该实验比较了不同提取溶剂的肾茶中橙黄酮的含量，50% 甲醇提取肾茶中橙黄酮的含量为 0.15%，70% 丙酮提取肾茶中橙黄酮的含量增加至 0.32%，这表明丙酮－水（70:30）的提取溶剂可增加橙黄酮的提取率。

二、多指标性成分测定

（一）黄酮类

P.G.Pietta 等 [10] 采用 HPLC 法建立肾茶叶中甲氧基黄酮类成分含量的测定方法，结果经方法学考察多甲氧基黄酮浓度在 10 ～ 50pg/mL 的范围内与峰面积呈良好线性关系，橙黄酮和四甲基高黄芩素的相关系数分别为 0.997 和 0.995。回收率在 92% ～ 108% 之间（n=6；SD=4.9%）。

李光等 [11] 采用 HPLC 法建立了测定肾茶中三种甲氧基黄酮类成分（橙黄酮、半齿泽兰素、半齿泽兰素 –5– 甲醚）含量的测定方法，结果经方法学考察橙黄酮在 0.50 ～ 5.00μg、半齿泽兰素在 0.50 ～ 5.00μg、半齿泽兰素 –5– 甲醚在 0.05 ～ 0.50μg 范围内与峰面积呈良好线性关系，其回归方程分别为 y=323704x+29378，r=0.9995；y=338223x+17097，r=0.9992；y=381229x+709.5，r=0.9991；平均加样回收率分别为 101.26%，100.28% 和 99.66%。RSD 分别为 1.73%，0.82% 和 1.68%，RSD < 2%。同时该实验测定了不同产地 13 份肾茶样品的上述 3 种甲氧基黄酮的含量，3 种主要甲氧基黄酮总含量为 6.23% ～ 9.29%，平均含量为 7.82%，白花肾茶的含量为 7.45%，紫花肾茶含量为 8.40%，紫花肾茶含量普遍较高，并以景洪药植所的含量最高为 9.29%，该结果可能与景洪充足的日照条件有关，高日照条件下可刺激植物产生大量的黄酮类次生代谢产物 [12]。

陆应彩等[13]采用紫外分光光度法建立测定肾茶中总黄酮的含量方法，结果经方法学考察，标准品芦丁在 2 ～ 48μg/mL 范围内呈现良好的线性关系，其回归方程为 y=0.01229x−0.00251，r²=0.9998，回收率为 95.13% ～ 100.01%，且 RSD 为 1.58%，结果符合要求。同时该实验还测定了 9 个不同产地 22 批肾茶中总黄酮的含量以及其中 5 批样品的茎和叶总黄酮的含量，结果显示不同产地肾茶总黄酮含量差异极显著，不同部位（茎、叶）总黄酮含量差异极显著，肾茶叶中总黄酮含量远高于茎中含量，如云南省基诺山产区肾茶叶中总黄酮含量为 35.07%，而茎中含量为 13.41%。

Yit Hong Loon 等[14]采用 HPLC 法建立了口服肾茶提取物后血浆中黄酮类成分（橙黄酮、半齿泽兰素、3'- 羟基 -5,6,7,4'- 四甲氧基黄酮）含量的测定方法。该实验证实三种黄酮类成分的口服生物利用度非常差，并且不稳定，其中橙黄酮平均绝对口服生物利用度为 9.4%，而半齿泽兰素、3'- 羟基 -5,6,7,4'- 四甲氧基黄酮平均绝对口服生物利用度则更低，分别为 1.0% 和 1.5%。

由于上述报道的用于测定橙黄酮、半齿泽兰素、3'- 羟基 -5,6,7,4'- 四甲氧基黄酮这三种黄酮类成分的高效液相色谱 - 紫外（HPLC–UV）方法存在多个缺点，如分离时间不理想，Mun Fei Yam 等[15]建立了一种简单、快速、特异性的等度 HPLC 方法同时测定这三种黄酮类成分，实验结果经方法学考察证实三种黄酮类成分在 0.03052 ～ 250μg 范围内与峰面积呈良好线性关系。该实验用此方法测定了肾茶不同提取物及其馏分中上述三种黄酮类成分的含量，结果表明肾茶提取物及其馏分中 3'- 羟基 -5,6,7,4'- 四甲氧基黄酮、橙黄酮、半齿泽兰素的含量分别为 0.1752 ～ 7.4251μg/mg（w/w），0.0794 ～ 29.9070μg/mg（w/w），0.9345 ～ 46.6413μg/mg（w/w），其中以甲醇提取物中氯仿馏分三种黄酮类含量最高，分别为（7.4251±0.0413）μg/mg（w/w），（29.9070±0.0172）μg/mg（w/w），（46.6413±0.0326）μg/mg（w/w）。

Mun Fei Yam 等[16]采用 HPLC 法建立了肾茶叶氯仿提取级分富集黄酮馏分含量测定方法。该实验证实此方法快速，准确，可重现，节省样品，可用于橙黄酮、半齿泽兰素和 3'- 羟基 -5,6,7,4'- 四甲氧基黄酮的定量。样品肾茶叶粉末经索氏提取仪，先用石油醚萃取，再用氯仿萃取，最后加甲醇萃取，萃取产率分别为 4%，4.9% 和 12.2%。基于抗炎筛选结果，发现粗制氯仿提取物活性最高，因此进一步分离，得到 CF1，CF2 和 CF3 的三个级分。与其他级分相比 CF2 抗炎作用最显著，可显著减少大鼠后足水肿和 NO 水平，并且减少染料向腹膜腔的渗漏。CF2 体外 NO 清除的半抑制浓度（IC₅₀）为 0.3mg/mL。采用上述建立的 HPLC 方法测定 CF2 中橙黄酮、半齿泽兰素和 3'- 羟基 -5,6,7,4'- 四甲氧基黄

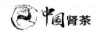

酮的含量分别为 2.86%（w/w）、5.05%（w/w）和 1.01%（w/w），表明半齿泽兰素在 CF2 中的含量最高，其次是橙黄酮，最后是 3'- 羟基 -5,6,7,4'- 四甲氧基黄酮。

（二）三萜类

蓝晓玉等[17] 采用 HPLC 法建立了测定肾茶中熊果酸与齐墩果酸的含量测定方法。结果经方法学考察熊果酸在 0.26 ～ 4.1μg、齐墩果酸在 0.25 ～ 4.1μg 范围内与峰面积呈良好线性关系，其回归方程分别为 y=340119x-15068（r=1.0000），y=337469x-5611（r=1.0000）。该实验以此方法测定了广西不同产地的肾茶药材中熊果酸与齐墩果酸的含量，发现柳州市柳城县含量最高，含量分别为 0.246%、0.071%。

（三）酚类

辛雪等[18] 采用紫外 – 可见分光光度法建立了肾茶中主要酚类物质含量测定方法。结果经方法学考察，迷迭香酸在 8.792 ～ 17.584μg/mL 范围内线性关系良好，其回归方程为 y=46.861x-0.1316（r²=0.9993）。该实验以此比色法测定了 19 个不同产地肾茶样品中主要酚类物质含量。结果肾茶主要酚类物质含量存在一定差异，主要酚类物质的质量分数为 1.16% ～ 3.49%。以云南省勐仑镇植物园所产肾茶质量最优；从省份来看，云南省所产肾茶优于其他省份；从不同花色来看，紫花肾茶优于白花肾茶。

（四）游离氨基酸

Armaghan Shafaei 等[19] 采用固相萃取法和高效液相色谱法建立了肾茶中游离氨基酸的含量测定方法。该实验用此方法测定了肾茶叶不同提取溶剂中 17 种游离氨基酸的含量。样品的制备，肾茶叶样本用水（OS-W）、乙醇（OS-E）、甲醇（OS-M）、50% 乙醇（OS-EW）和 50% 甲醇（OS-MW）分别浸渍提取，旋转蒸发后冷冻干燥，提取物以蒸馏水溶解并用 Bond Elut-C18 柱进行固相萃取，用邻苯二甲醛和 3- 巯基丙酸试剂进行柱前衍生化。结果表明 OS-W 提取物中主要的游离氨基酸为（0.93±0.01）nmol/mg 的 L- 天冬氨酸。而在 OS-E，OS-M，OS-EW 和 OS-MW 中，L- 谷氨酸是主要的游离氨基酸，含量分别为（3.53±0.16）nmol/mg、（2.17±0.10）nmol/mg、（4.01±0.12）nmol/mg 和（2.49±0.12）nmol/mg。其次在 OS-W，OS-E 和 OS-M 中检测到的 L- 丝氨酸是次要的游离氨基酸，分别为（0.33±0.02）nmol/mg、（0.12±0.01）nmol/mg 和（0.06±0.01）nmol/mg。与其他氨基酸组分相比，L- 苏氨酸在 OS-EW 和 OS-MW 中检测到的浓度最低，分别为（0.26±0.02）nmol/mL 和（0.19±0.08）nmol/mL。

（五）其他

Mohammad Jamshed Ahmad Siddiqui 等[20]采用 HPLC 法建立了同时测定肾茶叶提取物中四种生物活性标记物含量测定方法。四种不同的生物活性标记物分别为迷迭香酸、orthosiphol–A、3'- 羟基 –5,6,7,4'- 四甲氧基黄酮（TMF）和橙黄酮。该实验用此方法测定了肾茶叶甲醇、75% 甲醇、50% 甲醇、25% 甲醇、水提取物中上述四种生物活性标记物的含量，结果甲醇提取物含有最高量的橙黄酮（0.58%±0.01%），但同时也含有其他标记物，50% 甲醇提取物富含迷迭香酸（2.54%±0.01%），且冻干工艺含量高于喷雾干燥工艺，而 25% 甲醇提取物富含 orthosiphol–A（0.91%±0.01%）。

G.A.Akowuah 等[21]采用 HPLC 法建立了同时测定 2001 年 9 月 20 日至 2002 年 7 月 25 日期间马来西亚不同地区肾茶提取物中橙黄酮、半齿泽兰素、3'- 羟基 –5,6,7,4'- 四甲氧基黄酮和迷迭香酸含量的测定方法，此方法为 Pietta 等报道的方法的改进（1991 年），改进后可在 30min 的总时间内将它们分离。该实验用此方法测定来自不同区域的肾茶叶子样品中的橙黄酮、半齿泽兰素、TMF 和迷迭香酸含量，结果在相同区域和不同区域的样品中，所有分析样品中上述四种成分浓度均存在很大差异。可归因于环境条件和样品来源的变化，如土壤养分水平和年龄的影响。在砂拉越（古晋和塞蒙戈），槟榔屿（文蒙里玛和甲抛峇底），以及霹雳（凯南博塔）的样品中，这四种成分总体浓度明显较高。迷迭香酸是肾茶中的主要成分，浓度占干叶总重量的 5.1% ～ 29.9%。3'- 羟基 –5,6,7,4'- 四甲氧基黄酮，半齿泽兰素和橙黄酮的浓度范围分别为 0.05% ～ 0.69%，0.34% ～ 3.37% 和 0.22% ～ 1.76%。

郭子立等[22]采用超高效液相色谱 – 电喷雾电离串联质谱法同时测定肾茶中的丹参素、咖啡酸、迷迭香酸、橙黄酮、半齿泽兰素五种化学成分。经方法学考察，五个标准物曲线分别在一定范围内呈良好的线性关系，相关系数 R^2 为 0.9930 ～ 0.9997。该方法简便，灵敏，稳定，节约时间，可用于定性或定量同时测定五种成分。结果表明咖啡酸以福建漳州含量最高为 0.122%，丹参素以云南昆明含量最高为 0.538%，迷迭香酸以福建漳州含量最高为 3.05%，半齿泽兰素以福建漳州含量最高为 0.257%，橙黄酮以云南昆明含量最高为 0.066%。

Siddiqui M.J. 等[23]采用福林酚试剂和分光光度法测定总蛋白质含量，蒽酮 – 硫酸比色法测定总多糖含量，丙酮沉淀法测定总糖皂苷含量，分别测定了在喷雾干燥和冷冻干燥

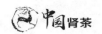

的甲醇：水（1∶1）提取物中总蛋白质、总多糖和总糖皂苷的含量，结果证实冷冻干燥工艺得率要优于喷雾干燥工艺。

三、指纹图谱研究

李光等[24]以迷迭香酸对照品和 13 批肾茶药材分别进样，进行 HPLC 分析，根据相对保留时间对样品图谱中色谱峰进行归属，以迷迭香酸色谱峰为参比峰，共得到 17 个共有峰，将指纹图谱信号数据导入 2004A 版相似度评价软件，生成共有模式即对照指纹图谱，共有指纹峰峰面积之和占总峰面积比值均大于 90%，符合《中药注射剂指纹图谱研究的技术要求（暂行）》。因此标定此 17 个峰为共有指纹峰，并据此建立了肾茶的 HPLC 指纹图谱。

对 13 批肾茶样品图谱进行相似度比较。以生成对照指纹图谱为模板，13 批样品与对照指纹图谱之间相似度为 0.908 ～ 0.985。测定 13 批不同来源肾茶的 HPLC 指纹图谱，并与共有模式图谱进行比较，计算相似度，以相似度作为优质药材的定量判定标准。由相似度可以看出，以福建鼓浪屿的紫花肾茶相似度最高，为 0.985，紫花与白花肾茶平均相似度分别为 0.9662 和 0.9517，说明紫花肾茶较白花肾茶质量更加稳定；由迷迭香酸含量可以看出，以云南景洪市药植所的紫花肾茶含量最高，为 1.51%，紫花与白花肾茶迷迭香酸含量平均为 0.94% 和 0.92%，说明紫花肾茶有效成分含量要优于白花肾茶。综合上述，云南地区的紫花肾茶可能为优质品种，药理作用是否更好还有待进一步研究。

李金雨等[25]应用 HPLC 方法建立了 9 批福建省不同产地肾茶的 HPLC 指纹图谱分析方法，以迷迭香酸为对照品，测定的指纹图谱相似度均大于 0.90。经比较分析确定 15 个谱峰为肾茶的共有峰，采用国家药典委员会推荐的中药色谱指纹图谱相似度评价系统（A版），对 9 批肾茶药材进行相似度评价，生成对照指纹图谱，相似度分别为 0.986、0.984、0.975、0.983、0.948、0.968、0.964、0.974、0.949。表明 9 批样品与对照指纹图谱相似度良好，对照图谱可作为福建肾茶的指纹图谱。

刘斌等[26]以丙酮 – 乙酸乙酯 – 二氯甲烷（2∶1∶1）的混合溶剂加热回流方法分别对同一产地 12 批肾茶样品进行提取制备，所得到的供试品进行 GC-MS 测定，以二甲基异丁基甲醇色谱峰为参照峰，得到不同月份 12 批肾茶的指纹图谱。使用中药色谱指纹图谱相似度评价系统（2004A 版）进行数据分析，建立肾茶挥发性成分 GC-MS 指纹图谱的共有模式（均值法）。结果表明不同批次样品的相关系数在 0.9991 ～ 0.9999，表明各批次肾茶具有良好的一致性，并对指纹图谱共有峰归属认定。指纹图谱对比得到不同月份采集的肾茶主要成分基本相同，提示固定产地的肾茶稳定性较好。

李戈等[27]应用 HPLC 方法建立了不同种质来源肾茶的 HPLC 指纹图谱分析方法。该方法以迷迭香酸为参照峰，运用中药色谱指纹图谱相似度评价系统（2004A 版）分析初步确定出 20 个共有指纹峰，共有指纹峰峰面积之和占总峰面积比值均大于 90%，并生成对照指纹图谱。实验结果表明 15 批样品与软件生成的对照指纹图谱之间相似度为0.874～0.998，以云南省普洱市来源的紫花肾茶相似度最高为 0.998，不同地区相似度从高到低顺序为广西、云南、海南、福建、广东，紫花肾茶平均为 0.992，白花肾茶平均为0.965，可以看出紫花肾茶优于白花肾茶。该方法还测定了 15 份不同来源的肾茶中迷迭香酸含量和熊果酸含量，以迷迭香酸含量为指标，云南省勐海县及元江县来源的肾茶样品含量最高为 0.69%；从不同产地来源看，云南省最高，其次是海南、广东、福建和广西。比较紫花肾茶（平均为 0.601%）和白花肾茶（平均为 0.482%），可以看出紫花肾茶优于白花肾茶。而以熊果酸含量为指标，以广西壮族自治区南宁市的肾茶样品含量最高为0.41%；从不同产地来源看，熊果酸含量差异不明显。

蓝伦礼等[28]用 RP-HPLC 法建立了云南、广西、广东等产地 15 批肾茶药材的含量测定方法及指纹图谱。该方法以迷迭香酸为内参比峰，经对比发现共有 23 个共有峰，且共有峰峰面积之和与总峰面积之比 > 90%，符合《中药注射剂指纹图谱研究的技术要求（暂行）》。对比了对照品的保留时间，归属了原儿茶醛、咖啡酸、迷迭香酸。将 15 批所测得的肾茶色谱图导入中药色谱指纹图谱相似度评价系统（2004A 版）中进行比较，设定参照图谱进行匹配，计算输出相似度，结果显示 15 批肾茶之间相似度为 0.874～1.000，并建立肾茶的指纹图谱。由于肾茶样品中原儿茶醛含量极低，因此指纹图谱聚类分析使用以15 批不同产地肾茶的迷迭香酸和咖啡酸所对应的峰面积值计算样品之间的平方 Euclidean距离进行聚类分析，结果显示广西产的肾茶可归为一类；云南和广东产的肾茶可归为一类；而云南药用植物研究所西双版纳分所种植的肾茶可单独分为一类。云南药用植物研究所云南分所购买的肾茶以迷迭香酸为代表的各成分含量要明显高于其他产地，尤其是种植的肾茶。这也证实了西双版纳傣药肾茶的道地性。以上结果表明建立指纹图谱并进行聚类分析可以为肾茶的质量控制和评价不同产地肾茶的质量差异提供可靠的实验依据。

四、重金属含量测定

由于不同产地具有不同的自然生态环境，土壤、水及空气中的重金属含量有很大差异，这直接影响了中药材中重金属含量。重金属是肾茶的主要污染物之一，因此，测定肾茶中的重金属元素具有重要意义。

王晓媛等[29]采用石墨炉原子吸收光谱法测定肾茶中铅、镉的含量，综合测量结果数学模型和实验过程，分析不确定度来源，量化各不确定度分量，计算合成不确定度，最终得到铅、镉含量测定的扩展不确定度。结果在95%的置信区间下，猫须草中铅含量为2.28×（1±0.149）mg/kg（$k=2$）；镉含量为0.0204×（1±0.0558）mg/kg（$k=2$）。

五、农药残留含量测定

中药质量的好坏直接影响患者的安全和疗效，世界各国对药材中的农药残留均极为重视，控制严格。在我国，有机氯类农药虽已禁用十余年，但由于它的稳定性高、半衰期长、不易降解和代谢，至今仍广泛地分布在土壤中，致使中药遭受严重的污染。因此，监测肾茶药材中有机氯农药残留并制定出相关残留的标准非常重要。

杨安明等[30]建立了肾茶中8种有机氯农药（A-BHC、β-BHC、γ-BHC、δ-BHC、P.P'-DDT、O.P'-DDP、P.P'-DDD、P.P'-DDT）残留的气相色谱分析方法。经方法学考察8种有机氯农药在1～250ng/mL浓度范围内呈良好线性关系，平均加样回收率在79%～112%，相对标准偏差小于10%。考察了三种有机提取溶剂（石油醚、丙酮、乙醇）和三种提取方法（加热回流、索氏提取、超声提取），结果以采用索氏提取法且乙醇为提取溶剂时提取率最高，所购肾茶样品中均检测到γ-BHC和δ-BHC农药残留，但农药的检出量远低于《中国药典》中有机氯农药残留的标准BHC ≤ 0.2mg/L。

六、贮藏对肾茶的影响

肾茶属于天然植物，且多为干用，故在采集后按照中药的药性，常常需要经过一系列处理，如风干、晾晒。售出前通常经过一定时期的储存，会使有效成分损失，且如果处理不当容易受空气、温度、湿度、贮藏方法等因素影响，储存药材上污染的真菌会大量生长，造成质量和疗效下降。

陈旭洁等[31]采用亚硝酸钠-硝酸铝法及福林酚法分别测定黄酮和多酚含量，并采用紫外分光光度计法测定不同时期肾茶提取物的体外抗氧化能力，比较常温仓储2年前后肾茶主要有效成分和抗氧化能力，结果表明常规室温仓储2年内可以保持肾茶主要有效成分多酚及黄酮类化合物含量基本稳定，抗氧化能力对铁离子的还原能力、DPPH自由基清除能力、超氧阴离子自由基清除作用无显著降低。

宋美芳等[32]采用稀释平板法分离肾茶市售药材表面上的污染真菌，依据形态学特征结合分子生物学方法对分离菌株进行鉴定，药材放置室温下贮藏 3 ～ 6 个月后，观察真菌菌群变化，结果原始肾茶样品污染真菌数量均较少，肾茶上的淡紫拟青霉和茄病镰刀菌随贮藏期的延长大量增加，并有黄曲霉出现。因此肾茶在贮藏过程中，注意防霉，可采取控制温度、湿度及药材含水量等措施，尽可能减少肾茶药材真菌污染，确保肾茶药材安全。

参考文献

[1]高增平，王宝华，江佩芬 . 不同产地猫须草化学成分预试及熊果酸含量对比 [J]. 北京中医药大学学报，1999，22（5）：3-5.

[2]张平，胡坦莲，罗关兴，等 . 肾茶熊果酸含量测定的研究 [J]. 亚热带植物科学，2005，34（2）：41-42.

[3]王剑，李维 . 傣药肾茶袋泡茶含量测定的方法改进 [C] // 2005 国际傣医药学术会议论文集 .《中国民族医药杂志》编辑部，2005：150-151.

[4]康绍建，侯安国，沈妍 . 傣药肾茶中熊果酸的含量测定 [J]. 云南中医中药杂志，2010，31（7）：54-56.

[5]贾米兰，陈丽，李学兰，等 .HPLC 测定不同产地傣药肾茶中熊果酸的含量 [J]. 中国民族医药杂志，2011，17（11）：39-41.

[6]黄天卓，丁薇娜，张琳杰，等 .HPLC 法建立肾茶醇提液中熊果酸检测方法及其方法学验证 [J]. 山东化工，2020，49（19）：93-95.

[7]张继华，王跃生，柏健，等 .RP-HPLC 法测定肾茶药材中迷迭香酸的含量 [J]. 中药新药与临床药理，2006，17（1）：43-44.

[8]张丽丽，敬应春，彭崇胜，等 .HPLC 法测定不同产地傣药肾茶中的迷迭香酸 [J]. 中成药，2011，33（8）：1378-1381.

[9] AMZAD HOSSAIN M, ISMAIL Z.Quantification and enrichment of sinensetin in the leaves of *Orthosiphon stamineus*[J]. Arabian Journal of Chemistry, 2012, 164(2019): 135-147.

[10] PIETTA P G,MAURI P L, GARDANA C, et al. High-performance liquid chromatography with diode-array ultraviolet detection of methoxylated flavones in Orthosiphon leaves[J]. Journal of Chromatography A, 1991, 547(1991): 439-442.

[11]李光，路娟，李学兰，等 . HPLC 法测定肾茶中 3 种甲氧基黄酮类活性成分 [J]. 医药导报，2015，34（9）：1203-1206.

[12] FARHAN, RAZAK, SA, et al. Antioxidant activity and phenolic content of different parts of *Orthosiphon stamineus* grown under different light intensities[J]. Tropical Forest Sci, 2012, 24(2): 173-177.

[13]陆应彩，卯明霞，彭霞，等 . 肾茶总黄酮的含量测定 [J]. 中国民族民间医药，2018，27（11）：37-41.

[14] LOON Y H, WONG J W, YAP S P, et al.Determination of flavonoids from *Orthosiphon stamineus* in plasma using a simple HPLC method with ultraviolet detection[J]. Journal of Chromatography B, 2005, 816(1-2): 161-166.

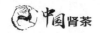

[15] YAM M F, MOHAMED E A H, ANG L F, et al.A simple isocratic HPLC method for the simultaneous determination of sinensetin,eupatorin,and 3′-hydroxy-5,6,7,4′-tetramethoxyflavone in *Orthosiphon stamineus* extracts[J]. Journal of Acupuncture and Meridian Studies, 2012, 5(4): 176-182.

[16] YAM M F, LIM V, SALMAN I M, et al. HPLC and anti-inflammatory studies of the flavonoid rich chloroform extract fraction of *Orthosiphon stamineus* leaves[J]. Molecules, 2010, 15(6): 4452-4466.

[17]蓝晓玉 . HPLC 法测定肾茶中熊果酸与齐墩果酸 [J]. 中成药，2013，35（6）：1260–1262.

[18]辛雪，董霄，张彪，等 . 比色法测定不同产地傣药肾茶中主要酚类物质含量 [J]. 国际药学研究杂志，2014，41（3）：368–373.

[19] SHAFAEI A, HALIM N H A, ZAKARIA N, et al.Analysis of free amino acids in different extracts of *Orthosiphon stamineus* leaves by high-performance liquid chromatography combined with solid-Phase extraction[J].Pharmacognosy Magazine, 2017, 13(Suppl 3): S385-S391.

[20] SIDDIQUI M J A,ISMAIL Z.Simultaneous analysis of bioactive markers from *Orthosiphon Stamineus* benth leaves extracts by reverse phase high performance liquid chromatography[J]. Tropical Journal of Pharmaceutical Research, 2011, 10(1): 97-103.

[21] AKOWUAH G, ZHARI I, NORHAYATI I, et al.Sinensetin,eupatorin, 3′-hydroxy-5,6,7,4′-tetramethoxyflavone and rosmarinic acid contents and antioxidative effect of *Orthosiphon stamineus* from Malaysia[J]. Food Chemistry, 2004, 87(4): 559-566.

[22] GUO Z, LIANG X, XIE Y.Qualitative and quantitative analysis on the chemical constituents in *Orthosiphon stamineus* Benth. using ultra high-performance liquid chromatography coupled with electrospray ionization tandem mass spectrometry[J]. Journal of pharmaceutical and biomedical analysis, 2019, 164: 135-147.

[23] SIDDIQUI M J, HAFIZOH S N, ISMAIL Z, et al.Analysis of total proteins, polysaccharides and glycosaponins contents of *Orthosiphon stamineus* benth. in spray and freeze dried methanol: water (1:1) extract and its contribution to cytotoxic and antiangiogenic activities[J]. Pharmacognosy Research, 2009, 1(5): 320.

[24]李光，陈曦，李宜航，等 . 不同产地肾茶 HPLC 指纹图谱研究 [J]. 中国现代中药，2013，15（6）：448–451.

[25]李金雨，陈淳，林建忠，等 . 猫须草 HPLC 指纹图谱研究 [J]. 亚热带植物科学，2014，43（3）：197–201.

[26]刘斌，刘国良，李艳薇，等 . 肾茶 GC–MS 指纹图谱 [J]. 中国实验方剂学杂志，2016，22（13）：59–62.

[27]李戈，王艳芳，赵俊凌 . 基于 HPLC 的不同肾茶种质量评价 [J]. 中华中医药杂志，2016，31（2）：630–633.

[28]蓝伦礼，范庆红，曹骋，等 . 傣药肾茶的迷迭香酸和咖啡酸含量测定及指纹图谱研究 [J]. 中华中医药杂志，2017，32（6）：2740–2745.

[29]王晓媛，王彦兵，胡永亮，等 . 石墨炉原子吸收光谱法测定猫须草中铅、镉的不确定度评定 [J]. 食品安全质量检测学报，2018，9（20）：5393–5398.

[30]杨安明，刘靖平，闫玉鑫 . 肾茶中有机氯农药残留的分析研究 [J]. 云南师范大学学报（自然科学版），2016，36（3）：49–52.

[31]陈旭洁，张超，张璐，等 . 长期存放对猫须草主要有效成分和抗氧化能力的影响 [J]. 上海畜牧

兽医通讯，2018，220（6）：17-19.

[32]宋美芳，张忠廉，李学兰.3 种云南主产中药材上污染真菌在贮藏过程中的变化 [J]. 时珍国医国药，2015，26（4）：955-957.

第四章　化学成分

目前，国内外相关学者已经从肾茶中提取分离得到两百多个单体化合物，包括萜类、黄酮类、酚类、多酚类、木脂素类、色原烯类、糖苷类、甾体类、氨基酸、挥发油、有机酸等类。但是在过去的研究中，肾茶采用了 *Orthosiphon Stamineus*、*Orthosiphon Aristatus* 和 *Orthosiphon Spicatu* 等不同的拉丁名，为该植物深入研究带来了很多的不便。为了更好地利用和开发药用植物资源，本章对已报道的以上拉丁名的肾茶化学成分进行分类及总结。

第一节　萜类化合物

萜类化合物（Terpenoids）是由两个或多个异戊二烯片段接连而成的一类化合物。萜类化合物按其分子结构的不同可分为半萜类化合物（Sesquiterpenes）、单萜类化合物（Monoterpenes）、二萜类化合物（Diterpenoids）、三萜类化合物（Triterpenoids）、多萜类化合物（Terpene compound）等。国内外相关研究表明天然萜类化合物具有抗肿瘤作用[1]。目前，从肾茶中分离得到的主要是半萜化合物、二萜化合物和三萜化合物，其中二萜化合物占据多数，总计分离得到 60 个二萜类化合物。

一、半萜类化合物

半萜类化合物分子中包含 15 个碳原子，并具有浓郁的香气，广泛分布于植物的根茎叶和果实中，能够控制植物的休眠、萌发及生长。此类化合物在肾茶中的报道比较少，陈惠琴等人在海南栽培的肾茶中发现一个新的桉烷型倍半萜化合物（1）1-dehydroxy-1-oxo-rupestrinol[2]。

表 4-1 肾茶中的半萜类化合物

化合物编号	名称	来源及文献
1	1-dehydroxy-1-oxo-rupestrinol	茎叶 [2]

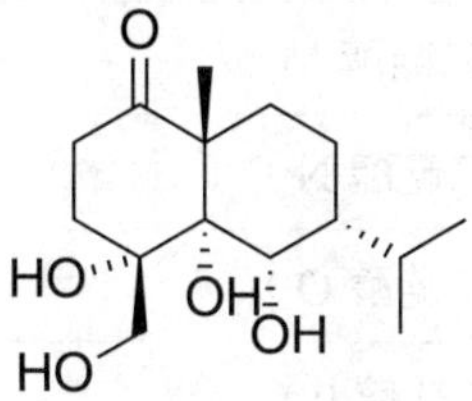

图 4-1 半萜类化合物

二、二萜类化合物

二萜类化合物广泛分布于植物、动物和海洋生物中，大多具有抗肿瘤、抗氧化、抗菌、消炎等作用 [3]，该类化合物包含 20 个碳原子，结构通式为（C_5H_8）$_4$，有 199 种结构骨架，从肾茶中分离到了多种二萜类化合物类型，包括 40 个 isopimarane 型骨架（2- 41）、5 个 Norstaminane 型骨架、8 个 Staminane 型骨架，4 个 Secoisopimarane 型骨架以及其他类型骨架等 64 个二萜类化合物。

表 4-2 肾茶中的二萜类化合物

化合物编号	名称	部位及文献
	Isopimarane-type	
2	Orthosiphol A（肾茶二萜醇 A）	茎叶及全草 [4]
3	Orthosiphol B（肾茶二萜醇 B）	茎叶及全草 [4]
4	Orthosiphol D（肾茶二萜醇 C）	全草 [5]
5	Orthosiphol E（肾茶二萜醇 E）	全草 [5]
6	Orthosiphol F（肾茶二萜醇 F）	茎叶 [6]
7	Orthosiphol G（肾茶二萜醇 G）	茎叶 [6]
8	Orthosiphol H（肾茶二萜醇 H）	茎叶 [6]
9	Orthosiphol I（肾茶二萜醇 I）	茎叶 [6] 及全草 [5]
10	Orthosiphol J（肾茶二萜醇 J）	茎叶 [6] 及全草 [5]

化合物编号	名称	部位及文献
11	Orthosiphol K（肾茶二萜醇 K）	茎叶 [6] 及全草 [7]
12	Orthosiphol L（肾茶二萜醇 L）	茎叶 [8]
13	Orthosiphol M（肾茶二萜醇 M）	茎叶 [8]
14	Orthosiphol N（肾茶二萜醇 N）	茎叶及全草 [8]
15	Orthosiphol O（肾茶二萜醇 O）	茎叶及全草 [9]
16	Orthosiphol P（肾茶二萜醇 P）	茎叶 [9]
17	Orthosiphol Q（肾茶二萜醇 Q）	茎叶 [9]
18	Orthosiphol R（肾茶二萜醇 R）	茎叶 [7]
19	Orthosiphol S（肾茶二萜醇 S）	茎叶 [8]
20	Orthosiphol T（肾茶二萜醇 T）	全草 [7]
21	Orthosiphol U（肾茶二萜醇 T）	全草 [7]
22	Orthosiphol V（肾茶二萜醇 V）	全草 [7]
23	Orthosiphol W（肾茶二萜醇 W）	全草 [7]
24	Orthosiphol X（肾茶二萜醇 X）	全草 [7]
25	Orthosiphol Y（肾茶二萜醇 Y）	全草 [7]
26	Orthosiphol Z（肾茶二萜醇 Z）	全草 [7]
27	Orthosiphonone A（肾茶二萜酮 A）	全草 [7,8]
28	Orthosiphonone B（肾茶二萜酮 B）	全草 [10]
29	Orthosiphonone C（肾茶二萜酮 C）	全草 [11]
30	Orthosiphonone D（肾茶二萜酮 D）	全草 [11]
31	Siphonol A（悉丰醇 A）	全草 [8]
32	Siphonol B（悉丰醇 B）	全草 [8]
33	Siphonol C（悉丰醇 C）	全草 [8]
34	Siphonol D（悉丰醇 D）	全草 [8]
35	Siphonol E（悉丰醇 E）	全草 [8]

化合物编号	名称	部位及文献
36	7-O-Deacetylorthosiphol B （7-O- 去乙酰肾茶二萜醇 B）	全草 [8]
37	3-O-Deacetylorthosiphol I （3-O- 去乙酰肾茶二萜醇 I）	全草 [8]
38	2-O-Deacetylorthosiphol J （2-O- 去乙酰肾茶二萜醇 J）	全草 [8]
39	6-Hydroxyorthosiphol B	全草 [8]
40	Orthoarisin A	茎叶 [12]
41	13-epi-Orthosiphol N	全草 [13]
42	14-Deoxo-14-O-Acetylorthosiphol Y	全草 [11]
	Norstaminane-type	
43	Norstaminol A（新斯塔醇 A）	全草 [14]
44	Norstaminol B（新斯塔醇 B）	全草 [15]
45	Norstaminol C（新斯塔醇 C）	全草 [15]
46	Norstaminone A	全草 [16]
47	Norstaminolactone A	全草 [15]
	Staminane-type	
48	Staminolactones A	全草 [14]
49	Staminolactones B	全草 [14]
50	Staminol A	全草 [6]
51	Staminol B	全草 [6]
52	Staminol C	全草 [11]
53	Staminol D	全草 [11]
54	Neoorthosiphol A	全草 [10]
55	Neoorthosiphol B	全草 [10]

化合物编号	名称	部位及文献
	Secoisopimarane-type	
56	Secoorthosiphol A（断肾茶二萜醇 A）	茎叶 [15,17]
57	Secoorthosiphol B（断肾茶二萜醇 B）	茎叶 [15,17]
58	Secoorthosiphol C（断肾茶二萜醇 C）	茎叶 [15,17]
59	Secoorthosiphol A dimethylester	茎叶 [15]
	Other-type	
60	Nororthosiphonolide A	茎叶 [9]
61	Neoorthosiphonone A	茎叶 [18]
62	Clerospicasin J	茎叶 [19]
63	Spicatusene A	茎叶 [12]
64	Spicatusene B	茎叶 [12]
65	Spicatusene C	茎叶 [12]

(2) Orthosiphol A (3) Orthosiphol B (4) Orthosiphol D

(5) Orthosiphol E (6) Orthosiphol F (7) Orthosiphol G

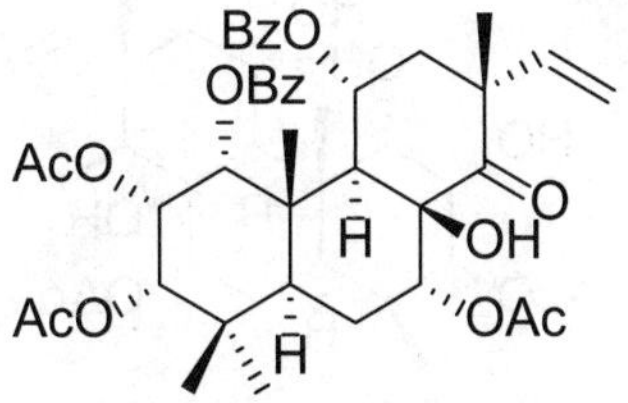

(8) Orthosiphol H

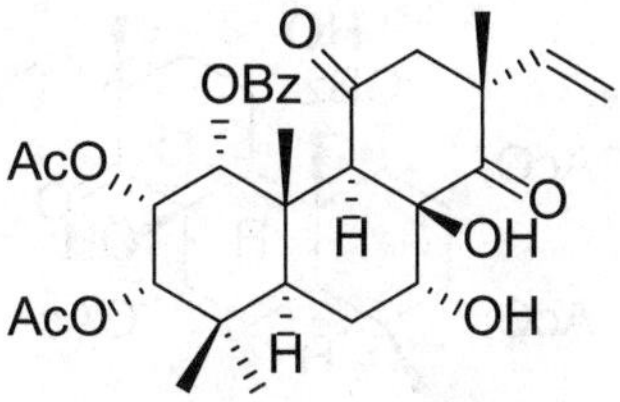

(9) Orthosiphol I

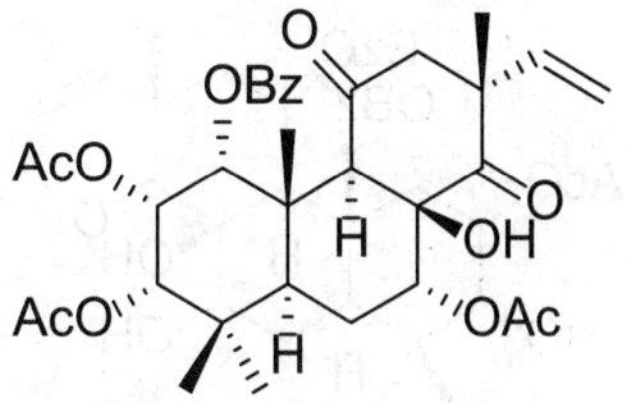

(10) Orthosiphol J

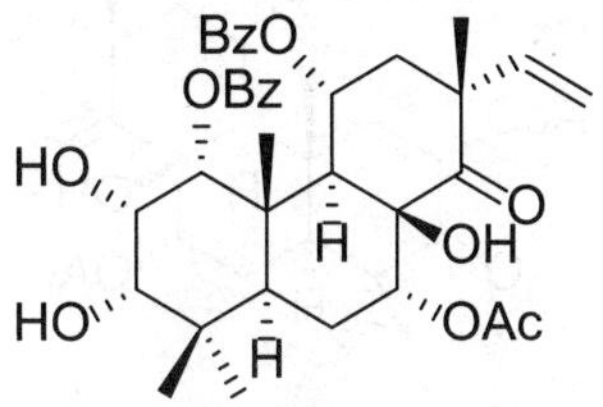

(11) Orthosiphol K

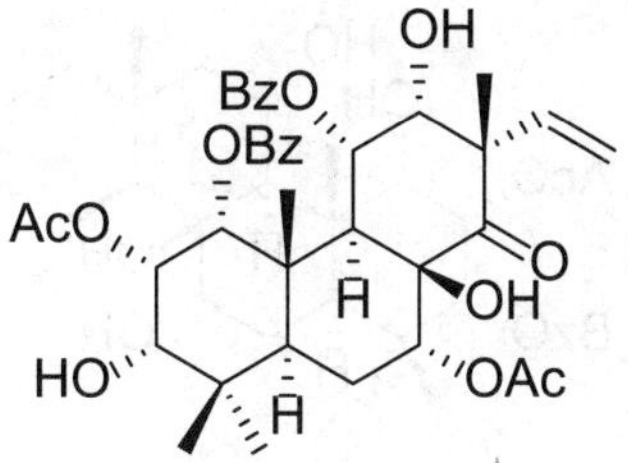

(12) Orthosiphol L

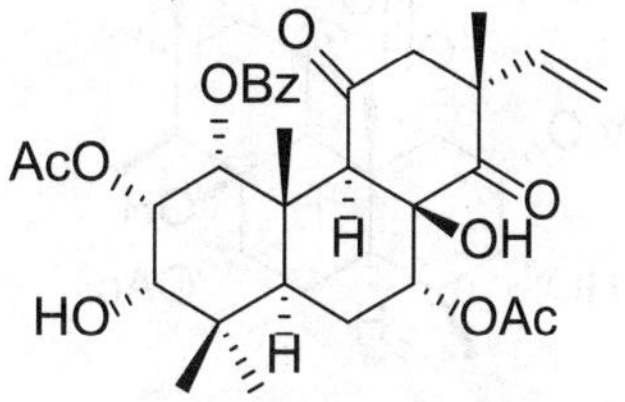

(13) Orthosiphol M

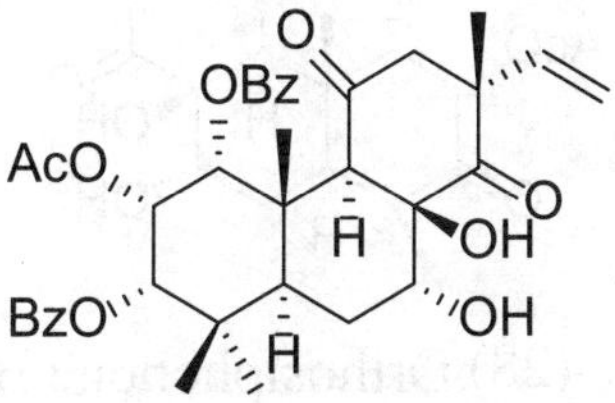

(14) Orthosiphol N

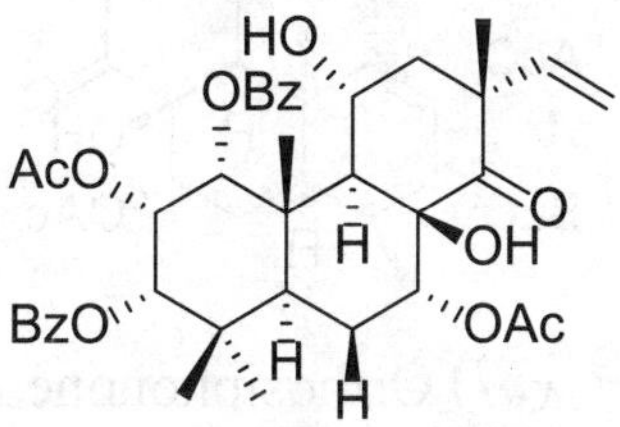

(15) Orthosiphol O

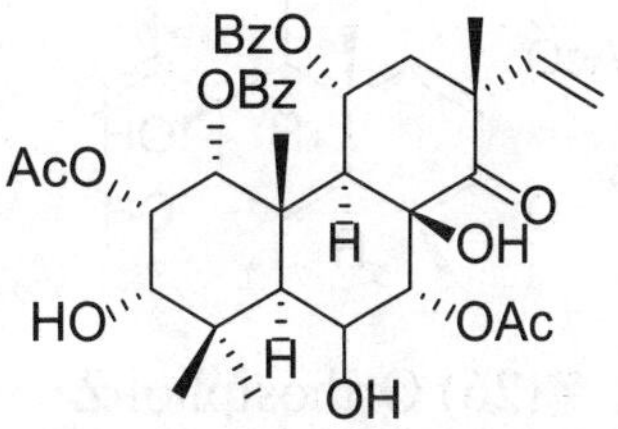

(16) Orthosiphol P

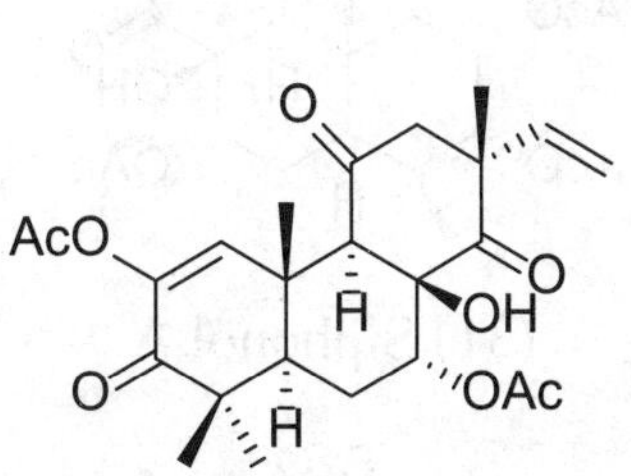

(17) Orthosiphol Q

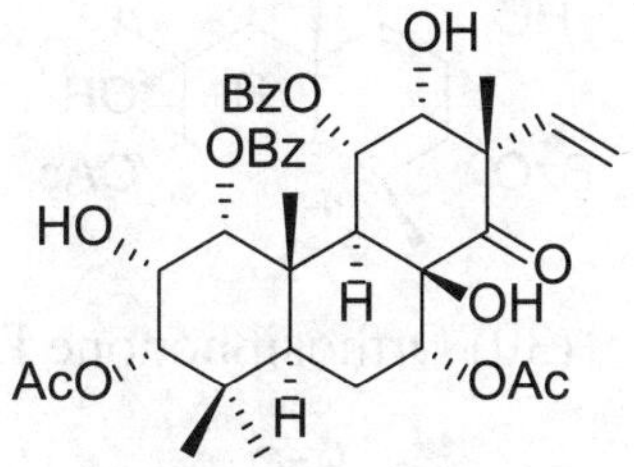

(18) Orthosiphol R

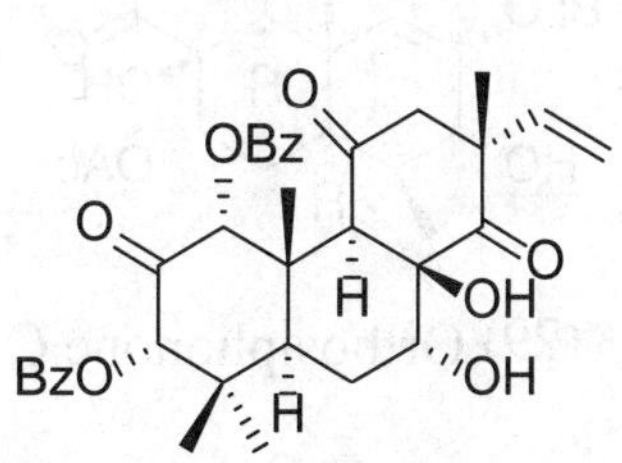

(19) Orthosiphol S

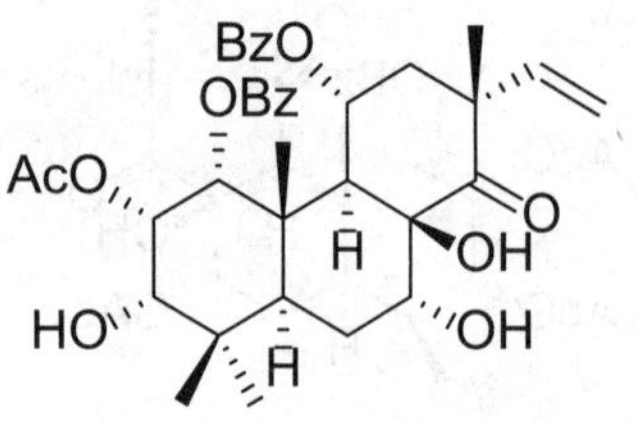

(20) Orthosiphol T

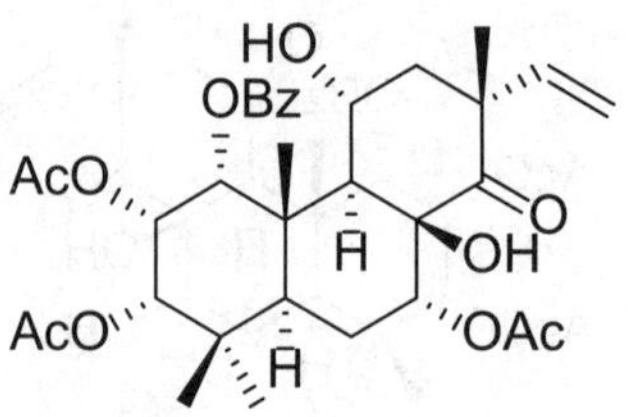

(21) Orthosiphol U

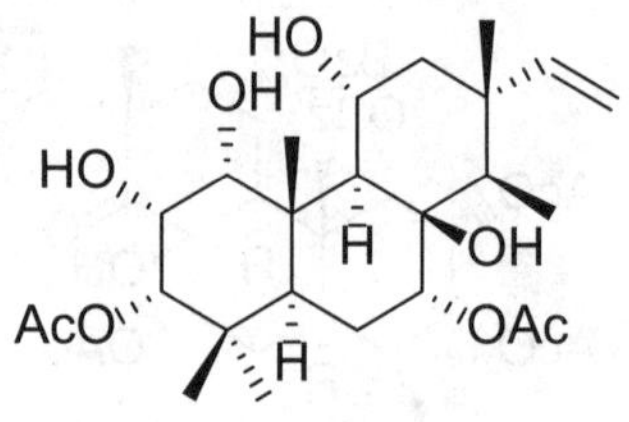

(22) Orthosiphol V

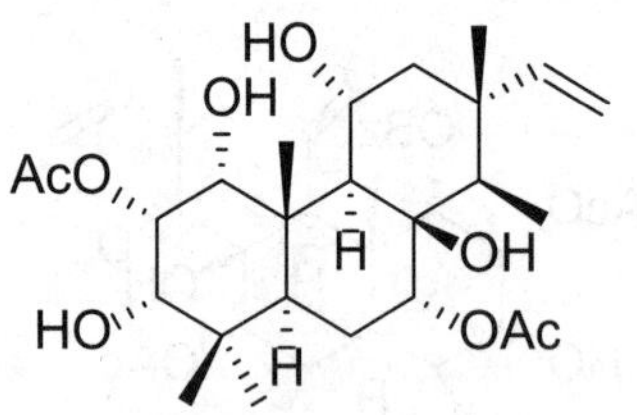

(23) Orthosiphol W

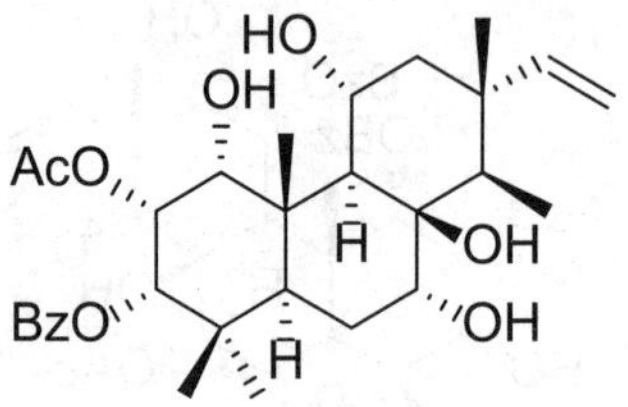

(24) Orthosiphol X

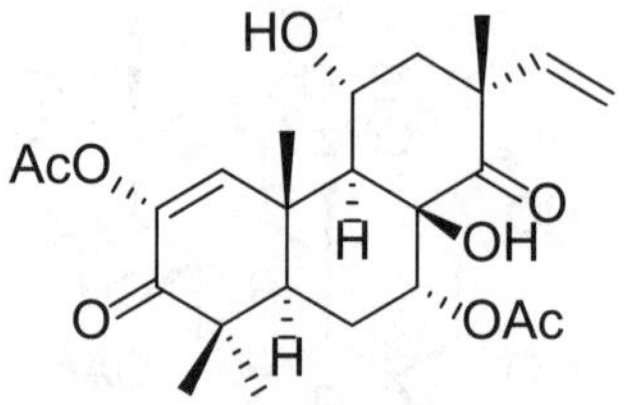

(25) Orthosiphol Y

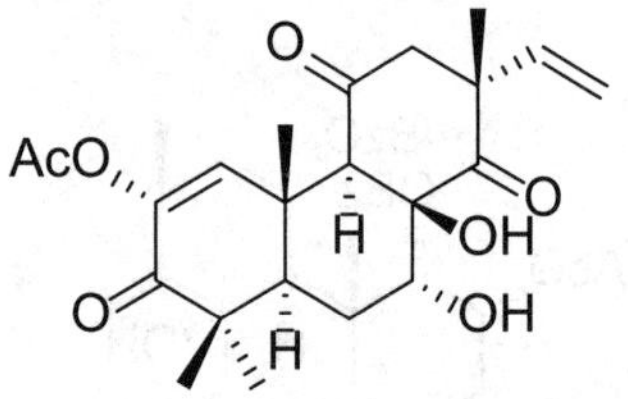

(26) Orthosiphol Z

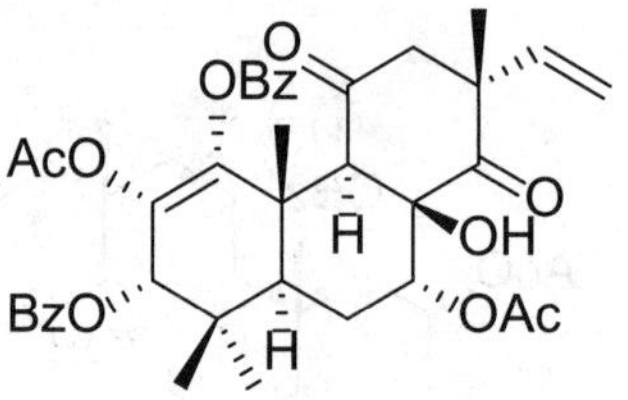

(27) Orthosiphonone A

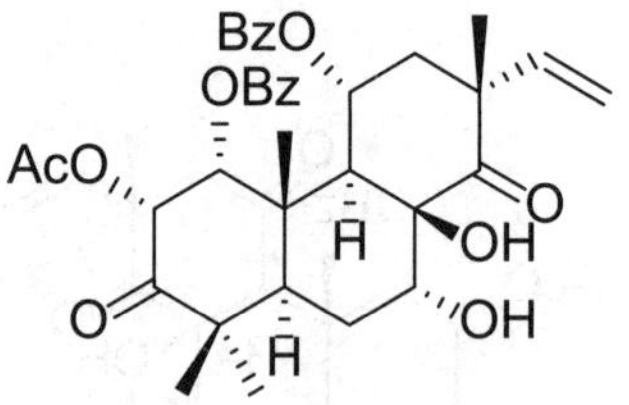

(28) Orthosiphonone B

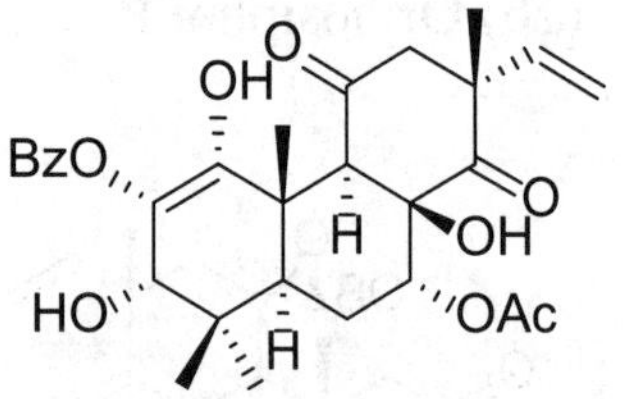

(29) Orthosiphonone C

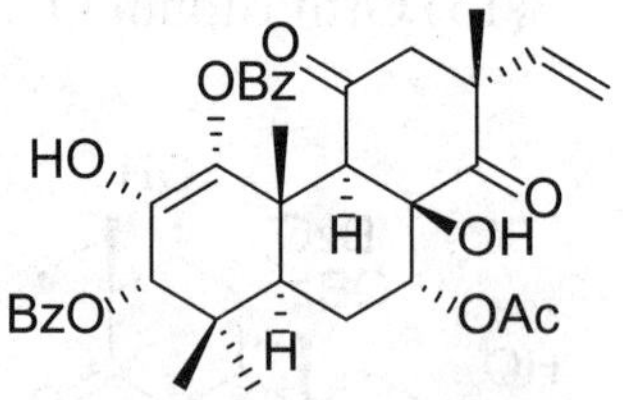

(30) Orthosiphonone D

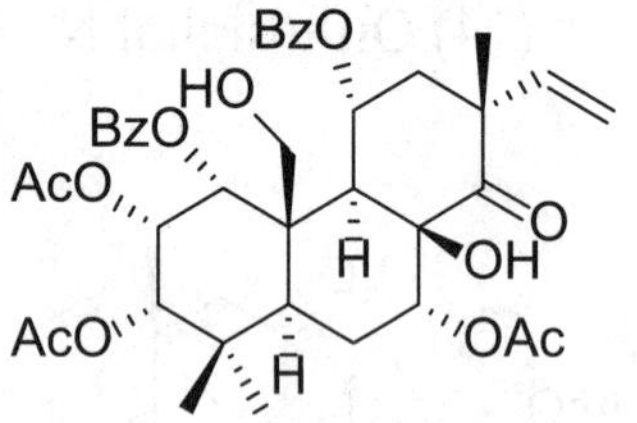

(31) Siphonol A

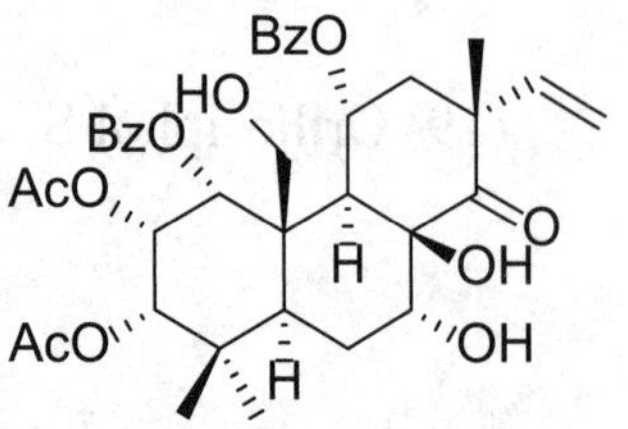

(32) Siphonol B

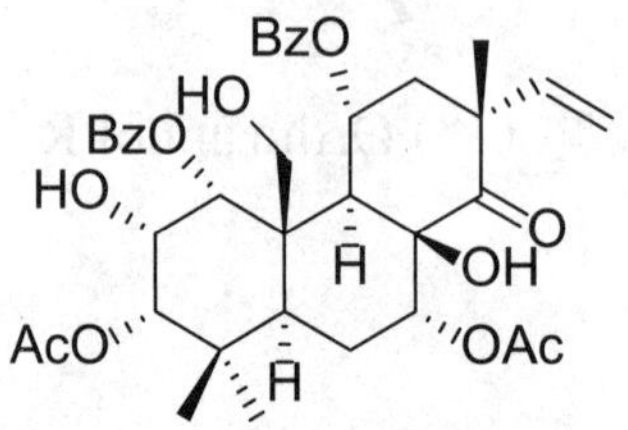

(33) Siphonol C

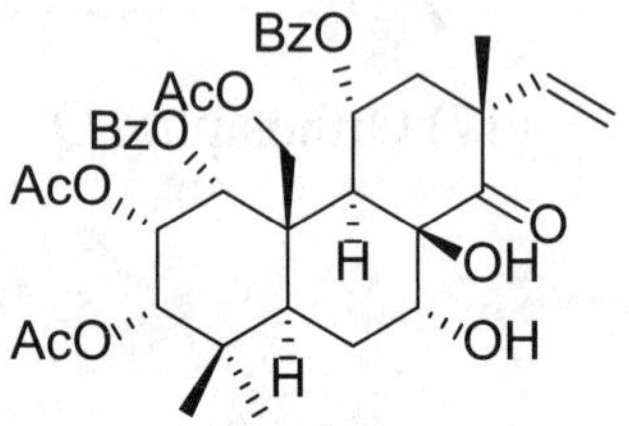

(34) Siphonol D

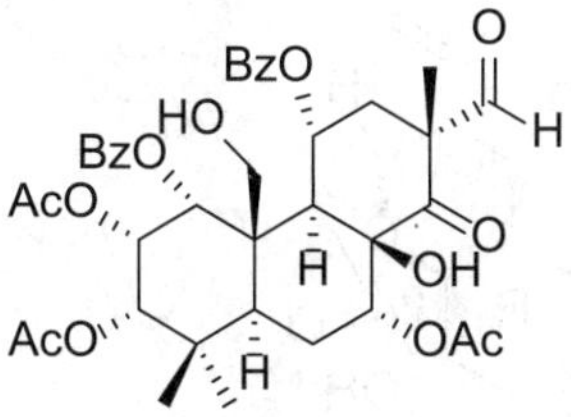

(35) Siphonol E 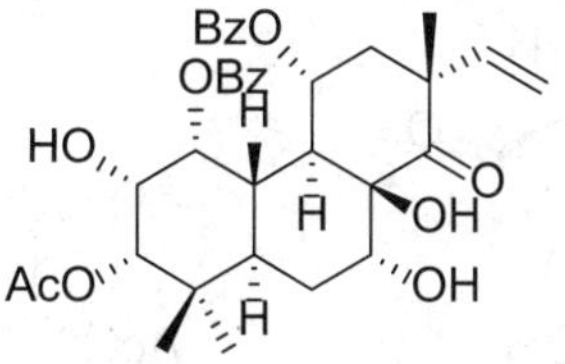　　(36) 7-O-deacetylorthosiphol B 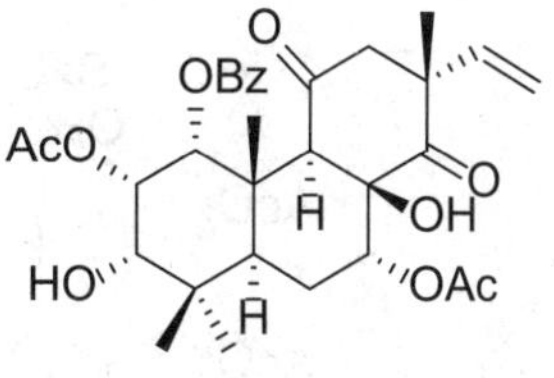　(37) 3-O-deacetylorthosiphol I

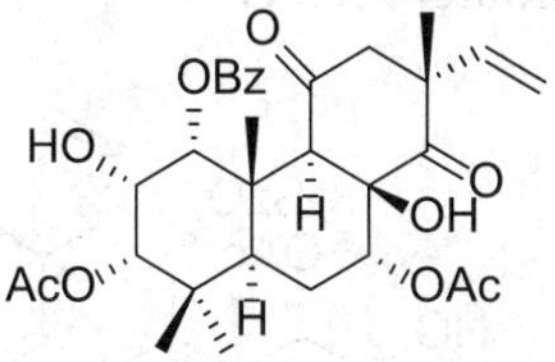

(38) 2-O-deacetylorthosiphol J 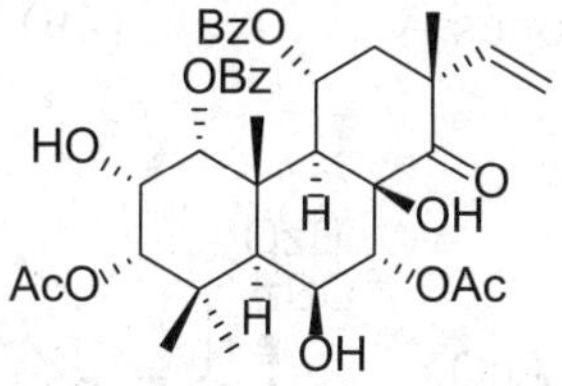　(39) 6-hydroxyorthosiphol B 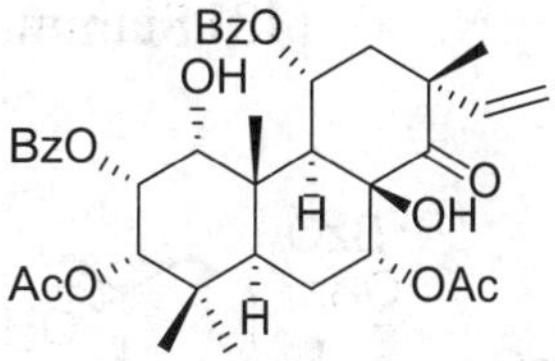　(40)Orthoarisin A

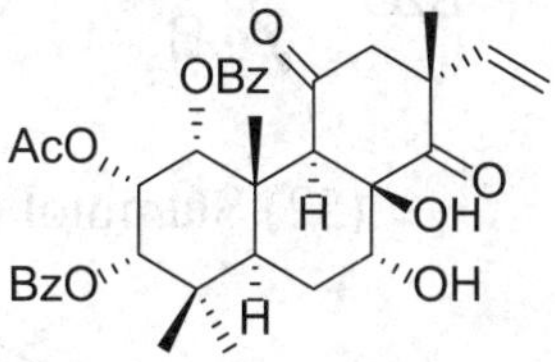

(41)13-epi-Orthosiphol N 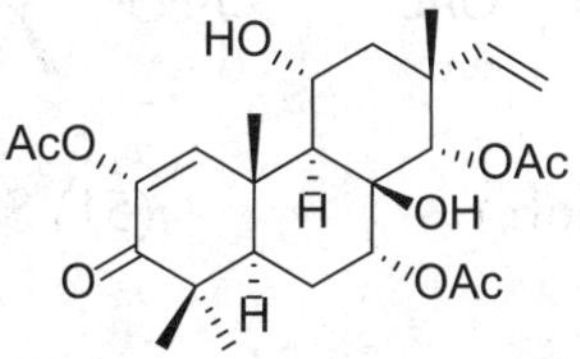　　(42) 14-Deoxo-14-O-Acetylorthosiphol Y

图 4-2　Isopimarane-type 二萜结构

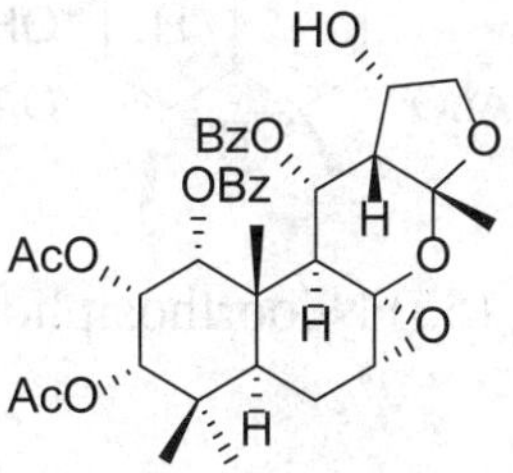

(43) Norstaminol A 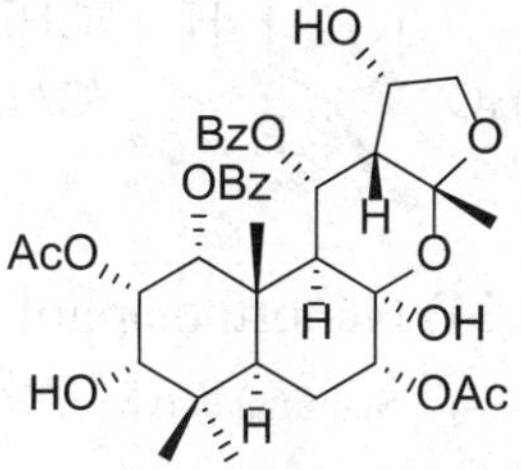　　(44) Norstaminol B 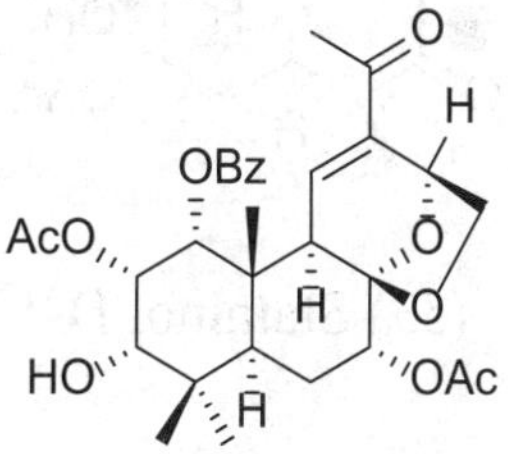　　(45) Norstaminol C

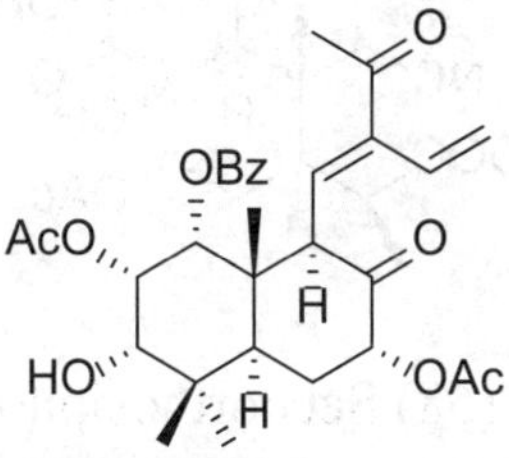

(46) Norstaminone A 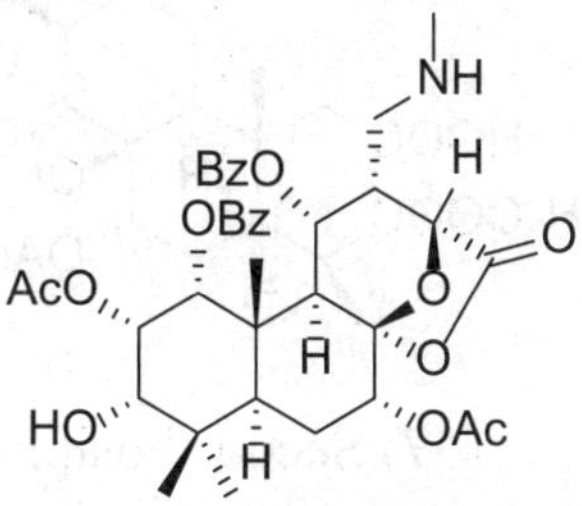　　(47) Norstaminolactone A

图 4-3　Norstaminane-type 二萜结构

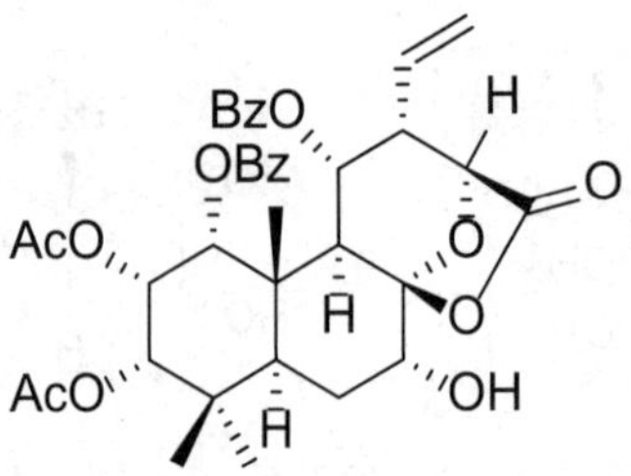

(48) Staminolactones A

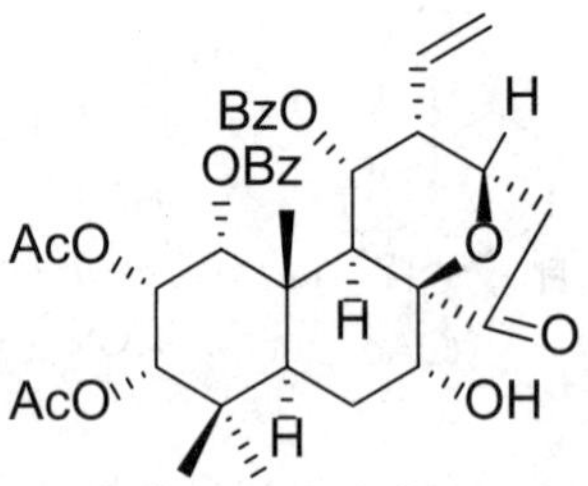

(49) Staminolactones B

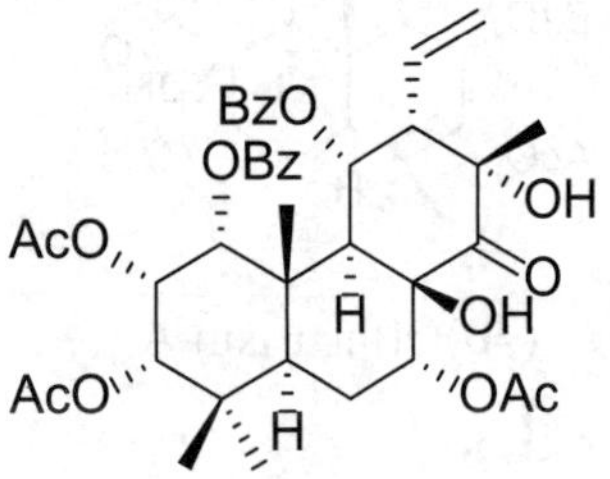

(50) Staminol A

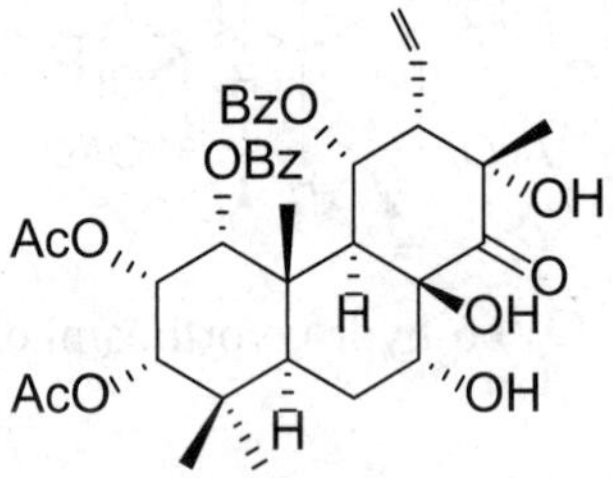

(51) Staminol B

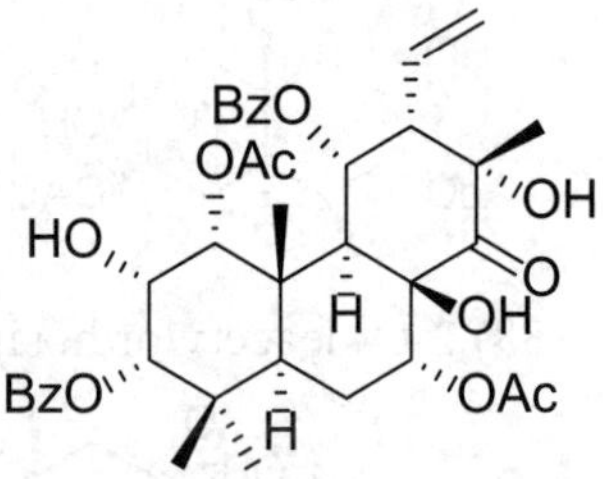

(52) Staminol C

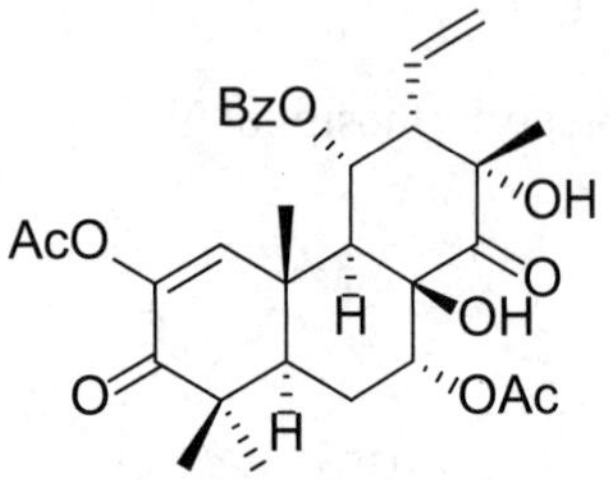

(53) Staminol D

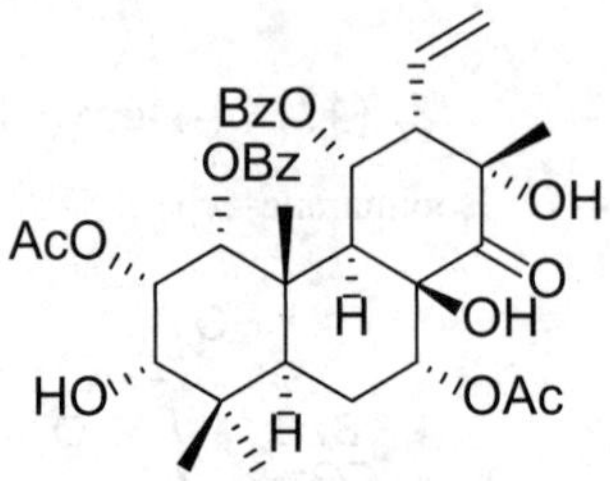

(54) Neoorthosiphol A

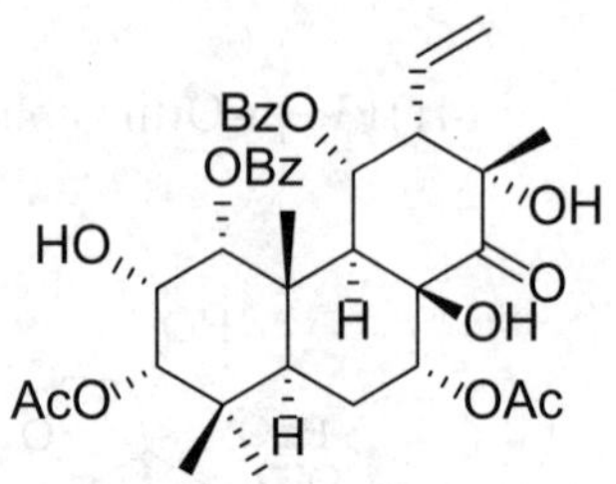

(55) Neoorthosiphol B

图 4-4　Staminane-type 二萜结构

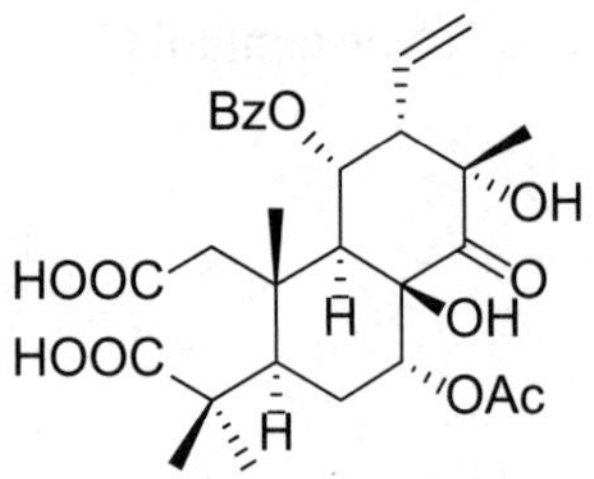

(56) Secoorthosiphol A

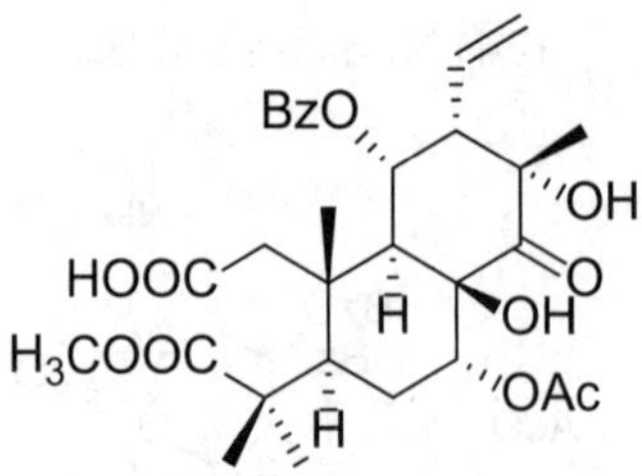

(57) Secoorthosiphol B

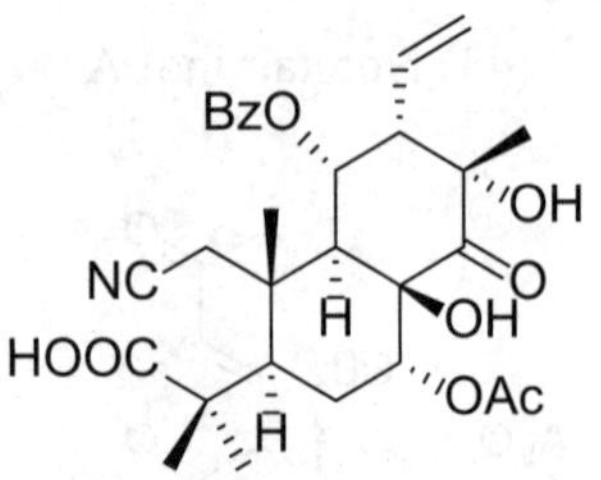

(58) Secoorthosiphol C

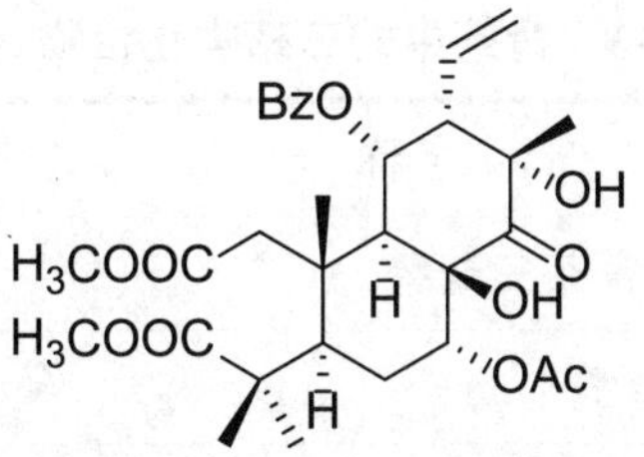

(59) Secoorthosiphol A dimethylester

图 4-5 Secoisopimarane-type 二萜结构

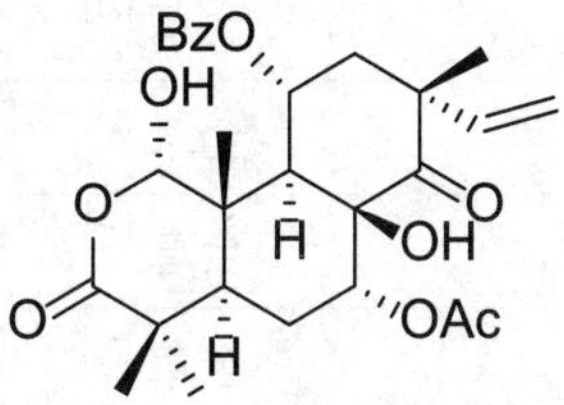

(60) Nororthosiphonolide A 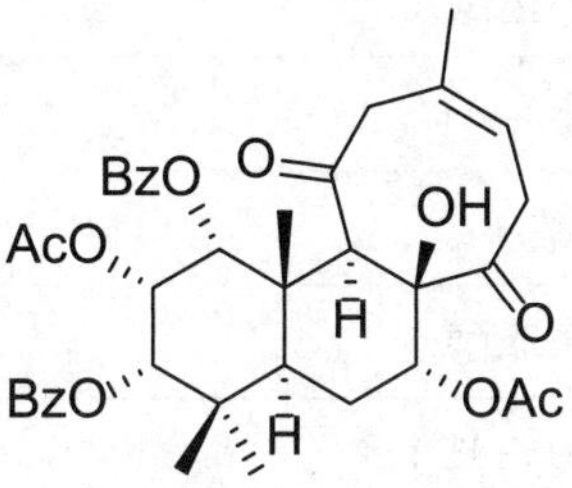　(61)Neoorthosiphonone A 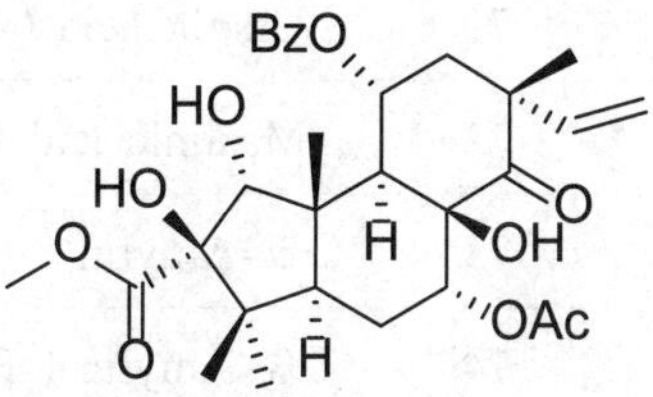　(62) Clerospicasin J

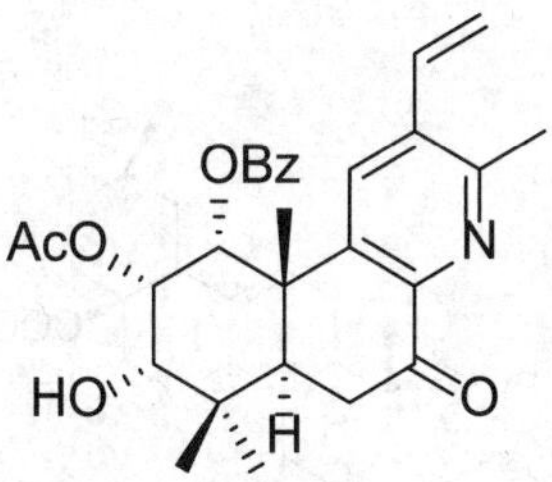

(63)Spicatusene A 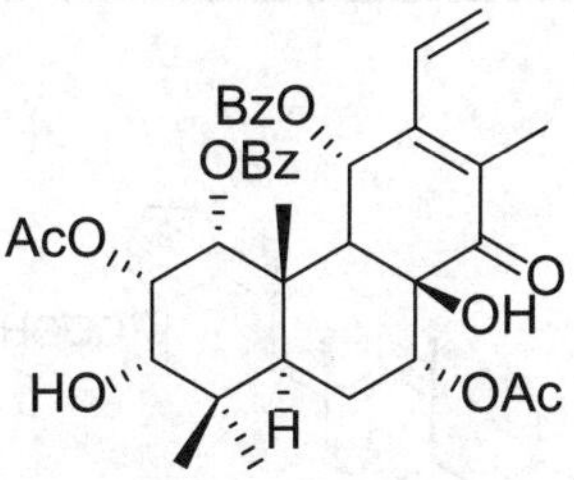　　　(64)Spicatusene B 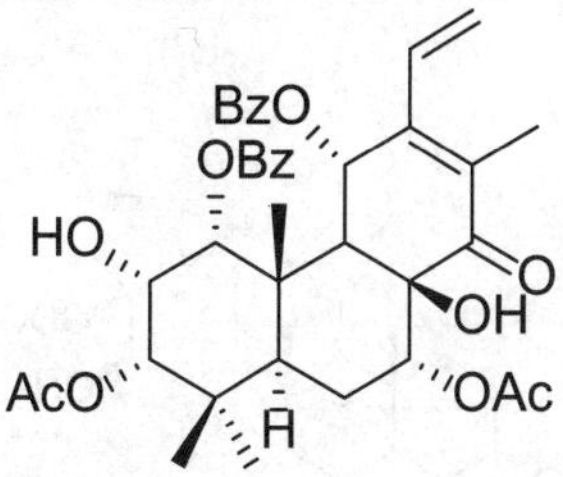　　　(65)Spicatusene C

图 4-6 Other-type 二萜结构

三、三萜类化合物

三萜类化合物通常由 30 个碳原子组成，大多具有抗炎活性并广泛存在于植物中，文献显示，目前从肾茶中仅分离到十种三萜类化合物。它们分别是肾茶三萜酸、白桦脂酸、齐墩果酸、委陵菜酸、野鸦椿酸、熊果酸、山楂酸、α-香树脂醇、β-香树脂醇和 2α,3α-二羟基 -12- 烯 -28- 齐墩果酸。

表 4-3　肾茶中的三萜类化合物

化合物编号	名称	部位及文献
66	Orthosiphonoic acid（肾茶三萜酸）	全草[20]
67	Betulinic acid（白桦脂酸）	全草[21]
68	Oleanolic acid（齐墩果酸）	全草[21]
69	Tormentic acid（委陵菜酸）	全草[21]
70	Euscaphic acid（野鸦椿酸）	全草[21]
71	Ursolic acid（熊果酸）	全草[21]
72	Maslinic acid（山楂酸）	全草[21]
73	α-Amyrin（α-香树脂醇）	全草[22]
74	β-Amyrin（β-香树脂醇）	全草[22]
75	2α,3α-Dihydroxyolean-12-en-28-oic acid（2α,3α-二羟基-12-烯-28-齐墩果酸）	全草[21]

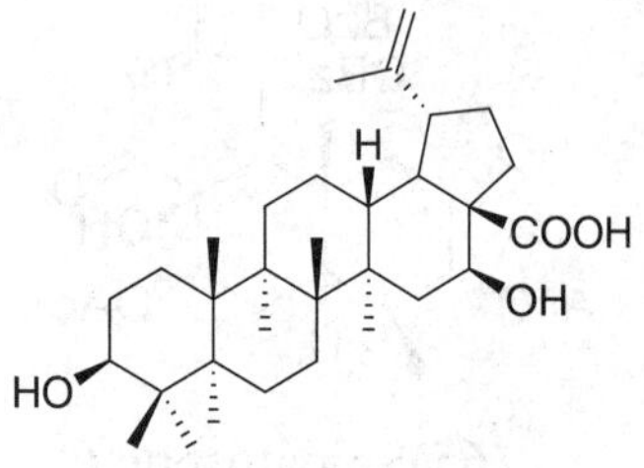

(66) Orthosiphonoic acid

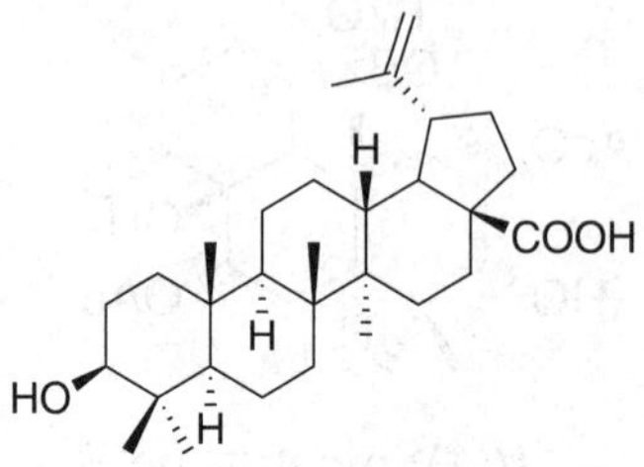

(67) Betulinic acid

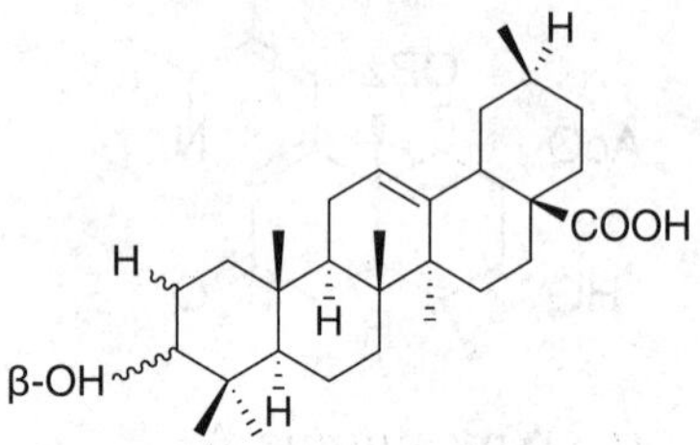

(68) Oleanolic acid

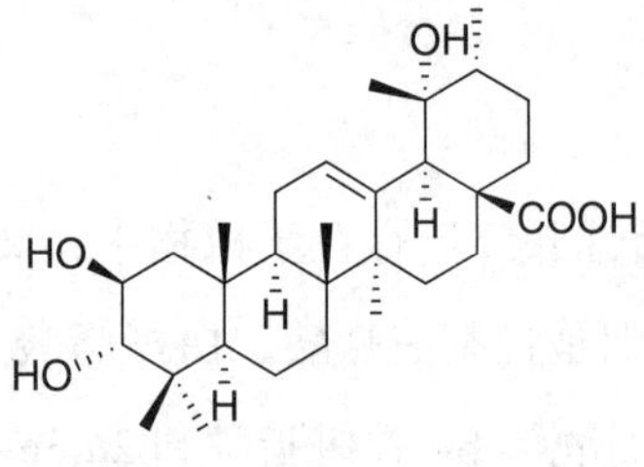

(69) Tormentic acid

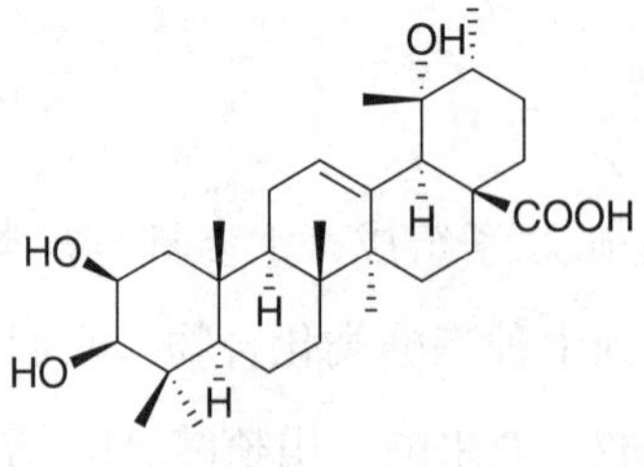

(70) Euscaphic acid

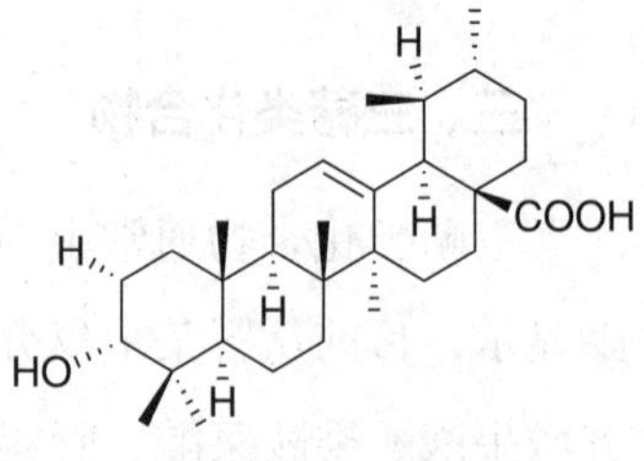

(71) Ursolic acid

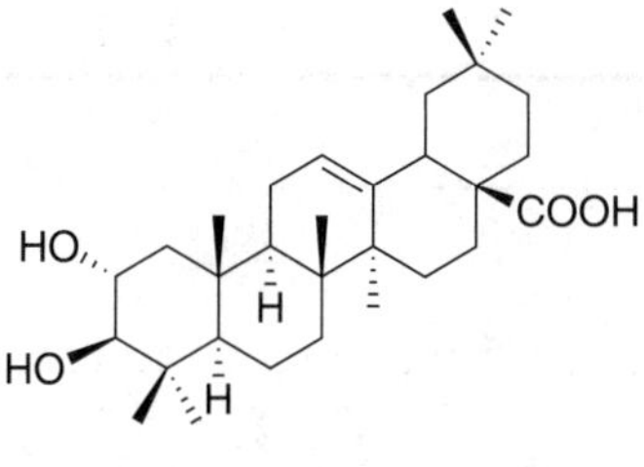

(72) Maslinic acid 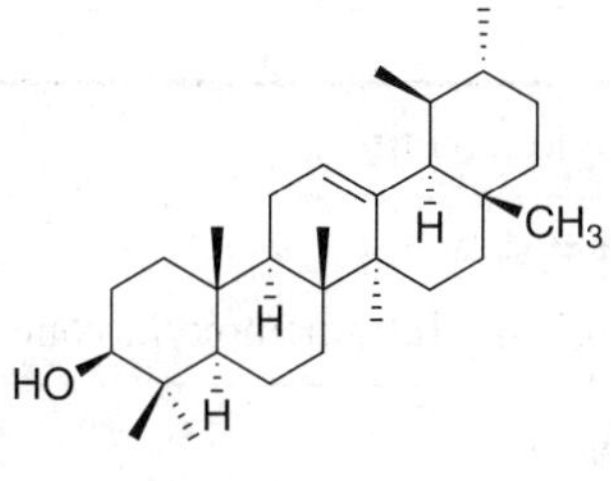   (73) α-Amyrin 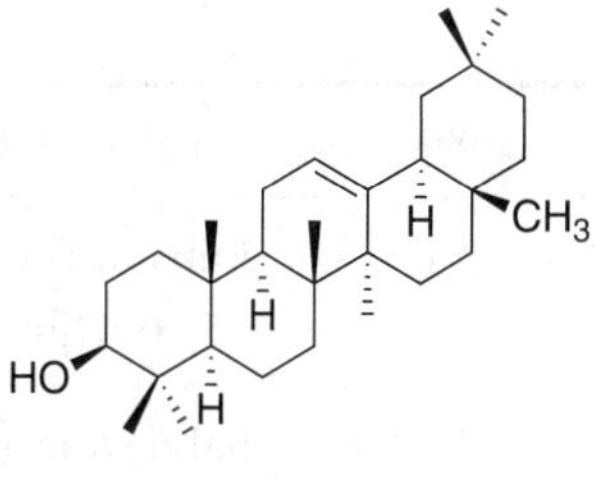   (74) β-Amyrin

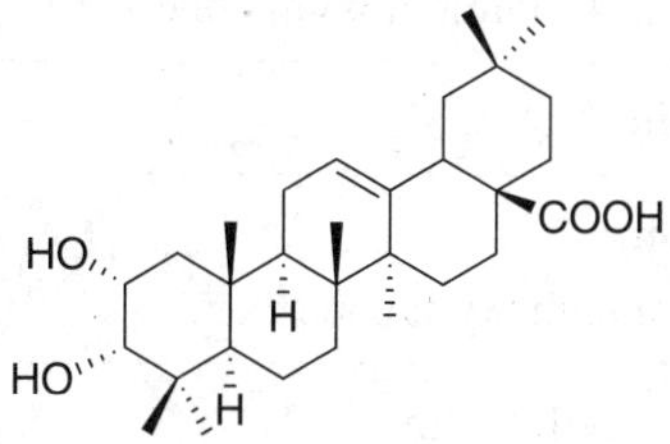

(75) 2α,3α-Dihydroxyolean-12-en-28-oic acid

图 4-7 三萜类化合物

第二节 黄酮类化合物

黄酮类化合物包含 C6-C3-C6 的骨架结构，并以 2-苯基色原酮这个结构作为母核，具有广泛的药理活性，如抗氧化、抗衰老、抗肿瘤、抗炎等作用。黄酮类化合物在其基本骨架的结构基础上，其取代基有着各种差异，导致了理化性质的差异[23]。根据取代基在各环上的位置不同，可将黄酮类物质分为不同种类。肾茶中富含大量黄酮类化合物。目前为止从肾茶中分离得到的黄酮类化合物主要是多甲基黄酮及二氢黄酮。其中肾茶的七种甲氧基黄酮作为腺苷 A_1 受体拮抗剂，具有较强的利尿作用[28]。

表 4-4 肾茶中的黄酮类化合物

化合物编号	名称	部位及文献
76	Sinensetin（橙黄酮） （5, 6, 7, 3′,4′ - pentamethoxyflavone）	茎叶[24]
77	Tetramethylscutellarein （5, 6, 7, 4′ -Tetramethoxyflavone）	茎叶[24]
78	3′ -hydroxy-5, 6, 7, 4′ -Tetramethoxyflavanone	茎叶[24]
79	5-hydroxy-6, 7, 3′, 4′ -Tetramethoxyflavanone	茎叶[24]

续表

80	3,5,3′,4′-tetramethylquercetin	茎叶 [25]
81	Eupatorin（半齿泽兰素） （5,3′-Dihydroxy-6,7,4′-Tetramethoxyflavone）	茎叶 [24]
82	Salvigenin（鼠尾草素）	茎叶 [24]
83	Ladanein（拉达宁） （5,6-dihydroxy-7,4′-Dimethoxyflavone）	茎叶 [6]
84	Trimethylapigenin	茎叶 [24]
85	Tetramethylluteolin （5,7,3′,4′-Tetramethoxyflavone）	茎叶 [24]
86	7,3′,4′-tri-O-Methylluteolin	茎叶 [6]
87	2S-5,6,7,3′,4′-Pentamethoxyflavanone	全草 [25]
88	2S-5′-hydroxy-5,7,3′,4′-Tetramethoxyflavanone	全草 [25]
89	5,7,3′,4′-Tetramethoxyflavone	全草 [25]
90	5,7,3′,6′-Tetramethoxyflavone	全草 [25]
91	4′-hydroxy-5,6,7-Trimethoxyflavone	茎叶 [26]
92	4′,5-dihydroxy-6,7-Dmethoxyflavone	茎叶 [26]
93	6-hydroxy-5,7,4′-Trimethoxyflavone	茎叶 [26]
94	3,5,6,7,4′-Pentamethoxyflavone	茎叶 [26]
95	3′-hydroxy-5,7,8,4′-Tetramethoxyflavone	全草 [27]
96	Luteolin（木犀草素）	全草 [28]
97	7,4′-dimethyl-kaempferol	全草 [25]
98	Isosinensetin（异黄酮素）	全草 [27]
99	Isoquercitrin（异槲皮素）	全草 [27]
100	Astragalin（黄芪苷）	全草 [27]
101	Quercetin（槲皮素）	全草 [28]
102	(2S)-Naringenin（柚皮素）	全草 [27]
103	4′-hydroxy-5,6,7,3′-Trimethoxyflavone	茎叶 [26]

续表

104	5, 7, 4′-trimethylkaempferol	全草[25]
105	Eupatoretin（泽兰黄醇亭） 3,3′-dihydroxy-5,6,7,4′-Dimethoxyflavanone	茎叶[28]
106	5, 7, 3′, 5′-Tetramethoxy-8-C-Prenyflavone	全草[29]
107	5, 7, 3′, 5′-Tetramethoxy-6-C-Prenyflavone	全草[29]

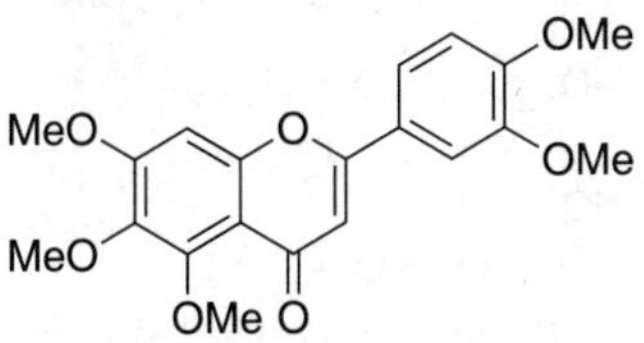

(76) Sinensetin

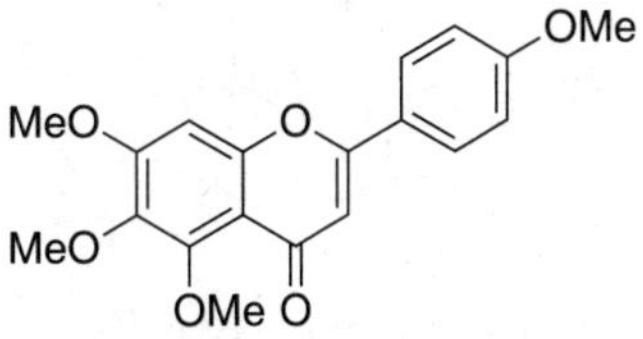

(77) Tetramethylscutellarein

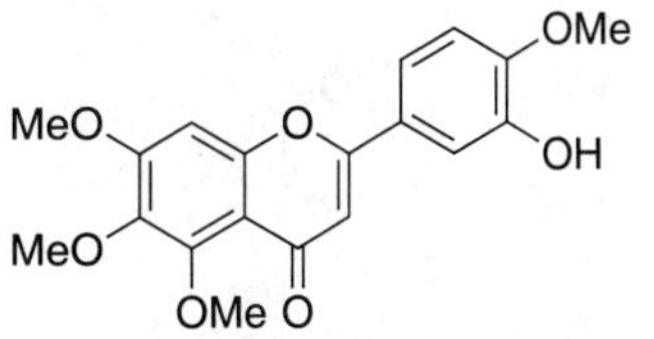

(78) 3′-hydroxy-5, 6, 7, 4′-Tetramethoxyflavanone

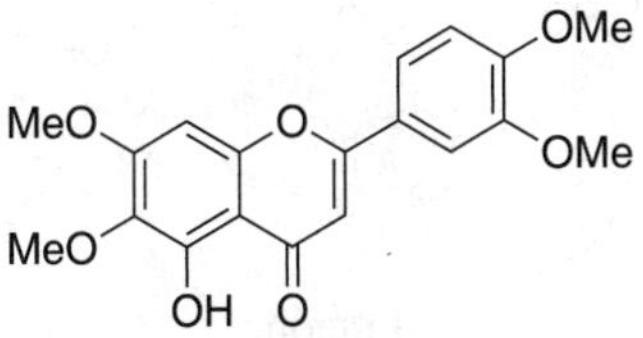

(79) 5-hydroxy-6, 7, 3′, 4′-Tetramethoxyflavanone

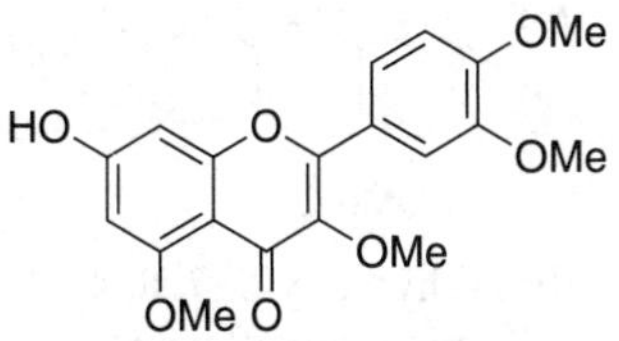

(80) 3,5,3′,4′-tetramethylquercetin

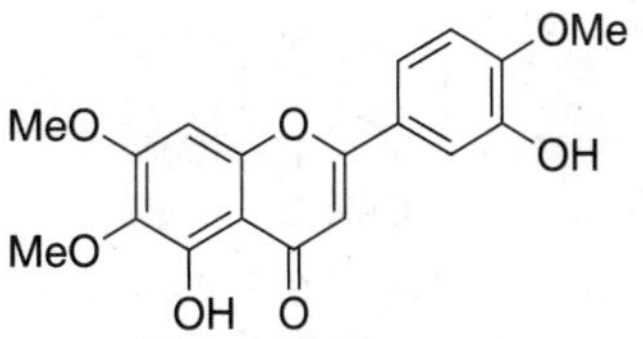

(81)Eupatorin

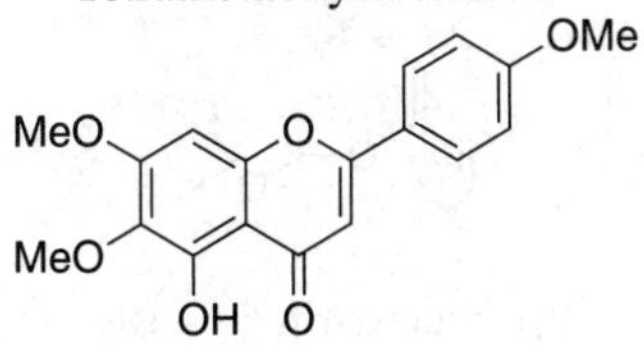

(82) Salvigenin

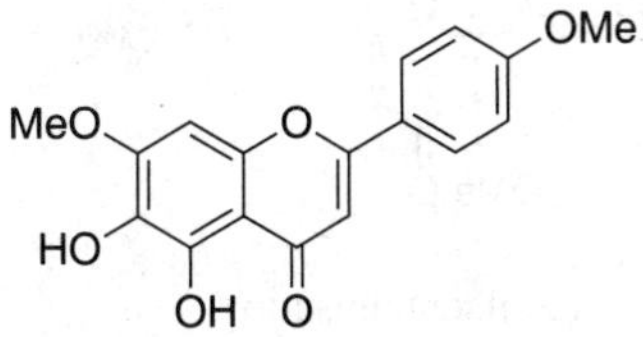

(83)Ladanein

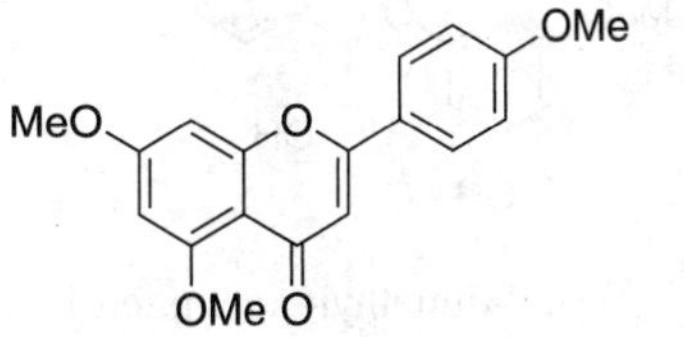

(84) Trimethylapigenin

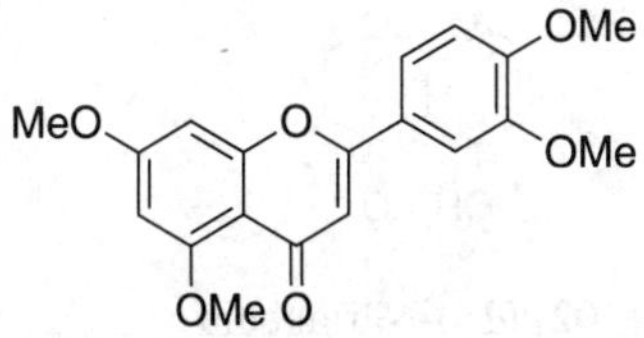

(85) Tetramethylluteolin

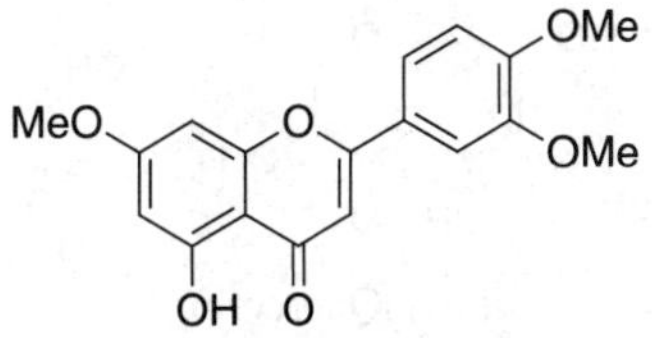

(86) 7, 3′,4′-tri-O-Methylluteotin

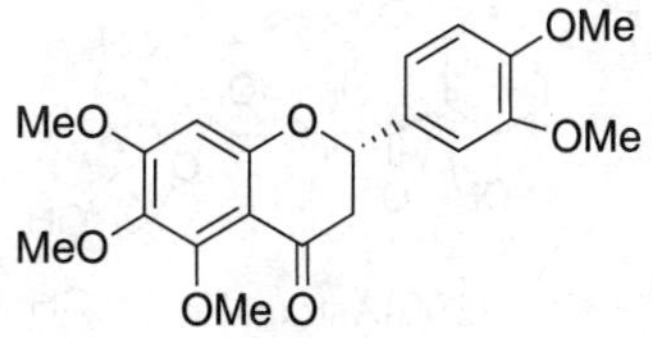

(87) 2S-5,6,7,3′,4′-Pentamethoxyflavanone

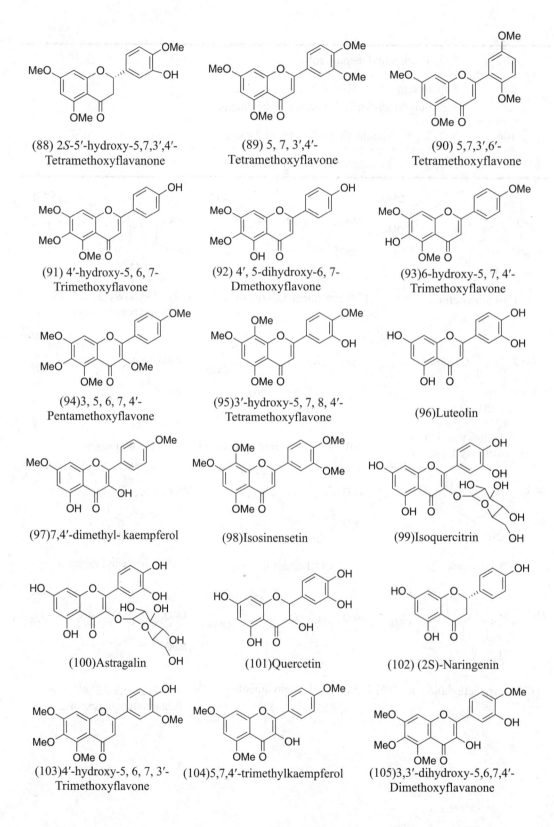

(88) 2S-5′-hydroxy-5,7,3′,4′-
Tetramethoxyflavanone

(89) 5, 7, 3′,4′-
Tetramethoxyflavone

(90) 5,7,3′,6′-
Tetramethoxyflavone

(91) 4′-hydroxy-5, 6, 7-
Trimethoxyflavone

(92) 4′, 5-dihydroxy-6, 7-
Dmethoxyflavone

(93)6-hydroxy-5, 7, 4′-
Trimethoxyflavone

(94)3, 5, 6, 7, 4′-
Pentamethoxyflavone

(95)3′-hydroxy-5, 7, 8, 4′-
Tetramethoxyflavone

(96)Luteolin

(97)7,4′-dimethyl- kaempferol

(98)Isosinensetin

(99)Isoquercitrin

(100)Astragalin

(101)Quercetin

(102) (2S)-Naringenin

(103)4′-hydroxy-5, 6, 7, 3′-
Trimethoxyflavone

(104)5,7,4′-trimethylkaempferol

(105)3,3′-dihydroxy-5,6,7,4′-
Dimethoxyflavanone

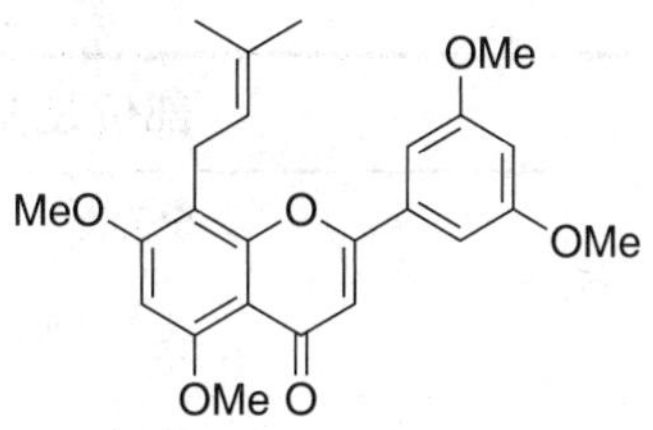

(106) 5, 7, 3′, 5′- Tetramethoxy-8-C-Prenyflavone 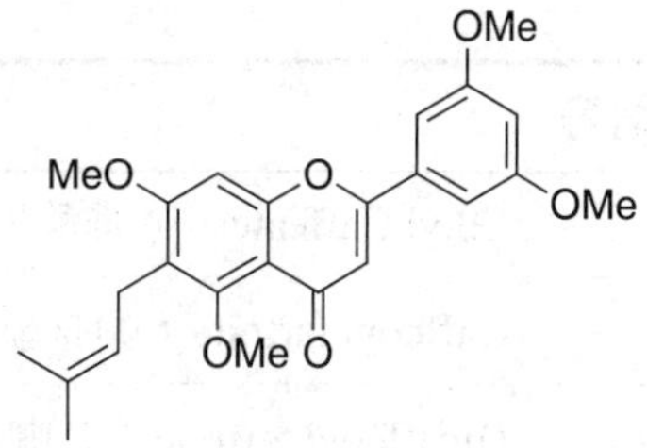　　(107) 5, 7, 3′, 5′- Tetramethoxy-6-C-Prenyflavone

图 4-8　肾茶中的黄酮类化合物

第三节　酚类、多酚类及其衍生物

植物多酚类化合物是一类具有一个或多个酚羟基的植物化合物的总称。酚类、多酚类及其衍生物大多具有特殊的香气，在日常生活中常常被用作制作香料，酚类化合物分为内源性酚类和外源性酚类。酚类化合物具有抗炎、抗癌、抗动脉硬化、抗病毒等功效。肾茶中的大部分水溶性成分为酚类，目前从肾茶中发现约 44 个酚类及多酚类化合物，其中包括迷迭香酸及其衍生物、紫草酸及其衍生物、咖啡酸及其衍生物、咖啡酸的四聚体、咖啡酸与酒石酸的缩合物、茶酸类化合物以及其他酚类化合物。

表 4-5　肾茶中的酚类、多酚类及其衍生物

化合物编号	名称	部位及文献
108	Rosmarinic acid（迷迭香酸）	全草[30]
109	Methyl rosmarinate（迷迭香酸甲酯）	全草[31]
110	Ethyl rosmarinate（迷迭香酸乙酯）	全草[27]
111	N-butyl rosmarinate（迷迭香酸正丁酯）	全草[30]
112	Clerodendranoic acid	全草[31]
113	Methyl lithospermate（紫草酸单甲酯）	全草[32]
114	Dimethyl lithospermate（紫草酸二甲酯）	全草[32]
115	Methyl lithospermate B（紫草酸乙单甲酯）	全草[32]
116	Dimethyl lithospermate B（紫草酸乙二甲酯）	全草[32]
117	Caffeic acid（咖啡酸）	全草[31]
118	Methyl Caffeate（咖啡酸甲酯）	全草[31]

化合物编号	名称	部位及文献
119	Ethyl Caffeate（咖啡酸乙酯）	全草[31]
120	Caffeoyl tartrate（咖啡酰酒石酸）	茎叶[26]
121	Dicaffeoyl tartrate（二咖啡酰酒石酸）	茎叶[26]
122	（E）-Isoferuladehyde	全草[33]
123	Benzoic acid（苯甲酸）	全草[34]
124	4-Hydroxybenz aldehyde（4- 羟基苯甲醛）	全草[33]
125	4-Hydroxybenzoic acid（4- 羟基苯甲酸）	全草[33]
126	1-（3,4-Dihydroxyphenyl）-2-Hydroxyethanone	全草[33]
127	Protocatechuic aldehyde（原儿茶醛）	全草[34]
128	Protocatechuic acid（原儿茶酸）	全草[34]
129	Protocatechuic acid methyl ester（原儿茶酸甲酯）	全草[34]
130	2,5-Hydroxy-benzaldehyde（2,5- 二羟基苯甲醛）	全草[34]
131	3,4-dihydroxy benzoethylic acid methyl ester （3,4- 二羟基苯乙酸甲酯）	全草[34]
132	3,4-methoxy benzoethylic methyl ester （3,4- 二甲氧基乙酸甲酯）	全草[34]
133	n-butyl 3,4,α-trihydroxy-phenyl-lactate（丹参素甲正丁酯）	全草[35]
134	Methyl 3,4-dihydroxy-phenyllactic acid（丹参素乙酯）	全草[35]
135	3,4-dimethoxy benzoethylic acid methyl ester （3,4- 二甲氧基苯乙酸甲酯）	全草[34]
136	6-hydroxy-2H-pyran-3-carb-aldehyde （3- 甲酰基 -6- 羟基 - 二氢吡喃）	全草[35]
137	7,8-dihydroxy-3-methylisochromanone （3- 甲基 -7,8- 二羟基异色满酮）	全草[35]
138	3,4-dihydroxy-phenyllactic acid（丹参素）	全草[35]
139	Clerodendranthuslactone（肾茶内酯）	全草[35]
140	Clerodendranthone（肾茶酮）	全草[35]

续表

化合物编号	名称	部位及文献
141	3-hydroxy-γ-butyrolactone（3-羟基-γ-丁内酯）	全草[35]
142	3-hydroxy-2-pyrone	全草[35]
143	Cleroden E	全草[36]
144	Cleroden F	全草[36]
145	Cleroden G	全草[36]
146	Cleroden H	全草[36]
147	Cleroden I	全草[36]
148	Cleroden J	全草[36]
149	Cleroden E（＊）	全草[37]
150	Isorinic acid	茎叶[38]
151	Dihydroconiferyl alcohol（二氢松柏醇）	茎叶[38]
152	Dihydrosinapyl alcohol（二氢芥子醇）	茎叶[38]
153	Salvianolic acid C（丹酚酸 C）	茎叶[38]
154	Salvianolic acid H（丹酚酸 H）	茎叶[38]
155	3′-O-（8″-Z-caffeoyl）rosmarinic acid methyl ester	茎叶[38]
156	Baicalein（黄芩素）	茎叶[38]
157	Helisterculins B	全草[39]
158	Helisterculins C	茎叶[40]
159	Helisterculins D	茎叶[40]
160	Ferulic acid（阿魏酸）	全草[39]
161	Dihydroferulic acid（二氢阿魏酸）	全草[39]

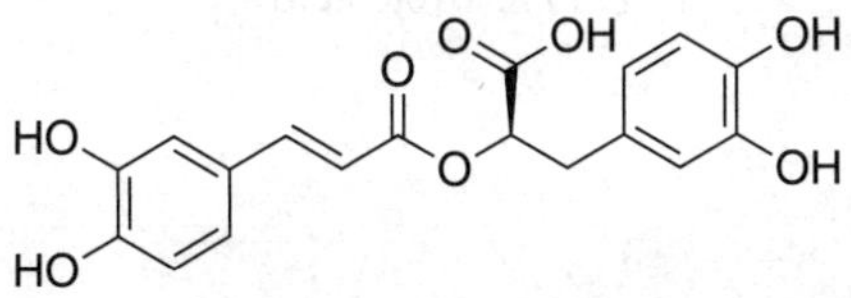

(108)Rosmarinic acid

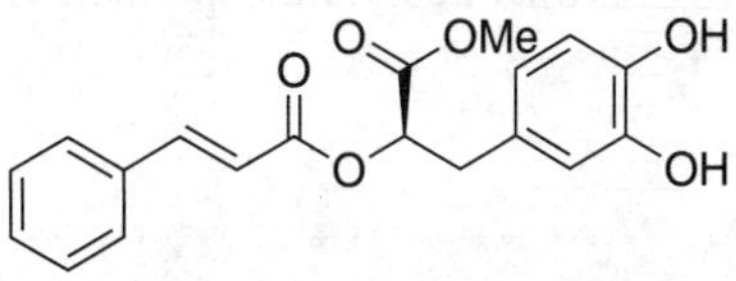

(109)Methyl rosmarinate

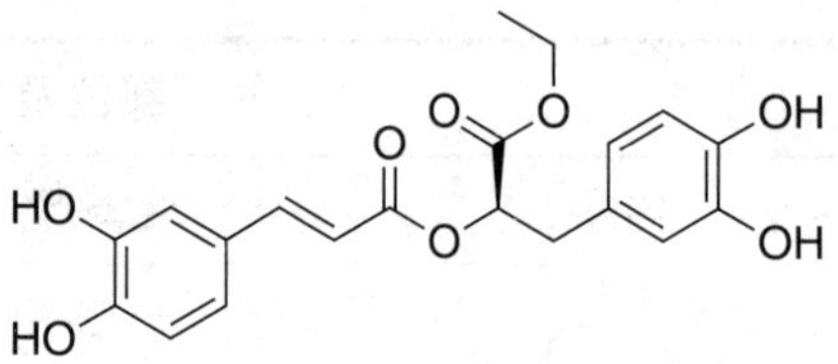

(110)Ethyl rosmarinate

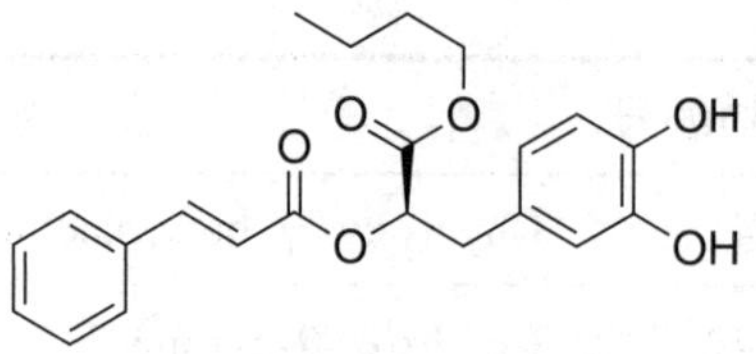

(111)N-butyl rosmarinate

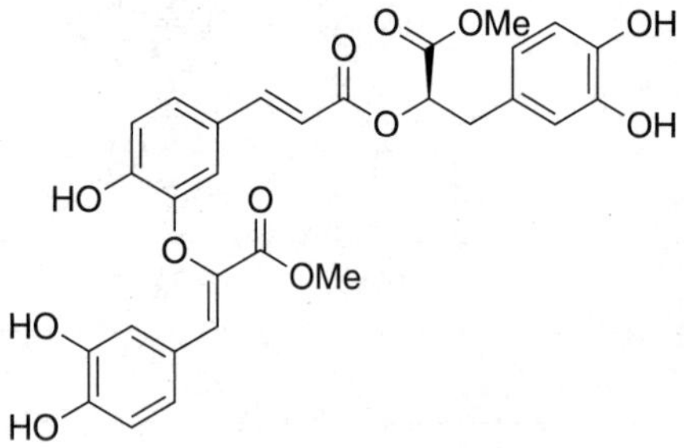

(112)Clerodendranoic acid

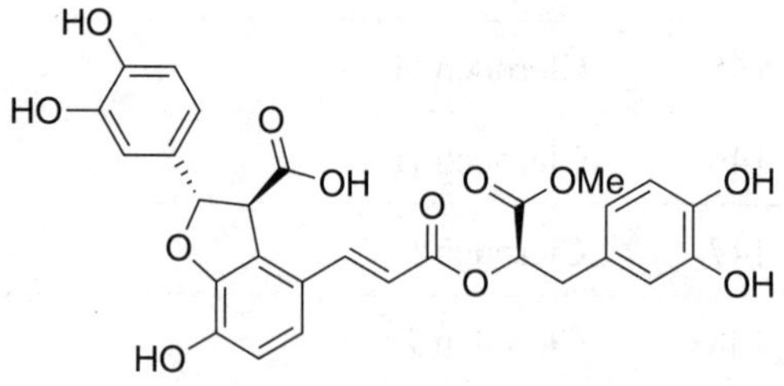

(113)Methyl lithospermate

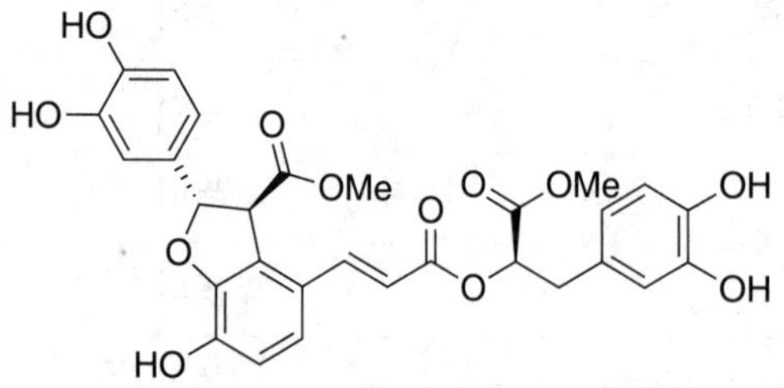

(114)Dimethyl lithospermate

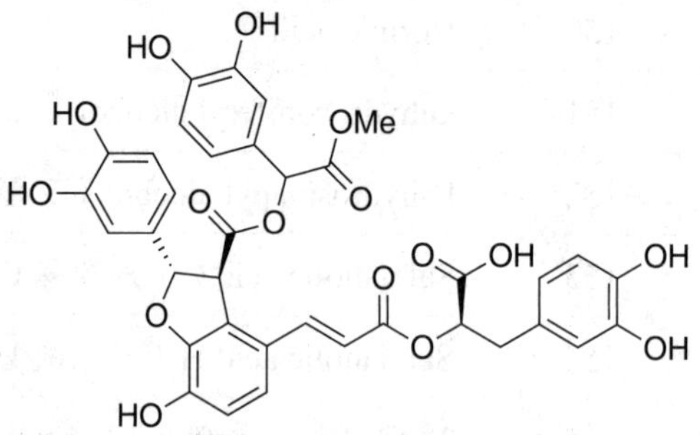

(115)Methyl lithospermate B

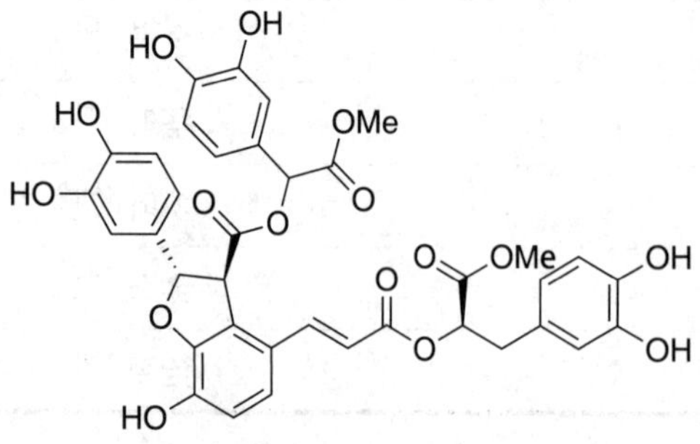

(116)Dimethyl lithospermate B

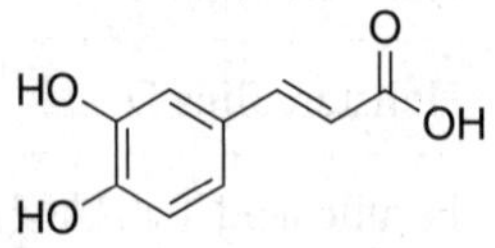

(117)Caffeic acid

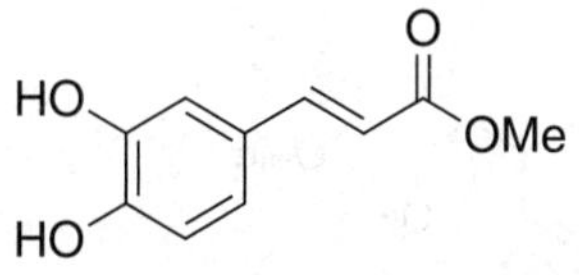

(118)Methyl Caffeate

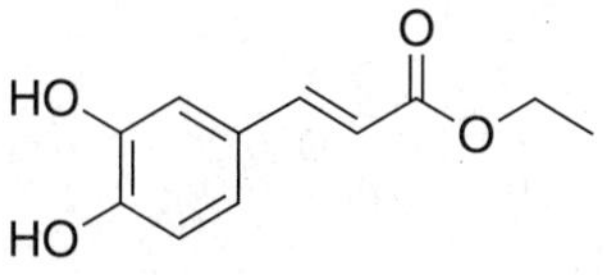

(119)Ethyl Caffeate

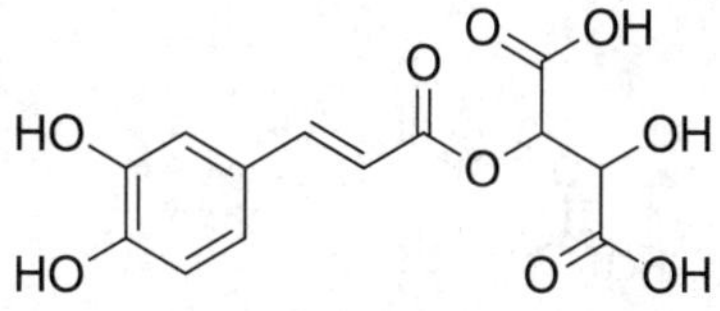

(120)Caffeoyl tartrate

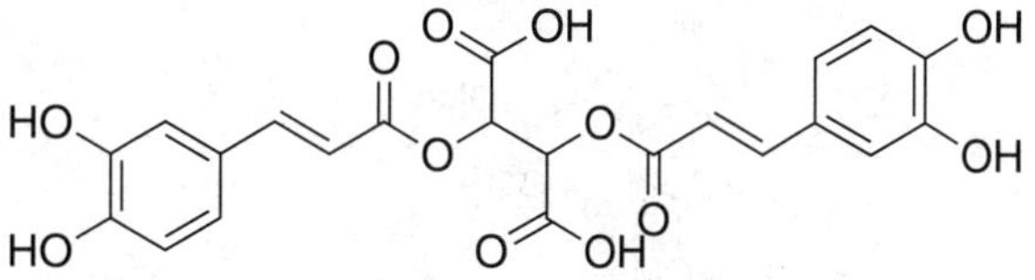

(121)Dicaffeoyl tartrate

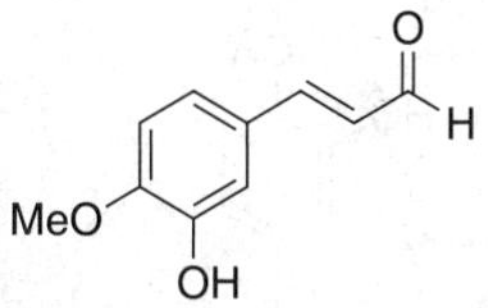

(122)(E)-Isoferuladehyde

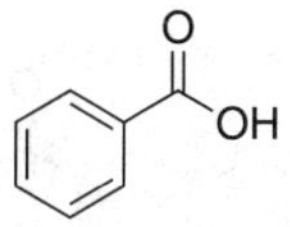

(123)Benzoic acid

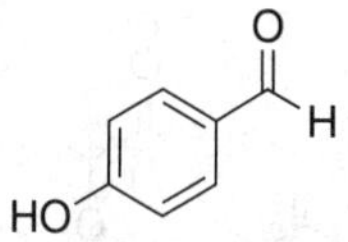

(124)4-Hydroxybenz aldehyde

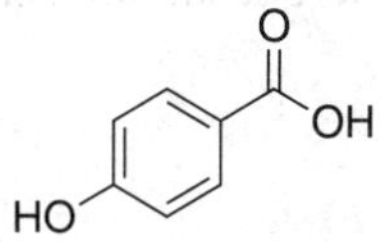

(125)4-Hydroxybenzoic acid

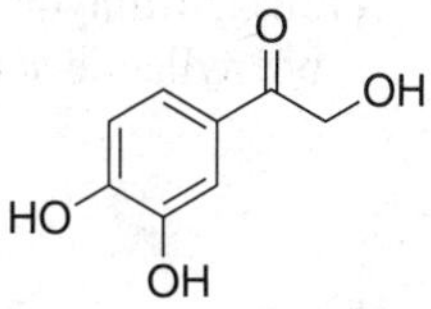

(126)1-(3,4-Dihydroxyphenyl)-2-Hydroxyethanone

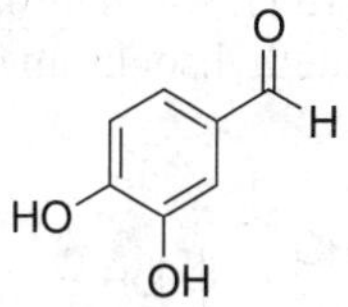

(127)Protocatechuic aldehyde

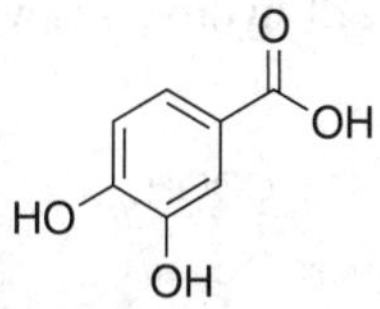

(128)Protocatechuic acid

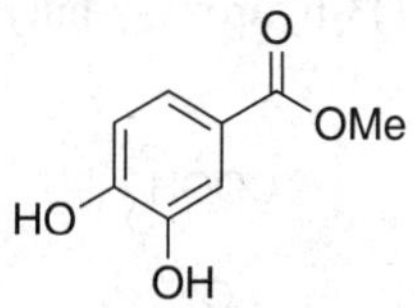

(129)Protocatechuic acid methyl ester

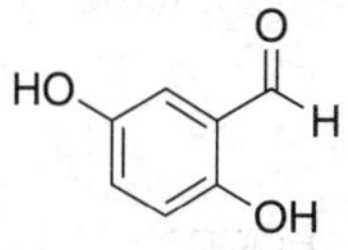

(130)2, 5-Hydroxy-benzaldehyde

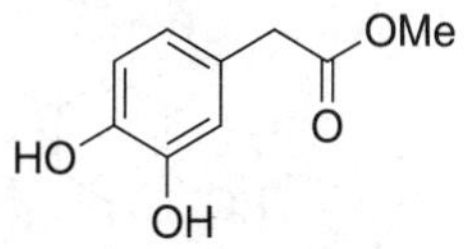

(131)3, 4-dihydroxy benzoethylic acid methyl ester

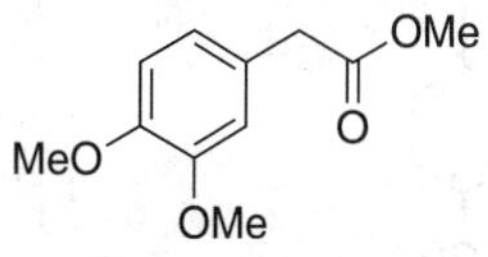

(132)3, 4-methoxy benzoethylic methyl ester

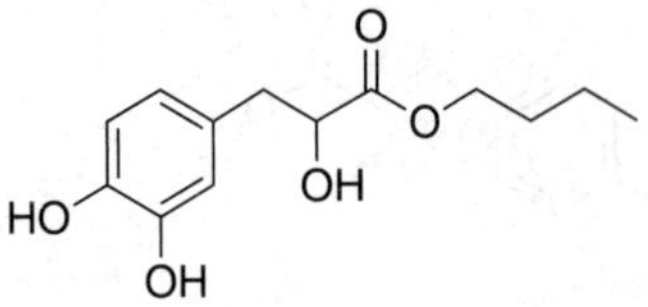

(133)n-butyl 3, 4, α-trihydroxy-phenyl-lactate

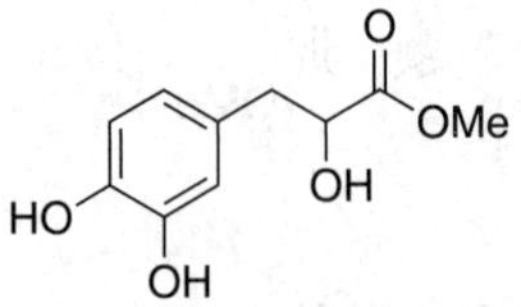

(134)Methyl 3, 4-dihydroxy-phenyllactic acid

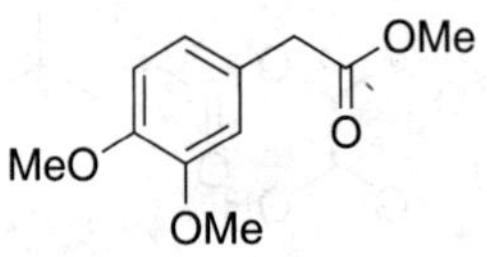

(135)3,4,-dimethoxy benzoethylic acid methyl ester

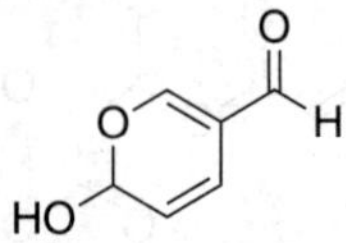

(136)6-hydroxy-2H-pyran-3-carb-aldehyde

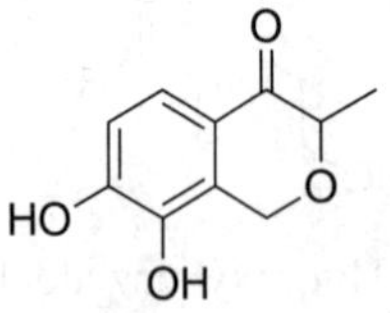

(137)7,8-dihydroxy-3-methylisochromanone

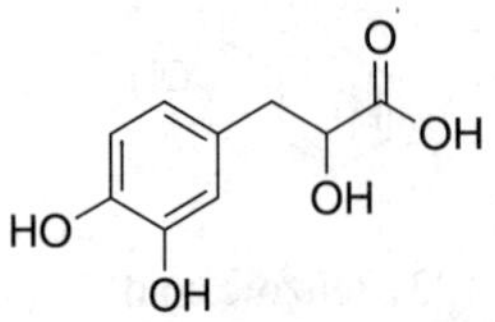

(138)3, 4-dihydroxy-phenyllactic acid

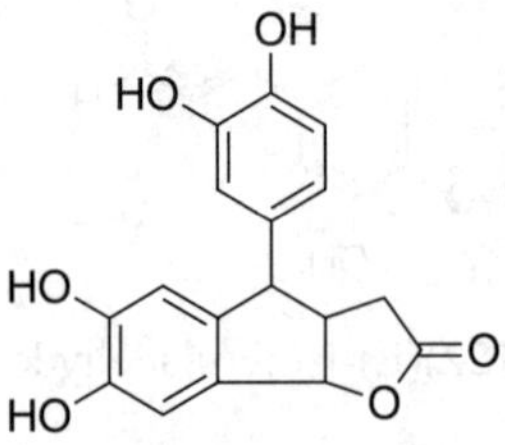

(139)Clerodendranthuslactone

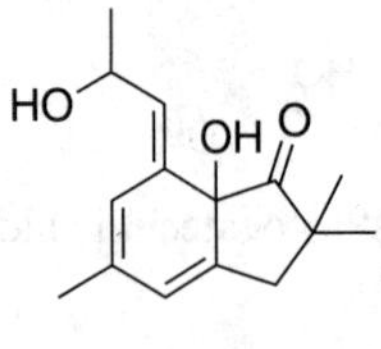

(140)Clerodendranthone

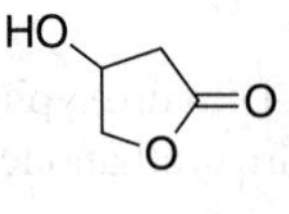

(141)3-hydroxy-γ-butyrolactone

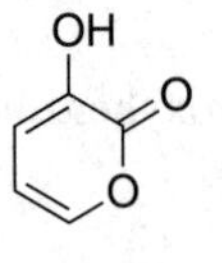

(142)3-hydroxy-2-pyrone

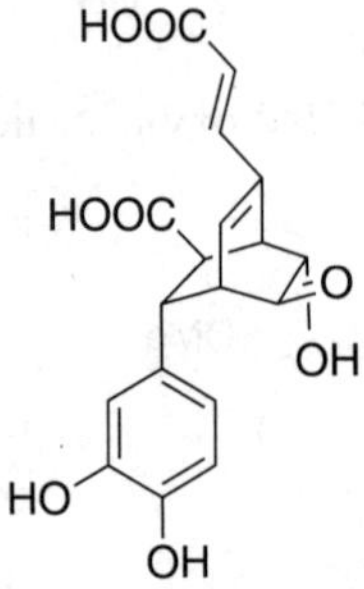

(143)Cleroden E

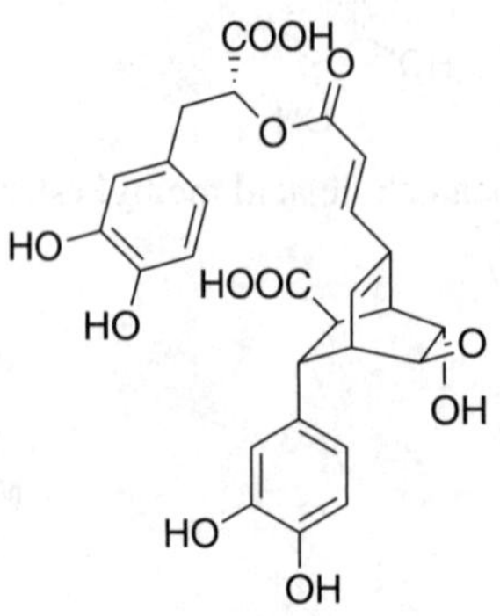

(144)Cleroden F

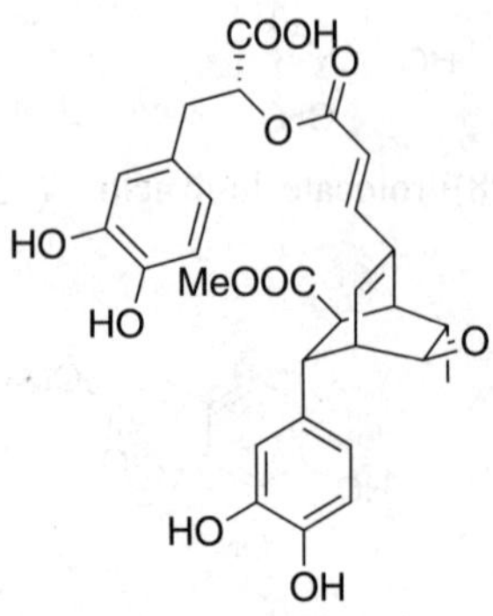

(145)Cleroden G

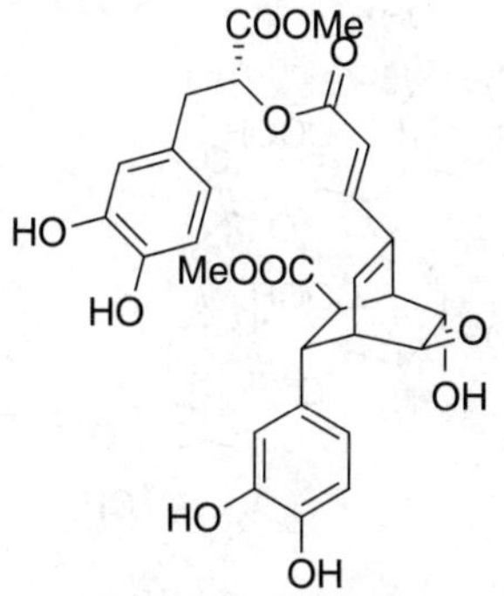

(146)Cleroden H

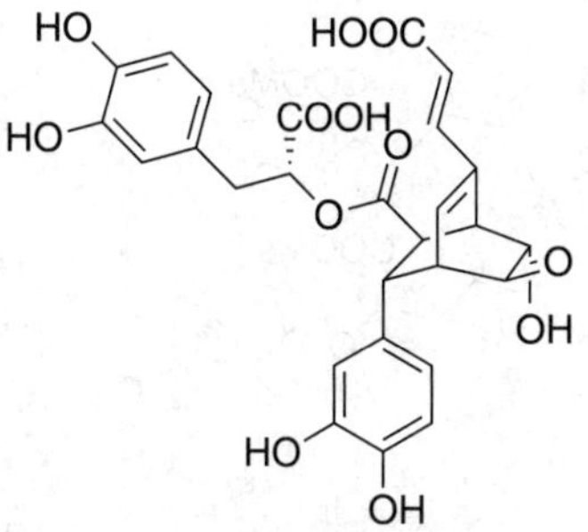

(147)Cleroden I

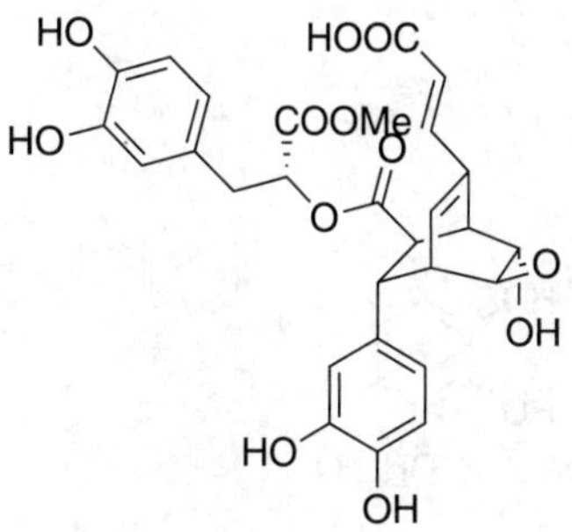

(148)Cleroden J

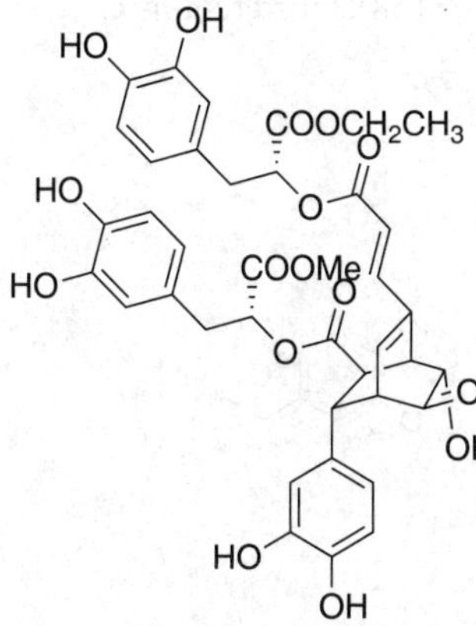

(149)Cleroden E(*)

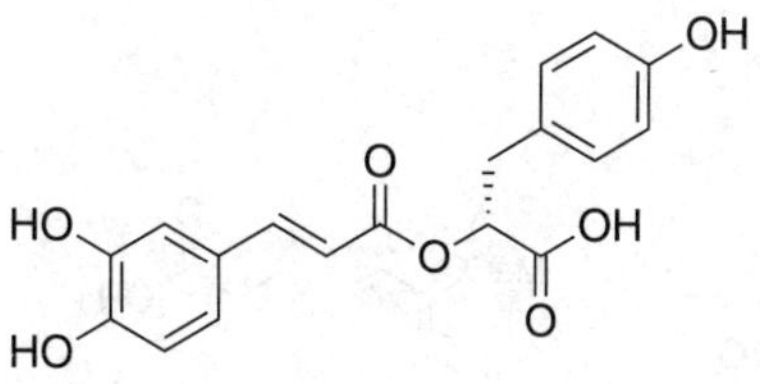

(150)Isorinic acid

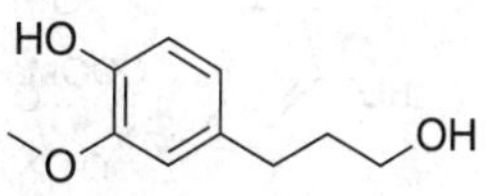

(151)Dihydroconiferyl alcohol

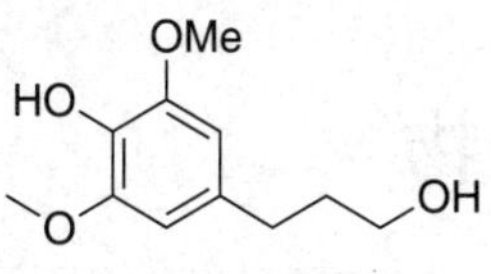

(152) Dihydrosinapyl alcohol

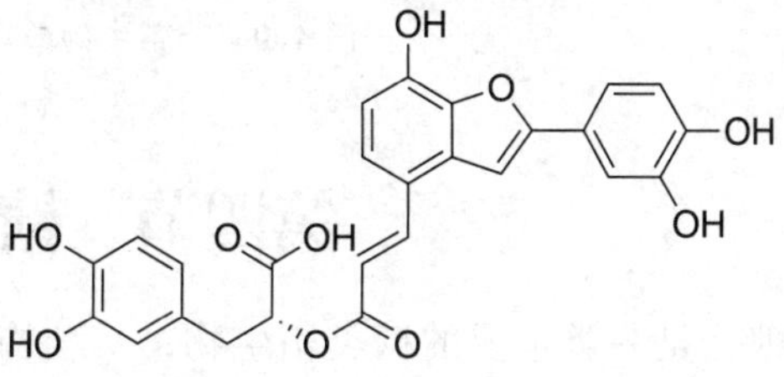

(153) Salvianolic acid C

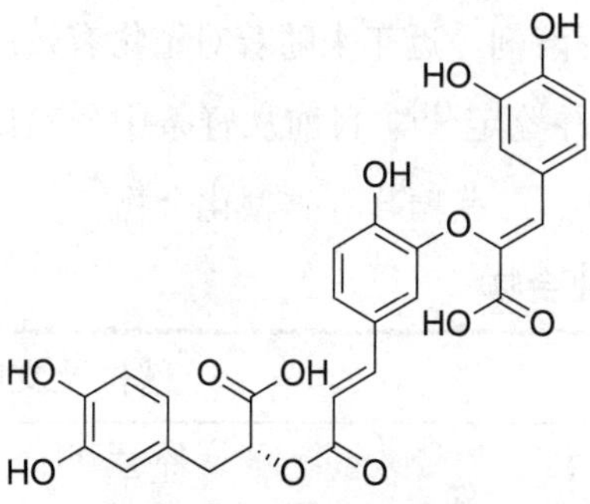

(154)Salvianolic acid H

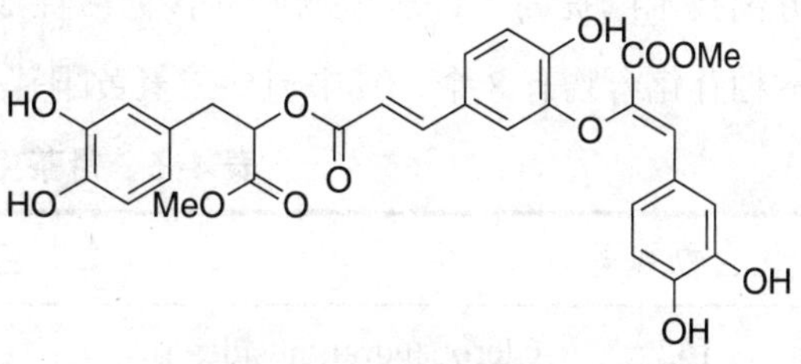

(155) 3'-O-(8″-Z-caffeoyl) rosmarinic acid methyl ester

(156)Baicalein   (157)Helisterculins B   (158)Helisterculins C

(159)Helisterculins D   (160) Ferulic acid   (161) Dihydroferulic acid

图 4-9 肾茶中的酚类、多酚类及其衍生物

第四节 糖苷类化合物

　　糖苷是一类重要的糖类衍生物，其结构是糖基通过氧、硫、氮、碳等原子与配基相连而成。天然来源的生物活性物质是新药发现的重要来源，糖苷类化合物广泛分布于植物中，大多无色无臭且溶于水、乙醇、乙酸乙酯及氯仿等溶剂。近年来随着对植物有效成分分离技术的提高，许多植物中的含糖活性成分被分离并鉴定[41]。目前从肾茶中分离出来的糖苷化合物有 8 个，其中包含二氢黄酮苷、三萜皂苷、二萜糖苷等类型化合物。

表 4-6　肾茶中的糖苷类化合物

化合物编号	名称	部位及文献
162	Clerodendranthusides B	全草[42]
163	Clerodendranthusides C	全草[42]

化合物编号	名称	部位及文献
164	Clerspide A	全草[43]
165	Clerspide B	全草[43]
166	Syringaresinol 4′ -O- β - glucopyranoside	全草[42]
167	Arjunglucoside I	全草[42]
168	Arjungenin-23,28-bis-O-glucopyranoside	全草[42]
169	Amarantholidol A glycoside	全草[42]

(162)Clerodendranthusides B   (163)Clerodendranthusides C   (164)Clerspide A

(165)Clerspide B   (166)Syringaresinol 4′-O-β- glucopyranoside

(167)Arjunglucoside I   (168)Arjungenin-23,28-bis-O-glucopyranoside

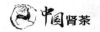

(169)Amarantholidol A glycoside

图 4-10　肾茶中的糖苷类化合物

第五节　木脂素类化合物

目前从肾茶水溶性部分分离得到 3 个木脂素类化合物。详见表和图。

表 4-7　肾茶中的木脂素化合物

化合物编号	名称	部位及文献
170	Syringaresinol	全草[44]
171	8-Hydroxypinoresinol	全草[42]
172	1-Hydroxypinoresinol	全草[42]

(170)Syringaresinol

(171)8-Hydroxypinoresinol

(172)1-Hydroxypinoresinol

图 4-11　肾茶中的木脂素化合物

第六节　色原烯类化合物

目前从肾茶水煎剂的氯仿可溶部分分离得到 3 个色原烯类化合物。详见表和图。

表 4-8　肾茶中的色原烯化合物

化合物编号	名称	部位及文献
173	Orthochromene A（色烯 A）	全草[10]
174	Methylripariochromene A（甲基里帕色烯）	全草[10]
175	Acetonvanillochromene（加大麻色烯）	全草[10]

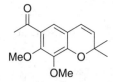

(173)Orthochromene A　　(174)Methylripariochromene A　　(175)Acetonvanillochromene

图 4-12　肾茶中的色原烯化合物

第七节　其他成分

文献报道还从肾茶中分离得到很多其他类型的化合物，如下表下图所示。除此之外还从肾茶得到一些常见的化合物蔗糖、葡萄糖、果糖、肌醇、胡萝卜苷、氨基酸、维生素等。

表 4-9　肾茶中的其他成分

化合物编号	名称	部位及文献
176	Esculetin（秦皮乙素）	全草[27]
177	β-Stiosterol（β-谷甾醇）	茎叶[45]
178	β-Sitosterol-β-D-glucoside（β-谷甾醇-β-D-葡萄糖苷）	全草[45]
179	N-trans-feruloytyramine（N-反式阿魏酰酪胺）	全草[30]
180	3-formoyl-4-hydroxy-2H-pyranaus	全草[35]
181	Vomifoliol	茎叶[6]

化合物编号	名称	部位及文献
182	Asperglaucide	全草[44]
183	Fragransin B	全草[44]
184	2,6,2′,6′-Tetramethoxy-4,4′-bis（2,3-epoxy-hydroxypropyl）biphenyl	全草[42]

(176) Esculetin

(177)β-Stiosterol

(178)β-Sitosterol-β-D-glucoside

(179)N-trans-feruloytyramine

(180)3-formoyl-4-hydroxy-2H-pyranaus

(181)Vomifoliol

(182)Asperglaucide

(183)Fragransin B

(184)2,6,2′,6′-Tetramethoxy-4,4′-bis(2,3-epoxy-hydroxypropyl)biphenyl

图 4–13　肾茶中的其他成分

第八节 挥发油成分

2008 年，M.Amzad.Hossain 团队用 GC-MS/MS 分析了肾茶中的茎叶和茎的挥发油成分[44]，共鉴定出 69 种化合物，分别占叶和茎挥发油总量的 97.6% 和 97.4%，其中 β-Caryophyllene（24.0% 和 35.1%），α-Humulene（14.2% 和 18.4%），β-Elemene（11.1% 和 8.5%），1-octen-3-ol（8.2% 和 7.0%），β-Bourbonene（3.4% 和 3.0%），β-Pinene（2.1% 和 1.7%），Caryophyllene oxide（1.6% 和 2.2%），Camphene（1.6% 和 1.3%）和 Limonene（1.2% 和 1.1%）是主要化合物。因此，单萜和倍半萜是油的主要部分。2015 年，刘海洋团队利用 GC-MS 结合化学计量方法分析肾茶挥发油的化学成分，定性分析出了 32 个成分，其中烃类 5 种、醇类 3 种、醛类 3 种、酸类 4 种、脂类 2 种。

表 4-10 肾茶中分离到的挥发油成分

化合物编号	名称	部位及文献
185	Hexanal（乙醛）	茎叶 [46]
186	Trans-2-hexanal	茎叶 [46]
187	cis-3-hexen-1-ol（叶醇）	茎叶 [46]
188	4-Heptenal（4- 庚醛）	茎叶 [46]
189	Heptenal（庚醛）	茎叶 [46]
190	Benzaldehyde（苯甲醛）	茎叶 [46]
191	α-pinene（α- 蒎烯）	茎叶 [46]
192	Camphene（莰烯）	茎叶 [46]
193	1-octen-3-ol（1- 辛烯 -3- 醇）	茎叶 [46]
194	β -pinene（β - 蒎烯）	茎叶 [46]
195	3-octanol（3- 辛醇）	茎叶 [46]
196	2-pentenyl furan（2- 戊烯基呋喃）	茎叶 [46]
197	2-amyl furan（2- 戊基呋喃）	茎叶 [46]
198	p-Cymene（对伞花烃）	茎叶 [46]
199	1,8-Cineol（1,8- 桉叶油）	茎叶 [46]

续表

化合物编号	名称	部位及文献
200	Limonene（柠檬油精）	茎叶[46]
201	Acetophenone（乙酰苯）	茎叶[46]
202	cis-2-Octenal（顺 -2- 辛烯醛）	茎叶[46]
203	Phenylacetaldehyde（苯乙醛）	茎叶[46]
204	trans,cis-Octa-3,5-dien-2-one	茎叶[46]
205	cis-Linalooloxide（顺 - 氧化芳樟醇）	茎叶[46]
206	trans,trans-Octa-3,5-dien-2-one	茎叶[46]
207	Linalool（芳樟醇）	茎叶[46]
208	trans-Linalooloxide（反 - 氧化芳樟醇）	茎叶[46]
209	Undecan	茎叶[46]
210	2,6,6-Trimethyl-2-cyclohexe-l,4-dione	茎叶[46]
211	Perillen（紫苏烯）	茎叶[46]
212	Camphor（樟脑）	茎叶[46]
213	δ-Terpineol（δ- 松油醇）	茎叶[46]
214	trans-2-（cis）-6-Nonadienale（2- 反，6- 顺壬二烯醛）	茎叶[46]
215	Menthone（薄荷酮）	茎叶[46]
216	Isomenthone（异薄荷酮）	茎叶[46]
217	Methylchavicol（甲基胡椒酚）	茎叶[46]
218	Borneol（龙脑）	茎叶[46]
219	Decanal（正癸醛）	茎叶[46]
220	Naphthalene（萘）	茎叶[46]
221	Dodecane（十二烷）	茎叶[46]
222	Citronellol（香茅醇）	茎叶[46]
223	β -Cyclocitral（β - 环柠檬醛）	茎叶[46]

化合物编号	名称	部位及文献
224	trans-Anethol（反 - 茴香脑）	茎叶[46]
225	Isobornyl acetate（乙酸异冰片酯）	茎叶[46]
226	Safranal（藏花醛）	茎叶[46]
227	1-Methylnaphthalene（1- 甲基萘）	茎叶[46]
228	Bornyl acetate（乙酸冰片酯）	茎叶[46]
229	Tridecan	茎叶[46]
230	2-Methylnaphthalene（2- 甲基萘）	茎叶[46]
231	trans,trans-Deca-2,4-dienal	茎叶[46]
232	γ -Elemene（γ - 榄香烯）	茎叶[46]
233	α -Cubebene（α - 荜澄茄烯）	茎叶[46]
234	Damascenone（大马酮）	茎叶[46]
235	α -Copaene（α - 王古烯）	茎叶[46]
236	β -Bourbonene（β - 波旁烯）	茎叶[46]
237	Eugenol（丁香酚）	茎叶[46]
238	β -Elemene（β - 榄香烯）	茎叶[46]
239	Methyleugenol（甲基丁子香酚）	茎叶[46]
240	cis-Caryophyllene（顺 - 石竹烯）	茎叶[46]
241	β -Caryophyllene（β - 石竹烯）	茎叶[46]
242	Geranylacetone（香叶基丙酮）	茎叶[46]
243	α -Humulene（α - 葎草烯）	茎叶[46]
244	β -Ionone（β - 紫罗兰酮）	茎叶[46]
245	Germacrene D（吉玛烯 D）	茎叶[46]
246	α -Muurolene	茎叶[46]
247	δ -Cadinene（δ - 杜松萜烯）	茎叶[46]
248	Germacrene B（吉玛烯 B）	茎叶[46]

化合物编号	名称	部位及文献
249	Dehydroionone（脱氢紫罗兰酮）	茎叶[46]
250	Caryophyllene oxide（氧化石竹烯）	茎叶[46]
251	Hexahydrofarnesylacetone	茎叶[46]
252	Ethylbenzene（乙苯）	全草[47]
253	1,3-xylene（邻甲基苄醇）	全草[47]
254	Styrene（苯乙烯）	全草[47]
255	1,2-xylene（1,2- 二甲苯）	全草[47]
256	2,5-dimethyl-3-acetylfuran （2,5- 二甲基 -3- 乙酰呋喃）	全草[47]
257	1-octanol（正辛醇）	全草[47]
258	Pantolactone（泛酸内酯）	全草[47]
259	Nonanal（壬醛）	全草[47]
260	3-Pyrroline（3- 吡咯啉）	全草[47]
261	Oxalic acid（草酸）	全草[47]
262	Benzyl cyanide（苄基氰）	全草[47]
263	2,4-dimethyl-2-pentanol （2,4- 二甲基 -2- 戊醇）	全草[47]
264	1-nonanol（1- 壬醇）	全草[47]
265	2-methylnaphthalene（2- 甲基萘）	全草[47]
266	Tridecane（十三烷）	全草[47]
267	1,2-dimethylnaphthalene（1,2- 二甲基萘）	全草[47]
268	2,6-dimethylnaphthalene（2,6- 二甲基萘）	全草[47]
269	1,3-dimethylnaphthalene（1,3- 二甲基萘）	全草[47]
270	1,6-dimethylnaphthalene（1,6- 二甲基萘）	全草[47]
271	Dihydroactindiolide（二氢猕猴桃内酯）	全草[47]

化合物编号	名称	部位及文献
272	Myristyltrimethylammonium bromide （肉豆蔻基三甲基溴化铵）	全草[47]
273	Pentadecaldehyde（正十五碳醛）	全草[47]
274	3,7,11,15-Tetramethyl-2-hexadecen-1-ol （叶绿醇）	全草[47]
275	Diisobutyl phthalate（邻苯二甲酸二异丁酯）	全草[47]
276	1-tridecene（1-十三烯）	全草[47]
277	2-butyloctanol（2-丁基辛醇）	全草[47]
278	Palmitic acid（棕榈酸）	全草[47]
279	Dibutyl phthalate（邻苯二甲酸二丁酯）	全草[47]
280	Cyclohexadiene-1,4-dione （环己二烯-1,4-二酮）	全草[47]
281	Undecanal（十一醛）	全草[47]
282	9-eicosyne（9-二十炔）	全草[47]
283	1,3-Benzenediamine（1,3-苯二胺）	茎叶[48]
284	trans-Geraniol（反式香叶醇）	茎叶[48]
285	Anethole（茴香脑）	茎叶[48]
286	Cinnamaldehyde（肉桂醛）	茎叶[48]
287	Bicyclogermacrene（双环菊酯）	茎叶[48]
288	Methyl eugenol（甲基丁香酚）	茎叶[48]
289	7-Tetradecane（7-十八碳四烯）	茎叶[48]
290	E-β-Damascenone（E-β-大马烯酮）	茎叶[48]
291	γ-Elemene（γ-榄香烯）	茎叶[48]
292	Aromadendrene	茎叶[48]
293	β-Bisabolene（β-异丁烯二烯）	茎叶[48]
294	cis-Z-α-Bisabolene epoxide	茎叶[48]

续表

化合物编号	名称	部位及文献
295	trans-Calamenene	茎叶 [48]
296	α-Calacorene	茎叶 [48]
297	Dimethyl-ionone	茎叶 [48]

参考文献

[1] 赵媛, 王旭斌, 郑宁. 天然萜类化合物抗肿瘤作用的研究进展 [J]. 世界最新医学信息文摘, 2019, 19（98）: 48–49.

[2] 陈惠琴, 张荣荣, 梅文莉, 等. 海南栽培肾茶中 1 个新的桉烷型倍半萜 [J]. 中国中药杂志, 2019, 44（1）: 95–99.

[3] 徐硕, 姜文清, 吴学军, 等. 中药中二萜类化学成分分析方法的研究进展 [J]. 西北药学杂志, 2020, 35（5）: 788–791.

[4] Toshiya Masuda, Kazuyo Masuda, Shizuno Shiragami, et al. Orthosiphol A and B, novel diterpenoid inhibitors of TPA (12-O-tetradecanoylphorbol-13-acetate)-induced inflammation, from *Orthosiphon stamineus*[J]. Tetrahedron, 1992, 48(33): 6786-6792.

[5] Yoshio Takeda, Takashi Matsumoto, Hiromitsu Teraoa, et al. Orthosiphol D and E, minor diterpenes from *Orthosiphon stamineus*[J]. Phytochemistry, 1993, 33(2): 411-415.

[6] Yasuhiro Takeda, Pavlos Stampoulis, Arjun H. Banskota, et al. Constituents of the Vietnamese Medicinal Plant *Orthosiphon stamineus*[J]. Chemical & Pharmaceutical Bulletin, 2000, 48(11): 1711-1719.

[7] Suresh Awale, Yasuhiro Tezuka, Arjun H. Banskota, et al. Nitric Oxide Inhibitory Isopimarane-type Diterpenes from *Orthosiphon stamineus* of Indonesia[J]. Journal of Natural Products, 2003, 66(2): 255-258.

[8] Suresh Awale, Yasuhiro Tezuka, Arjun H. Banskota, et al. Highly-Oxygenated Isopimarane-Type Diterpenes from *Orthosiphon stamineus* of Indonesia and Their Nitric Oxide Inhibitory Activity[J]. Chemical & Pharmaceutical Bulletin, 2003, 51(3): 268-275.

[9] Suresh Awale, Yasuhiro Tezuka, Arjun H. Banskota, et al. Four highly oxygenated isopomarane-type diterpens of *Orthosiphon stamineus*[J]. Planta Medica, 2002, 68(3): 286-288.

[10] Kazuyoshi Ohashi, Takako Bohgaki, Toshiyuki Matsubara, et al. Indonesian medicinal plants. XXIII[J]. Chemical & Pharmaceutical Bulletin, 2000, 48(3): 433-435.

[11] Mai Thanh Thi Nguyen, Suresh Awale, Yasuhiro Tezuka, et al. Staminane- and Isopimarane-Type Diterpenes from *Orthosiphon stamineus* of Taiwan and Their Nitric Oxide Inhibitory Activity[J]. Journal of Natural Products, 2004, 67(4): 654-658.

[12] Yong Luo, Xiaozhen Lia, Bin Xianga, et al. Cytotoxic and renoprotective diterpenoids from *Clerodendranthus spicatus*[J]. Fitoterpia, 2018, 125: 135-140.

[13] Hisashi Kato-Noguchi a, Naoko Hamadaa, Maho Morita b, et al. A novel allelopathic substance,

13-epi-orthosiphol N, in *Orthosiphon stamineus*[J]. Journal of Plant Physiology, 2013, 170(1): 1-5.

[14] Stampoulis P, Tezuka Y, Banskota AH, et al. Staminol actones A and B and norstaminol A: three highly oxygenated staminane-type diterpenes from *Orthosiphon stamineus*[J]. Organic Letters Lett, 1999, 1(9): 136-137.

[15] Suresh Awale, Yasuhiro Tezuka, Arjun H. Banskota, et al. Norstaminane- and isopimarane-type diterpenes of *Orthosiphon stamineus* from Okinawa[J]. Tetrahedron, 2002, 58(27): 5503-5512.

[16] Suresh Awale, Yasuhiro Tezuka, Arjun H. Banskota, et al. Five Novel Highly Oxygenated Diterpenes of *Orthosiphon stamineus* from Myanmar[J]. Journal of Natural Products, 2001, 64(5): 592-596.

[17] Suresh Awale, Yasuhiro Tezuka, Seikichi Shimoji, et al. Secoorthosiphols A–C: three highly oxygenated secoisopimarane-type diterpenes from *Orthosiphon stamineus*[J]. Tetrahedron Letters, 2002, 43(8): 1473-1475.

[18] Suresh Awale, Yasuhiro Tezuka, Mitsuo Kobayashi, et al. Neoorthosiphonone A; a nitric oxide (NO) inhibitory diterpene with new carbon skeleton from *Orthosiphon stamineus*[J]. Tetrahedron Letters, 2004, 45(7): 1359-1362.

[19] Shucai Guan, Guangyan Fan. Diterpenoids from Aerial Parts of *Clerodendranthus spicatus* and Their Cytotoxic Activity[J]. Helvetica Chimica Acta, 2014, 97(12): 1708-1713.

[20] Mohammad Amzad Hossain, Zhari Ismail. A New Lupene-Type Triterpene from the Leaves of *Orthosiphon stamineus*[J]. Indian Journal of Chemistry, 2005, 44B: 436-437.

[21] 谭俊杰, 谭昌恒, 陈伊蕾, 等. 肾茶化学成分的研究（英文）[J]. 天然产物研究与开发, 2009, 21（4）: 608–611.

[22] Mohammad. Amzad Hossain, Zhari Ismail. Isolation and characterization of triterpenes from the leaves of *Orthosiphon stamineus*[J]. Arabian. journal of Chemistry, 2013, 6(3): 295-298.

[23] 张晓萌, 王圆圆, 王洪晶. 中药材黄酮类化合物的研究进展[J]. 广东化工, 2020, 47（24）: 55–56.

[24] Inge M. Lyckander, K. E. Malterud. Lipophilic flavonoids from Orthosiphon spicatus prevent oxidative inactivation of 15-lipoxygenase[J]. Prostaglandins, Leukotrienes and Essential Fatty Acids, 1996, 54(4): 239-246.

[25] Dao-Cuong To, Duc-Thuan Hoang, Manh-Hung Tran, et al. PTP1B Inhibitory Flavonoids From *Orthosiphon stamineus Benth*. and Their Growth Inhibition on Human Breast Cancer Cells[J]. Natural Product Communications, 2020, 15(1): 1-9.

[26] Wahono Sumaryono, Peter Proksch, Victor Wray, et al. Qualitative and Quantitative Analysis of the Phenolic Constituents from *Orthosiphon aristatus*[J]. Planta Medica, 1991, 57(2): 176-180.

[27] 赵爱华, 赵勤实, 李蓉涛, 等. 肾茶的化学成分[J]. 云南植物研究, 2004, 26（5）: 563–568.

[28] Nancy Dewi Yuliana, Alfi Khatib, Anne Maria Regina Link-Struensee, et al. Adenosine A1 Receptor Binding Activity of Methoxy Flavonoids from *Orthosiphon stamineus*[J]. Planta Medica, 2009, 75(2): 132-136.

[29] M. Amzad Hossain and Zhari Ismail. New Prenylated Flavonoids of *Orthosiphon stamineus* Grown in Malaysia[J]. Asian Journal of Biotechnology, 2011, 3(2): 200-205.

[30] 张海莉. 海南栽培肾茶乙酸乙酯化学成分及生物活性研究[D]. 海口: 海南大学, 2019.

[31] Zheng Qingxia, Sun Zhaocui, Zhang Xiaopo, et al. Clerodendranoic Acid, a New Phenolic Acid from *Clerodendranthus spicatus*[J]. Molecules, 2012, 17(11): 13656-13661.

[32] 王敏, 梁敬钰, 陈雪英. 肾茶的水溶性成分（英文）[J]. 中国天然药物, 2007, 5（1）: 27–30.

[33] 陈伊蕾，谭昌恒，谭俊杰，等.肾茶的化学和药理研究进展 [J].天然产物研究与开发，2009，21：885–891.

[34] 樊飞飞，李晓波，邱明丰，等.傣药"雅糯妙"（肾茶）正丁醇部位的化学成分研究 [J].现代生物医学进展，2013，12（32）：6227–6230.

[35] 樊飞飞.肾茶抗炎活性的正丁醇部位的化学研究 [D].上海：上海交通大学，2013.

[36] Qing Li, Yingna He, Xiaowei Shi, et al. Clerodens E–J, antibacterial caffeic acid derivatives from the aerial part of *Clerodendranthus spicatus*[J]. Fitoterapia, 2016, 114: 110-114.

[37] 郑庆霞，马国需，孙照翠，等.猫须草中一个新的酚酸类化合物 [J].中国药学杂志，2016，51（5）：365–367.

[38] 孙照翠，郑庆霞，吴海峰，等.猫须草水溶性化学成分的研究 [J].中国药学杂志，2014，49（1）：22–25.

[39] 陈小芳，马国需，黄真，等.傣药肾茶中水水溶性酚酸类化学成分的研究 [J].中草药，2017，48（13）：2614–2618.

[40] Haichun Zhou, Liu Yang, Ruizhu Guo, et al. Phenolic acid derivatives with neuroprotective. effect from the aqueous extract of *Clerodendranthus spicatus*[J]. Journal of Asian Natural Products Research, 2017,19(10), 974-980.

[41] 周新燃，蔡津津，解瑞，等.碳糖苷类活性分子研究进展 [J].化学试剂，2020，42（8）：940–947.

[42] Yi-Lei Chen, Changheng Tan, Junjie Tan, et al. Two New Diterpenoid Glucosides from *Clerodendrathus spicatus*[J]. Helvetica Lvetica Chimica. Acta, 2009, 92(12): 2802-2807.

[43] Jian Zou, Yingdong Zhu, Weimin Zhao. Two new alkyl glycosides from *Clerodendranthus spicatus*[J]. Journal of Asian Natural Products Research, 2008, 10(7): 602-606.

[44] Weidi Chen, Yunli Zhao, Zhi Dai, et al. Bioassay-guided isolation of anti-inflammatory diterpenoids with highly oxygenated substituents from kidney tea (*Clerodendranthus spicatus*) [J]. Journal of Food Biochemistry, 2020, 44(12): e13511.

[45] 何涛.石椒草和肾的化学成分研究 [D].昆明：云南中医学院，2013.

[46]M. Amzad Hossaina, Zhari Ismail, Atiqur Rahmanc, et al. Chemical composition and anti-fungal properties of the essential oils and crude extracts of *Orthosiphon stamineus* Benth[J]. Industrial Crops and Products, 2008, 27(3): 328-334.

[47] 刘斌，李艳薇，刘国良，等.GC–MS 结合化学计量学方法用于肾茶挥发油的定性分析 [J].药物分析杂志，2015，35（10）：1815–1819.

[48]Nuramirah Azizan, Shahida Mohd Said, Zamirah Zainal Abidin, et al, Composition and Antibacterial Activity of the Essential Oils of *Orthosiphon stamineus* Benth and Ficus deltoidea Jack against Pathogenic Oral Bacteria[J]. Molecules, 2017, 22(12): 2135.

第五章　药理作用

肾茶在东南亚民间医学中的用途众多，被用于治疗类风湿性疾病、糖尿病、高血压、扁桃体炎、癫痫、月经紊乱、淋病、梅毒、结石、水肿、爆发热、流感、肝炎和黄疸。在欧洲和日本，肾茶还被作为保健茶使用[1]。可见肾茶可影响到的病理生理过程十分广泛。《中药大辞典》谓其"性甘淡，味苦、凉"，"能清热祛湿，排石利水"，可治急慢性肾炎、膀胱炎、尿路结石、风湿性关节炎。

对肾茶药理活性的现代研究中报道了其更多的药理活性，有抗炎、镇痛、解热、利尿、降尿酸、抗结石、抗氧化、肝脏保护、肾脏保护、降血糖、降血脂、降血压、抗菌、减肥、护肤、抗增殖、强心等[2-4]。

第一节　抗炎作用

炎症是一种宿主防御反应，是应对各种刺激和局部损伤最常见的生物反应，可由物理或化学创伤、入侵生物或抗原抗体反应触发，可诱导再生过程[5]。但过度的炎症反应和长期的慢性低度炎症都会对机体产生损害。在类风湿关节炎、IgA肾炎、前列腺炎等慢性疾病的发生和发展过程中炎症反应是引起机体损伤的重要病理变化。

在肾茶抗炎活性研究的早期，主要关注的是肾茶中的二萜类成分。在1992年，Toshiya Masuda等人利用佛波醇诱导的小鼠耳肿模型评价了肾茶二萜成分 Orthosiphol A 和 B 的抗炎活性，200μg 的 Orthosiphol A 和 B 丙酮溶液涂抹于耳内，30min 后相同部位涂抹佛波醇造模，6.5h 后处死小鼠取耳称重，结果表明 Orthosiphol A 和 B 分别降低小鼠耳朵肿胀程度 42% 和 50%，均具备减轻炎症反应的作用[6]。在后续的研究中，又有 53 种二萜类化合物被 Suresh Awale 等人从冲绳、缅甸、印度尼西亚和越南的肾茶中分离出来，并进行了体外抗炎活性的筛选。Suresh Awale 等人将 J774.1 细胞于 96 孔板中同时加入受试物

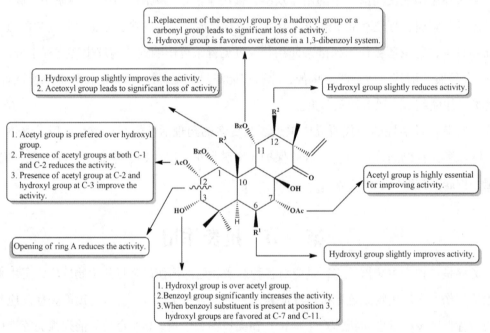

和 10μg/mL 的脂多糖（LPS）孵育 24h，通过 Griess 试剂（硝酸盐还原试验试剂）测定培养上清液中亚硝酸盐离子的累积量来测定一氧化氮（NO）的水平。巨噬细胞样 J774.1 细胞经过 LPS 诱导可产生 NO，是抗炎活性筛选的常用模型之一。该研究结果表明，其中有 15 种二萜类成分可以明显抑制 NO 的积累，具备较强抗炎活性[7]。其中的高氧异戊烷型二萜类化合物中，Orthosiphols A,B,D,X 和 siphonols A,B,C 和 siphonol E 抗炎活性较强，效果优于 L- 单甲基精氨酸[8-10]。通过结构 - 活性关系的比较，得出构效关系如下：2 号、7 号 C 的乙酰基和 11 号 C 上的苯甲酰基对异戊烷型二萜类化合物的较强活性起着重要作用。在 C-6 和 C-20 处存在一个羟基会增加活性，而在 C-12 位羟基会稍微降低活性[7]。

图 5-1　异戊烷型二萜类化合物对 NO 抑制的构效关系

Mun Fei Yam 等人认为肾茶的抗炎活性主要归功于其中的黄酮类成分[11]。实验中，肾茶的干燥叶片于索氏提取器中使用石油醚、氯仿和甲醇分别回流提取。氯仿中段为总黄酮成分，含有 2.86% 的橙黄酮、5.05% 的半齿泽兰素和 1.101% 的 3'- 羟基 -5,6,7,4'- 四甲氧基黄酮。卡拉胶大鼠足肿模型被用来评价肾茶总黄酮的抗炎活性。卡拉胶引起的足肿是一种普遍应用、可靠程度高的急性抗炎研究模型。卡拉胶可以介导多种炎症介质的释放。在初始阶段，局部细胞释放缓激肽、组胺和 5- 羟色胺。几个小时后，由缓激肽、白三烯和巨噬细胞产生的前列腺素共同介导前列腺素的释放[12]。大鼠右侧后爪上注射 0.1mL 的 1% 卡拉胶溶液，1h 后，灌胃肾茶总黄酮，实验结果发现 500mg/kg 和 1000mg/kg 剂量下肾茶总黄酮可以明显抑制由卡拉胶引起的水肿，效果与阳性对照药吲哚美辛无差异。该项目组在进一步的研究中发现，半齿泽兰素和橙黄酮可以剂量依赖性地抑制诱导型一氧化氮合酶（inducible nitric oxide synthase，iNOS）和环氧合酶-2（Cyclooxygenase-2，COX-2）的表达以及 NO、肿瘤坏死因子 α（Tumor necrosis factor-α，TNF-α）和前列腺素 E2（Prostaglandin E2，PGE2）的产生。这些细胞因子和炎症介质，是激活和维持炎症反应的关键因素，是抗炎药物开发的重要靶点。在脂多糖（lipopolysaccharide，LPS）诱导 J774.1 细胞产生 NO 的实验中，10μM 浓度的半齿泽兰素几乎完全抑制 NO 的产生，而 iNOS 蛋白的表达被抑制了 65% 左右，这表明半齿泽兰素除了对 iNOS 表达有抑制作用外，还可能作为一氧化氮合酶（nitric oxide synthase，NOS）抑制剂。在更详细的机制实验中，半齿泽兰素和橙黄酮还抑制了 iNOS mRNA 的表达和转录激活因子 1α（signal transducer and activator of transcription 1，STAT1α）的核转位，作用强度与地塞米松相当。STAT1α 与 iNOS 启动子结合后可以诱导 iNOS 表达，肾茶提取物和其中的主要成分发挥抗炎作用的机制是靶向地作用到信号转导与 STAT1α，抑制了炎症基因的表达[13]。Eva Arnold 等的研究表明，肾茶抗炎的成分还有酚类成分，靶点为胞质磷脂酶 A2α（cytosolic phospholipase A2α，PLA2α）。PLA2 在炎症反应中起着重要作用，可以诱导花生四烯酸的释放。作为前体，花生四烯酸经过环氧合酶 1 和 2（Cyclooxygenase-1 and Cyclooxygenase-2，COX-1 和 COX-2）和 5- 脂氧合酶（5-lipoxygenase，5-LOX）分别转化为炎性介质前列腺素和白三烯。在 PLA2 酶中，PLA2α 对花生四烯酸（arachidonic acid，AA）具有最高的特异性，被认为是花生四烯酸产生的关键限速酶[14]。肾茶叶子提取物抑制 PLA2α 酶活性的 IC_{50} 为（78.83 ± 15.55）μg/mL，含有酚类成分（50.2 ± 0.26）mg/kg[15]。

除了上述成分，迷迭香酸也被认为是肾茶主要抗炎活性成分之一。李丽等对迷迭香酸的抗炎活性进行了较为系统的研究，发现迷迭香酸能明显抑制二甲苯所致小鼠耳肿胀、醋酸引起的小鼠毛细血管通透性增高及大鼠棉球肉芽肿性炎症，还可以剂量依赖性地抑制 Freund's 完全佐剂介导的大鼠佐剂性关节炎足肿胀。另外，迷迭香酸能降低炎症模型动物血清中炎症相关细胞因子：TNF-α、白介素 -1β（Interleukin-1β，IL-1β）、C 反应蛋白（C-reactive protein，CRP）的含量[16]。二甲苯诱发小鼠耳壳水肿及醋酸致小鼠毛细血管通透性增加的模型中，主要是组胺、缓激肽和纤维蛋白溶解酶的释放引起局部毛细血管通透性增加，炎症细胞浸润，属于急性炎症。肉芽组织增生模型炎症病变部位以巨噬细胞和淋巴细胞浸润及小血管和结缔组织增生为特征，属于慢性炎症。大鼠佐剂性关节炎模型则包括了急性炎症损伤和迟发型超敏反应。迷迭香酸对上述多种类型的炎症具有明显的抑制作

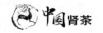

用，作用机制与降低血清炎性因子水平有关。

一、对肾炎的作用

肾炎是肾小球肾炎的简称，常见肾炎主要分为急性肾炎、慢性肾炎、急性间质性肾炎等，临床表现为水肿、蛋白尿、管型尿、高血压、贫血、氮质血症等。其中慢性肾炎是一种原发于肾小球的免疫介导的炎症相关性疾病，常呈缓慢进展，病程长，最终可发展为肾衰竭。《中药大辞典》中记载肾茶"性甘淡，味苦、凉"，"能清热祛湿，排石利水"，可以用于急慢性肾炎的治疗[17]。

刘旭航等利用阳离子化牛血清白蛋白（Cationized bovine serum albumin，C-BSA）复制 SD 大鼠肾炎模型，于大鼠的背后、腋下及腹股沟作多点皮下注入 2mg/mL 的 C-BSA 溶液，每次 1mL。1 周后，隔日尾静脉注射，初始注射 0.5mL，逐渐递增至 2.5mL。造模成功后，灌胃给药 6.3mg/（kg·d）的肾茶水提物或者醇提物。连续给药 4 周后，肾茶水提物和醇提物可以降低肾炎大鼠 24h 尿蛋白，血肌酐、尿素氮、总胆固醇、甘油三酯和低密度脂蛋白水平。病理形态学观察，可见到肾茶能抑制肾小球系膜基质和肾间质增生，减轻炎症细胞的浸润[18]。

方衡等人以注射 C-BSA 的方法成功建立大鼠肾小球肾炎模型，比较了肾茶水提物和乙醇提取物对大鼠代谢的影响。给药干预后，取血清以柱前衍生－气质联用技术检测血清中代谢产物的变化，运用质谱解析、偏最小二乘法判别分析（Partial least squares discrimination analysis，PLS-DA）等多元统计分析技术确定差异代谢产物。与空白组比较，模型组血清中花生四烯酸、肌酐、胆固醇、十六烷酸、赖氨酸、乳糖、甘氨酸、琥珀酸、单棕榈酸甘油、亚油酸、乙酸铵、甘油、乙二酸、环戊酮、丙氨酸、脯氨酸含量升高，缬氨酸含量降低。给予肾茶提取液后各项指标均有所回调，并且肾茶水提物对于肾炎的治疗效果优于醇提物。这些代谢差异物可以富集到脯氨酸、花生四烯酸、胆固醇、氨基酸代谢过程，说明肾茶对于肾小球肾炎有良好的保护作用，其治疗肾炎的作用机理与改善肾功能、调节脂肪酸代谢、促进氨基酸生成等多方面作用有关[19]。

由肾茶、小蓟、白茅根水提物浸膏和黄柏生粉组成的处方血尿安胶囊能降低牛血清白蛋白、四氯化碳、脂多糖联合诱导的慢性肾炎血尿模型大鼠尿隐血和尿蛋白浓度，血清肌酐、尿素氮以及肾脏组织中白介素 -1α（interleukin-1α，IL-1α）、巨噬细胞炎症蛋白（macrophage inflammatory protein-1α，MIP-1α）、白介素 -1β（interleukin-1β，IL-1β）、白介素 -6（interleukin-6，IL-6）、白介素 -10（interleukin-10，IL-10）、干扰素 -γ（Interferon-γ，

IFN-γ)、单核细胞趋化因子（monocyte chemoattractant protein-1，MCP-1）的含量，被认为对肾炎早期的防治更为有效[20]。

谢丽萍等通过一项病例数 63 人的临床研究发现，30g 肾茶加水煎 30min，取汁 100mL口服，早晚各 1 次，持续 12 周可明显改善慢性肾炎患者水肿、腰酸、乏力、尿量、食欲等症状和体征，总有效率为 84.1%。患者尿液中蛋白含量和红细胞数量明显减少，其中尿红细胞的改善优于阳性对照药盐酸贝那普利，并且未出现不良反应[21]。

谢琴将 88 例早期慢性肾炎患者随机分为 2 组，对照组进行降压、利尿、降脂、抗凝、控制感染、维持酸碱平衡和纠正水电解质紊乱等对症处理。观察组在对症处理的基础上，每天口服肾茶水煎液，剂量同上。经过 4 周治疗后，观察组患者控制 + 显效率为 72.7%，明显高于对照组的 43.2%。观察组患者肾小球内补体 4d（Complement 4d，C4d）沉积和血清肝细胞生长因子（hepatocyte growth factor，HGF）水平低于干预前，也低于对照组，因此提出肾茶辅助治疗慢性肾炎，可增进疗效，可能与其可抑制肾小球内 C4d 沉积、调节血清 HGF 水平有关[22]。

二、对前列腺炎的作用

前列腺炎是前列腺受到病原体感染或非感染因素刺激而产生的炎性反应[23]。多项研究证明肾茶可以用于细菌性和非细菌性前列腺炎的治疗。陈涛等采用向前列腺两侧注射大肠埃希菌悬液 0.1mL（1.0×10^8 cfu/mL）的方法建立了大鼠慢性细菌性前列腺炎模型，肾茶总黄酮给药干预 14 天可以明显降低血清和前列腺组织中 TNF-α、白介素 -8（interleukin-8，IL-8）浓度[24]。甘典辉等对大鼠行去势手术后，连续 30d 皮下给予苯甲酸雌二醇（0.25mg/kg），建立大鼠慢性非细菌性前列腺炎模型。给予肾茶总黄酮 30d，模型大鼠前列腺液中白细胞数和前列腺指数明显降低，卵磷脂小体密度提高，血清和前列腺组织中 TNF-α、PGE2 表达均被明显下调。张建军等观察了分清肾茶片（苦参 3.75g，肾茶 2.50g，土茯苓 3.75g，川牛膝 2.50g，丹参 2.50g，延胡索 2.50g）对角叉菜胶诱导的前列腺炎模型大鼠的影响。大鼠经过分清肾茶片提取物水溶液连续灌胃给药 7d，前列腺左右两叶各注入含 1% 角叉菜胶的生理盐水 0.1mL，次日再次给药后 1h 处死大鼠取材。经前列腺 HE 染色观察发现分清肾茶片可以降低腺体扩张程度，减少腺腔、间质内炎细胞浸润和纤维组织增生。分清肾茶片高、中剂量可以降低模型大鼠前列腺液中白细胞（white blood cell，WBC）数量，降低卵磷脂小体密度，下调前列腺组织中 TNF-α、PGE2 表达水平[25]。

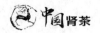

三、对关节炎的作用

急性痛风性关节炎是嘌呤代谢异常或尿酸排泄减少，单钠尿酸盐沉积于关节周围组织导致关节炎症的代谢性骨关节疾病，痛风急性发作期临床表现为其受累关节红肿、发热等。符静泉等向大鼠右后肢踝关节注射尿酸钠溶液建立急性痛风关节炎模型，考察了肾茶水提物对痛风性关节炎的干预作用。实验结果表明，肾茶水提物可以减轻关节肿胀程度，降低全血白细胞与淋巴细胞水平，升高血清 NO 的水平，降低踝关节组织 NO 水平，能显著改善大鼠关节炎症水平 [26]。

类风湿关节炎是一种自身免疫性疾病，是糜烂性滑膜炎、新生血管和滑膜细胞增生的结果，导致关节软骨和关节破坏。Yasser M.Tabana 等人分别建立了体外和在体的模型考察了肾茶 50% 乙醇提取物抗关节炎的作用。结果表明肾茶 50% 乙醇提取物显著抑制了 LPS 刺激的 U937 巨噬细胞中 TNF-α、IL-1、COX-1 和 COX-2 的产生，肾茶 50% 乙醇提取物减轻了卡拉胶诱导的大鼠后足水肿程度和大鼠肉芽肿大小，证明其具备良好的抗急性炎症和慢性炎症的作用。对于弗氏完全佐剂（Freund's complete adjuvant，FCA）诱导的大鼠关节炎模型，肾茶 50% 乙醇提取物降低了血清 TNF-α 和 IL-1 水平，显著改善关节完整性，促进胫骨 – 距骨从变性和骨质疏松性病变中恢复，对软骨和软组织表现出明显保护作用 [27]。

第二节　抗氧化应激作用

在某些病理情况下，体内自由基生成过多，同时抗氧化防御能力下降，氧化能力大大超过抗氧化能力而发生氧化应激。人的很多疾病与氧化应激相关，包括自身免疫病、癌症、各种辐射损伤、血管动脉粥样硬化、自然衰老等，当生物大分子被活性氧自由基攻击后就会诱导产生这些疾病 [28]。体外抗氧化检测体系简单，操作迅速，是抗氧化物质评价的重要方法。不同检测反应体系中所使用的自由基种类、自由基产生方法、自由基损伤的底物种类、损伤检测原理等各不相同。在肾茶抗氧化活性的研究中，多数使用的是体外抗氧化检测方法。

肾茶的各个提取部位均具有一定的抗氧化应激能力，肾茶水提物清除 1,1- 二苯基 -2- 三硝基苯肼（DPPH）自由基的 IC_{50} 为 9.6μg/mL，乙醇提取物为 21.4μg/mL[29]。在对更多提取部位的研究中，陈地灵等比较了肾茶石油醚、氯仿、乙酸乙酯和水提部位 4 个不同极性部位清除 DPPH 自由基、超氧阴离子和羟自由基的能力，Fe^{2+} 络合能力，体外抗活性氧能力以及对 $FeSO_4$ 和 H_2O_2 诱导小鼠肾脏损伤的影响。结果表明肾茶乙酸乙酯和水提部位具有显著体外抗活性氧（reactive oxygen species，ROS）能力，降低肾脏丙二醛（malondialdehyde，MDA）、升高谷胱甘肽过氧化酶（glutathione peroxidase，GSH-Px）水平、抑制肾脏线粒体肿胀的能力，且其作用效果均与剂量呈正相关[30]。Kamran Ashraf 等考察了肾茶叶子甲醇、丁醇、氯仿和乙酸乙酯提取部位 DPPH 自由基清除活性和 Fe^{2+} 络合能力，结果甲醇部位具有清除 DPPH 自由基活性和最好 Fe^{2+} 络合能力，在 100μg/mL 浓度与维生素相当[31]。蔡旋以抗氧化能力为指标优化肾茶根提取工艺，结果也发现 25% 甲醇，在 70℃，以 1∶7 料液比以超声提取 10min 所获得提取物还原能力较好，每克还原能力与 22.88mg 维生素相同[32]。

Malahubban M. 等比较了肾茶水、甲醇、乙醇和氯仿部位的 DPPH 自由基以及超氧阴离子清除活性，并对各部位成分做了初步分析。结果发现，肾茶甲醇和乙醇提取部位抗氧化活性最好，并指出肾茶甲醇和乙醇的抗氧化活性源于其中的酚类物质。酚类物质可以通过自由基清除活性、过渡金属螯合活性和（或）单线态氧淬灭能力发挥氧化还原活性[33]。肾茶甲醇提取物中主要成分为咖啡酸衍生物、迷迭香酸和亲脂黄酮，但是这些活性成分的溶解性较差，已经有学者尝试使用大豆磷脂将其制成纳米脂质体[34,35]。

肾茶经过甲醇水回流提取后，石油醚（Petroleum ether，PE）、二氯甲烷（dichloromethane，DCM）、乙酸乙酯（ethyl acetate，EA）和正丁醇（n-butanol，BuOH）分别对提取物进行萃取，各提取组分经过清除 DPPH 自由基、磷钼还原和脱氧核糖降解试验考察抗氧化性，二氯甲烷、乙酸乙酯和正丁醇部位抗氧化活性较好[36,37]。G.A.Akowuah 使用水、甲醇、50% 水甲醇、70% 丙酮和氯仿，对肾茶叶片粉末进行梯度提取，比较后确定丙酮部位抗氧化活性最佳[38]。Hassan Fahmi Ismail 的研究中，比较了肾茶和其他 3 种中药的 DPPH 自由基和 3- 乙基苯并噻唑啉 -6- 磺酸 [2,2'-Azinobis-（3-ethylbenzthiazoline-6-sulphonate），ABTS] 自由基清除活性，结果所有的中药都具备明确的抗氧化活性，但是其中肾茶的细胞毒性和胚胎毒性是最低的，说明肾茶开发潜力较好[39]。

肾茶抗氧化的活性成分主要是其中的多酚和黄酮类成分，肾茶多酚主要为迷迭香酸、咖啡酸、半齿泽兰素、熊果酸、甜橙黄酮和 5,6,7,4′- 四甲氧基黄酮衍生物等，清除 DPPH 自由基和羟基自由基的能力略强于抗坏血酸[40-42]。肾茶总黄酮对 DPPH 自由基的清除率 IC_{50} 为 13.45μg/mL，介于二丁基羟基甲苯（butylated hydroxytoluene，BHT）和水溶性维生素 E（6-hydroxy-2,5,7,8-tetramethylchroman-2-carboxylic acid，Trolox）之间；对

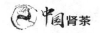

于 ABTS 自由基的清除率 IC_{50} 为 6.06μg/mL，高于 BHT 和 Trolox；铁离子还原的 IC_{50} 为 516mmol/L，具有较强的还原能力；金属螯合能力 8.35%，高于柠檬酸，低于 EDTA[43]。还有报道指出，肾茶多糖也具备一定的抗氧化活性，对 DPPH 和 OH 自由基的清除能力都是维生素 C 的 20% 左右[44]。

在肾茶根、茎、叶提取物的抗氧化能力比较研究中发现，肾茶叶的体外铁离子还原能力、超氧阴离子自由基清除能力、NO 自由基清除能力及羟基自由基清除能力均显著高于茎和根，抗氧化能力的强弱可能与酚含量的高低有关[45,42]。在一项肾茶中酚类成分积累与光照关系的研究中，M Farhan 指出在光照条件下肾茶叶片中酚类成分含量高于绿荫中，DPPH 清除活性更高[46]。

肾茶发酵物也具备抗氧化活性。Daniil N.Olennikov 等采用 DPPH 自由基清除法、ABTS 自由基阳离子清除法、超氧阴离子清除法、NO 清除法、H_2O_2 失活法、Fe^{2+} 螯合活性法和 β– 胡萝卜素漂白法对肾茶发酵叶子中黑色素的抗氧化活性进行了实验研究。黑色素对 DPPH 和 ABTS 自由基的清除活性很高，IC_{50} 为 7.91μg/mL 和 3.36μg/mL，超氧阴离子清除活性 IC_{50} 为 43.49μg/mL，NO 清除活性 IC_{50} 为 22.22μg/mL，H_2O_2 清除活性 IC_{50} 为 13.36μg/mL，Fe^{2+} 螯合活性 IC_{50} 为 11.41μg/mL，β– 胡萝卜素漂白 IC_{50} 为 12.81μg/mL[47]。

除了采用化学方法评价肾茶抗氧化性，蔡旋等人还利用过氧化氢诱导的仔猪上皮细胞氧化损伤模型，检测不同剂量的肾茶提取物对仔猪肠道上皮细胞 IPEC-J2 的活力、胞内自由基及紧密连接蛋白表达的影响。结果发现肾茶茎、叶 50% 乙醇提取物均可增加肠道上皮细胞活力，有效清除胞内自由基，并提高紧密连接蛋白 –1 及闭锁连接蛋白 –1（Zonula occludens–1，ZO–1）的 mRNA 转录，提示可以增强仔猪上皮紧密连接[48]。

第三节　抑菌作用

植物是抑菌活性物质的天然宝库，其产生的次生代谢产物超过 40 万种，种类繁多的植物次生代谢产物是开发植物源杀菌剂的物质基础。肾茶中含有多种具有抑菌作用的成分，常被用于多种细菌感染引起的疾病。张海莉等采用微量肉汤稀释法测定抗菌药物抑菌浓度，筛选了海南栽培肾茶乙酸乙酯部分粗提取物对 19 种细菌的抗菌活性，发现肾茶粗提取物对结核分枝杆菌、金黄色葡萄球菌 ATCC 29213、鲍曼不动杆菌 BAA 1605、鲍曼不动杆菌、绿脓杆菌 27853、绿脓杆菌有大于 100% 的抑制活性，但对金黄色葡萄球菌 ATCC 700699、粪链球菌 ATCC 29212、粪链球菌 ATCC 51299、屎肠球菌 ATCC 35667、屎肠球菌 ATCC 700221、鲍曼不动杆菌 BAA 747、肺炎克雷伯菌 13883、大肠杆菌 25922、白色念珠菌（酵母形态）、白念珠菌（菌丝形态）、金黄色葡萄球菌 ATCC 29213 无抑制作用[49]。徐福春等通过滤纸扩散法筛选了肾茶水浸液的抑菌作用，对产生抑菌效果的进一步测定其最小抑菌浓度。结果发现肾茶水提物对金黄色葡萄球菌、铜绿假单胞菌、白色念珠菌均有抑制作用，对金黄色葡萄球菌的抑制作用最强，最低抑菌浓度（minimal inhibitory concentration，MIC）分别为 0.08、0.10、0.10g/mL，而对黑曲霉菌、青霉菌、酿酒酵母菌无抑制作用[50]。在易富等人的实验中，肾茶水提取物对大肠埃希菌、肺炎克雷伯菌、不活跃大肠埃希菌、甲型副伤寒杆菌、赫尔曼埃希菌、铜绿假单胞菌、鲍曼不动杆菌及金黄色葡萄球菌均具有不同程度的抑菌作用，而对白色念珠菌、克柔念珠菌、葡萄牙念珠菌、光滑念珠菌、热带念珠菌及屎肠球菌无抑菌作用[51]。

Mohammed A.Alshawsh 等采用圆盘扩散法和最小抑制浓度法检测了肾茶水提物和乙醇提取物对金黄色葡萄球菌、链球菌、大肠杆菌和肺炎克雷伯菌 4 个细菌菌株的抗菌作用。结果发现肾茶水提物对金黄色葡萄球菌显示出最佳的抗菌活性，MIC 值为 1.56mg/mL，而最小杀菌浓度（minimal bactericidal concentration，MBC）为 3.13mg/mL；对链球菌只有中等活性，MIC 值为 3.13mg/mL，MBC 值为 6.25mg/mL[29]。Cin Kong 等人使用金黄色葡萄球菌感染的线虫模型筛选了 37 种天然提取物和 29 种合成化合物的抗金黄色葡萄球菌活性。肾茶提取物可以提高金黄色葡萄球菌感染的线虫的存活率 3.1 倍[52]。肾茶叶片甲醇、氯仿、乙酸乙酯和丁醇提取物经过检测对耐甲氧西林金黄色葡萄球菌有效，氯仿提取物具有最大的抑制作用，然后是甲醇、丁醇和乙酸乙酯提取物[31]。也有研究指出肾茶的甲醇部位的抑菌效果最好[33]。M.Amzad Hossain 等人将肾茶的茎和叶子经水蒸气蒸馏获得主要成分为单萜和倍半萜类的挥发油，使用圆盘扩散和最小抑制浓度测定肾茶甲醇、己烷、氯仿和乙酸乙酯部位的抑菌活性。肾茶挥发油和甲醇提取物对植物病原真菌灰霉病菌、茄子枯萎病菌、辣椒疫霉菌和西非疫霉菌的抑制作用为 49.3% ～ 70.3%，最低抑制浓度为 500 ～ 1000μg/mL[53]。肾茶对耐药细菌也有抑制作用。肾茶提取物对耐甲氧西林金黄色葡萄球菌（Methicillin-resistant Staphylococcus aureus，MRSA）的选择性高于金黄色葡萄球菌。虽然提取物一般不抑制金黄色葡萄球菌的生长，但 100mg/mL 肾茶提取物对 MRSA 有效，氯仿提取物具有最大的抑制作用（35%），然后是甲醇（26%）、丁醇（15%）和乙酸乙酯（8%）提取物[31]。

一种成功的抗生素必须能够杀死细菌，或者至少可以阻止它们继续繁殖，同时对人体的伤害要达到最低限度，因此它的攻击目标必须是人体细胞没有的分子靶标或机制。它们

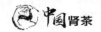

或者专门针对细菌的某种独特性，例如它们的细胞壁，要么针对细菌与哺乳动物完全不同的结构和机制，有选择性地加以消灭。Nuramirah Azizan 的研究发现肾茶挥发油的主要成分是倍半萜类，含量约为 44.6%，同时富含单萜和苯丙烷，包括 β- 石竹烯、双环菊酯、α-荜草烯、萘和甲基丁香酚。抑菌实验结果提示其对需氧菌，即粪肠球菌、变形链球菌、唾液链球菌都有中度的敏感性。然而，对厌氧革兰阴性菌、放线菌、牙龈卟啉单胞菌和核杆菌的敏感性略低 [54]。抑菌机制很可能与破坏细胞完整性有关，对细菌细胞膜的不可逆损伤，导致细胞内容物的丢失和泄漏，直接导致细菌的溶解，从而导致其死亡。

肾茶内生菌也具备一定的抑菌活性。植物内生菌群占据了一个独特的生物群落，全球估计可达 100 万种，是在天然产品研究中避免重复的一个很好的选择 [55]。从肾茶分离出的 72 种真菌中有 66 种表现出抑菌活性。真菌甲醇提取物比发酵液和挥发性抗菌化合物中的乙酸乙酯提取物具有更好的抗菌活性。加入肾茶提取物后，可增加抗菌活性 [56]。肾茶内生真菌乙醇提取物分离出的青霉素 elv609，对从糖尿病创面分离出的临床病原菌的 4 种细菌和 1 种酵母具有显著的抑制活性，最小抑制浓度为 6.25 ～ 12.5mg/mL [57]。Tong Woei Yenn 等研究了宿主提取物对其中内生真菌 Phomopsis sp. ED2 抗菌活性的影响，发现在真菌培养基中加入宿主提取物后，发酵液的乙酸乙酯提取物在圆盘扩散试验中表现出中等的抗杀菌活性。该提取物的最小抑菌浓度为 62.5μg/mL，仅对白色念珠菌具有抑菌活性，在 31.4h 观察到白色念珠菌的生长减少 50% [58]。

肾茶对细菌引起的尿路感染具有较好的疗效。刘晔等使用肾茶水煎液治疗尿路感染 38 例，治愈 28 例，显效 8 例，无效 2 例 [59]。王家菁对 46 例泌尿系感染患者进行临床观察，由肾茶、小蓟、白茅根、黄柏组方的血尿安胶囊治疗泌尿系感染的有效率为 93.3%，与左氧氟沙星组比较无显著差异。血尿安和左氧氟沙星联合用药组有效率 100% [60]。在血尿安胶囊的药效学研究中，王学等人采用大肠标准菌株制备大鼠膀胱逆行泌尿系统感染模型，经血尿安给药干预后，显著降低膀胱逆行泌尿系统感染模型大鼠肾脏、膀胱洗液的菌落计数，降低尿蛋白阳性率和血清尿素氮水平，降低大鼠肾脏组织的炎性病变程度。体外抑菌实验表明，血尿安胶囊对阴沟肠杆菌、大肠埃希菌、金黄色葡萄球菌的生长有一定抑制作用，对铜绿假单胞菌、变形杆菌有较强抑制作用 [61]。

肾茶治疗泌尿系感染的作用机制不仅与抗菌活性有关，还能抑制致病菌与病灶之间的黏附。尿路致病性大肠杆菌（uropathogenic Escherichia coli，UPEC）对宿主细胞的特异性识别和细菌黏附是人类泌尿生殖系统上皮组织感染的第一步。感染过程是由 UPEC 的多种细菌毒力因子介导的，包括黏附素、毒素、逃避宿主防御系统、特定的铁获取系统和高度专业化的蛋白质，以改善对宿主细胞的适应。因此，以 UPEC 黏附相关的毒性因子为靶点是预防复发性尿路感染的一种很有前途的方法。肾茶水提物和丙酮提取物显著降低了大肠杆菌 UTI89 与 T24 膀胱细胞的黏附。提取物显著降低了 fimH、fimC、fimD、csgA 和 focG 的基因表达，这些基因与细菌黏附素的形成密切相关。起到抗黏附作用的主要成分是多甲氧基黄酮，乙环羟基和甲氧基黄酮似乎是抗黏附活性关键活性基团[62]。对肾茶水提物处理的 UPEC 菌株 UTI89 进行转录组分析，通过 Illumina 测序和 QPCR 对这些数据进行交叉验证，结果表明其可以明显下调细菌黏附素和伴侣介导的蛋白质的折叠和毛状体组装过程；相反，鞭毛和运动相关基因被上调。肾茶水提物将细菌的固定生活方式转变为一种活动的生活方式，因此减少了细菌与宿主细胞的附着。此外，该提取物还抑制了多个铁获取系统（ENT、FEP、FeO、Fhu、CHU、SIT、YBT）的基因表达[63]。S.Sarshar 等人使用 NU14 或 CFT073 感染 BALB/c 小鼠建立感染模型，用肾茶水提物治疗 3d 和 5d，可减少膀胱和肾脏的细菌负荷，效果与诺氟沙星接近。在感染 UPEC NU14 之前对小鼠进行 4d 和 7d 的预处理，减少了细菌膀胱定植。肾茶提取物对菌株 NU14 和 UTI89 具有剂量依赖性的抗黏附活性，机制与降低 fimH 的基因表达、增加运动基因 fliC 表达有关[64]。

第四节　降尿酸作用

高尿酸血症是体内嘌呤代谢紊乱致血中尿酸水平异常升高，可诱发痛风、肾结石等疾病。随着病情的发展可引起痛风性急性关节炎反复发作、痛风性慢性关节炎和关节畸形，常累及肾脏表现为慢性间质性肾炎和尿酸肾结石形成，危害较大。黄嘌呤氧化酶是人体内核酸代谢中重要的酶，能催化黄嘌呤和次黄嘌呤氧化生成尿酸，尿酸浓度过高将导致高尿酸血症，可引起痛风发作。减少人体内过多尿酸方法之一是抑制黄嘌呤氧化酶活性，减少黄嘌呤向尿酸的转化。

肾茶能够抑制尿酸的生成，还能促进尿酸的排泄，对于多种由尿酸升高引起的动物模型均能发挥保护作用[65]。肾茶的水溶性成分和脂溶性成分对黄嘌呤氧化酶均表现出一定的抑制作用[66-68]。赵雪梅等人考察了肾茶的不同极性提取物对黄嘌呤氧化酶的效果，结果发现乙酸乙酯提取物的 IC_{50} 最小，为 0.881μg/mL，无水乙醇提取物次之，为 4.022μg/mL，石油醚提取物的 IC_{50} 为 19.042μg/mL，水提部位效果最差，IC_{50} 为 113.099μg/mL，指出肾茶乙酸乙酯提取物是抑制黄嘌呤氧化酶活性的有效部位[69]。黄幼霞等人预防性地连续给予肾茶粉末与茶叶共同水煎浓缩物 2000、4000、8000mg/kg，3d 后采用腹腔注射次黄嘌呤

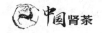

1000mg/kg 的方法建立高尿酸血症小鼠模型，45min 后取眼静脉丛取血测定尿酸水平，结果表明肾茶高、中剂量组小鼠尿酸水平明显降低[70]。陈珠等人采用微晶型尿酸钠分别诱导大鼠急性踝关节肿胀和急性痛风性关节炎模型，考察了肾茶水煎液对大鼠急性痛风性关节炎的作用。连续 10d 灌胃给药肾茶水煎液 6、3、1.5g/kg，用 1mL 灭菌注射针于受试大鼠右侧踝关节背侧从 45°方向插入胫骨肌腱内侧，将 0.2mL 尿酸钠溶液注入踝关节腔内进行造模。造模后 2、4、8、12、24、48、72h 使用缚线法测定踝关节肿胀度，结果证明肾茶水煎液可以抑制大鼠踝关节肿胀度，降低大鼠 IL-1β、IL-8、血清尿酸值水平及黄嘌呤氧化酶活性，认为肾茶水煎剂对大鼠急性踝关节肿胀和急性痛风性关节炎有很好的控制作用，可能与其抑制尿酸生成、利尿以促进尿酸排泄、抑制炎症细胞因子 IL-1β 及 IL-8 表达有关[71]。M.Arafat 等人利用大鼠模型考察了肾茶甲醇：水（1：1）提取物的利尿作用和降尿酸作用。在单剂量（2g/kg）给药的 8h 内，钠和钾的排泄显著增加，效果与利尿剂氢氯噻嗪接近。连续给药，则动物尿量显著增加。甲醇：水（1：1）提取物给药 6h，可以降低高尿酸血症大鼠血清尿酸水平[72]。

肾茶 50% 乙醇提取物具有良好的利尿和降尿酸的作用，与其中咖啡酸衍生物有关[73]。Wen-hao Xu 等人使用 50% 乙醇对肾茶进行提取，然后使用乙酸乙酯进行富集，获得了 8 种酚酸成分。研究了乙酸乙酯部位对氧酸钾诱导的小鼠高尿酸血症模型的干预作用，发现肾茶乙酸乙酯部位可降低高尿酸血症小鼠肝脏黄嘌呤氧化酶和腺苷脱氨酶活性，血清尿酸水平。尿酸排泄减少，也会引起体内尿酸含量升高。尿酸在肾脏中的排泄是在尿酸转运载体的协助下完成的，转运蛋白分为尿酸重吸收转运和尿酸排泄转运两类：尿酸盐阴离子转运体 1（urate anion transporter 1，URAT1）和葡萄糖转运蛋白 9（glucose transporter 9，GLUT9），主要参与尿酸在肾近曲小管的重吸收。有机阴离子转运体（organic anion transporter，OAT）可以协助尿酸从血液到肾小管细胞的吸收。乙酸乙酯部位还显著下调肾 mURAT1 和 mGLUT9 水平，上调肾 mOAT1 和 mOAT3 水平，有利于尿酸的排出。这些结果都表明肾茶乙酸乙酯部位具有明确的降尿酸效应[74]。孙影等人优化了肾茶中酚酸类成分的提取工艺，证实了肾茶醇提物、咖啡酸可以降低高尿酸血症模型小鼠血尿酸、血肌酐和尿素氮水平，减轻肾脏病理损伤程度，机制与抑制黄嘌呤氧化酶和腺苷脱氨酶活性有关[75]。蓝伦礼等人建立高尿酸血症和痛风性肾病两种动物模型，探讨肾茶对高尿酸血症和痛风性肾病肾脏的保护作用及分子机制。实验结果提示，肾茶醇提物能有效降低高尿酸血症小鼠血清尿酸、尿素氮、肌酐水平，上调小鼠肾脏尿酸转运蛋白有机阴离子家族成员 OAT1 mRNA 和蛋白的表达，下调肾损伤蛋白（neutrophil gelatinase-associated lipocalin，NGAL）、基质金属蛋白酶 –1（matrix metalloproteinase–1，MMP–1）的表达[76]。

罗晓东等人分别建立了奥曲西钾诱导的小鼠高尿酸血症模型、尿酸钠体外高尿酸血症细胞模型、尿酸钠急性痛风性关节炎模型和醋酸扭体模型，评价了肾茶不同部位对高尿酸血症、抗痛风性关节炎和体内镇痛的活性，评价了肾茶对痛风的影响，结果表明肾茶乙酸乙酯组分具有潜在的活性。随后对这一馏分的化学成分进行了解析，结果分离出了 32 种化合物，其中包括 20 种二萜类化合物（包括新的正萜 E 和 F）、2 种三萜类化合物、6 种黄酮类化合物、2 种木质素类化合物和 2 种酚酸衍生物。这些化合物经高尿酸血症细胞模型筛选发现，其 12 种化合物在 10μg/mL 时能促进尿酸的排泄，化合物 Orthosiphol N、Orthosiphol A、Orthosiphol B 和 α–Armyin 比降尿酸药物苯溴马隆具有更好的效果。此外，化合物 Orthosiphol A、Neoorthosiphol A、Orthosiphol D、Orthosiphonone A、Orthosiphol M、Neoorthosiphol B、Fragransin B、5,6,7,4′ –Tetramethoxyflavone 和 Ethyl Caffeate 对尿酸钠引起的关节肿胀具有显著的抗痛风性关节炎活性，而化合物 Orthosiphol A、Orthosiphol B、Orthosiphol D、Orthosiphonone A 和 5,6,7,4′ –Tetramethoxyflavone 对醋酸扭体疼痛有显著的抑制作用[77]。

Orthosiphol N   Orthosiphol A   Orthosiphol B

α-Armyin   Neoorthosiphol A   Orthosiphol D

Orthosiphonone A

Orthosiphol M

Neoorthosiphol B

Fragransin B

5, 6, 7, 4'-Tetramethoxyflavone

Ethyl Caffeate

图 5-2　肾茶中具有抗高尿酸血症、痛风及镇痛作用的化合物结构式

由肾茶、黄柏、络石藤、杜仲叶等多味药材组成的抗痛风颗粒能够减少小鼠的扭体次数，对醋酸引起的小鼠疼痛具有一定的镇痛作用；对二甲苯引起的小鼠耳肿胀和角叉菜胶引起的小鼠足肿胀也有一定的抑制作用，具有很好的抗炎作用；能够促进小鼠尿液的排泄，降低高尿酸血症小鼠的血清尿酸水平和尿液尿酸水平，并抑制小鼠肝脏黄嘌呤氧化酶活性[78]。郭思彤等人的研究发现，由肾茶、车前草、牛膝、苍术等组成的复方制剂驱风止痛散能降低酵母粉腺嘌呤混悬液诱导痛风性肾病模型大鼠的血清中血尿酸、血肌酐、尿素氮、丙二醛、IL-1β、IL-6、TNF-α、转化生长因子 -β1（transforming growth factor-β1,TGF-β1）的含量，下调肾脏组织中 NLRP3 炎症小体、半胱氨酸天冬氨酸酶 -1（Caspase-1）、IL-1β mRNA 的表达；改善肾小管扩张和间质纤维化，减少炎症细胞浸润。驱风止痛散还能改善踝关节腔内注射尿酸钠诱导的急性痛风性大鼠炎症指数、功能障碍指数及关节肿胀度；降低血清中白细胞、中性粒细胞、MDA、IL-1β、IL-6、TNF-α、TGF-β1 水平；升高血清中超氧化物歧化酶（Superoxide dismutase，SOD）水平；下调踝关节软组织中 NLRP3 炎症小体、Caspase-1、IL-1β mRNA 的表达；改善大鼠关节滑膜组织水肿脱落，炎症细胞浸润及毛细血管壁增生等病理变化。驱风止痛散对痛风性肾病大鼠肾功能损害及急性痛风性关节炎大鼠有保护作用，其机制与下调炎症因子，抑制氧化应激相关[79]。

第五节 抗肾衰竭的作用

慢性肾功能衰竭（chronic renal failure，CRF）是各种原发或继发肾脏疾病晚期的一种共同归宿，是一组进行性肾单位毁损从而使肾脏的排泄功能、内环境稳定功能和内分泌功能紊乱的临床综合征。其临床症状复杂，死亡率较高，透析和肾脏移植是治疗该病的重要手段，但受许多因素限制。

张少贵按照 200mg/kg 体重予以腺嘌呤灌胃复制大鼠慢性肾衰模型，观察肾茶对腺嘌呤致慢性肾功能衰竭模型大鼠的影响。2.5 ～ 5.0g/kg 的肾茶水提取液（肾茶治疗组）能明显改善慢性肾衰模型大鼠体重和一般状态，增加尿酸（uric acid，UA）排泄，降低血清尿素氮（blood urea nitrogen，BUN）、血肌酐（serum creatinine，Scr）水平，降低血清MDA、肾脏重量和肾脏指数，改善肾脏组织病理异常，还能抑制慢性肾衰大鼠肾小管上皮与间质细胞碱性成纤维细胞生长因子（basic fibroblast growth factor，bFGF）的表达、延缓肾间质纤维化的作用。其主要机制可能与增加尿酸排泄、提高肾小球滤过率、改善肾脏功能、抗氧化及抑制肾小管及间质成纤维细胞增生有关[80,81]。吕旸研究了相当于生药3、6、12g/kg 的肾茶水提物对慢性肾衰模型大鼠的影响，结果发现肾茶 6 ～ 12g/kg 对于腺嘌呤所致慢性肾衰大鼠模型具有降低其肾脏脏器系数、BUN、Scr，改善一般情况，保护肾功能，缓解肾脏病理损伤，减缓肾脏纤维化过程的作用，然而模型中的体重减轻没有改善。肾茶对于腺嘌呤所致慢性肾衰大鼠模型影响可能与提高慢性肾衰大鼠模型肾脏内HGF 及 B 淋巴细胞瘤 -2 基因（B-cell lymphoma-2，Bcl-2）表达水平从而抑制肾细胞凋亡及成纤维细胞增殖有关[82]。

高南南等人以含 0.75% 腺嘌呤饲料喂养大鼠 30d，复制慢性肾功能衰竭大鼠模型。高浓度腺嘌呤在黄嘌呤氧化酶的作用下转变成极难溶于水的 2,8- 二羟基腺嘌呤，沉积于肾小管，破坏细胞的结构和功能，影响肾脏的能量代谢，导致毒素蓄积及电解质、氨基酸代谢紊乱，最终引起肾功能衰竭。连续 30d 灌胃给药肾茶 10、4、1g/（kg·d），每隔7d 用代谢笼收集 24h 尿液并尾静脉采血，分离血清，测定血清和尿中 BUN，血红蛋白（hemoglobin，Hb）及内生肌酐清除率。结果发现肾茶水提液高、中剂量可有效地降低血清 BUN、肌酐（creatinine，cr）水平，并可改善贫血症状，增加内生 Cr 清除率及尿 Cr 的排泄。这种促进毒性代谢产物排出的作用与其增加肾小球滤过率和肾血流量有关[83]。张菊等人灌胃给予 200mg/（kg·d）腺嘌呤的方式致大鼠慢性肾衰模型，同时给予模型大鼠

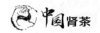

相当于生药 3、6、12、24g/kg 剂量的肾茶提取物，31d 后观察肾茶对腺嘌呤致大鼠慢性肾衰模型各项指标的影响。结果发现肾茶提取物在 24g/kg 剂量时使慢性肾衰模型大鼠的血尿素氮、肌酐、总胆固醇、高密度脂蛋白胆固醇、低密度脂蛋白胆固醇、血清胱抑素 C、肾脏系数等指标均有显著降低作用 [84]。

王立强使用 25% 腺嘌呤灌胃，每只 2mL 造模用药 18d 后，给予肾茶进行干预。30d 后，用代谢笼收集 24h 尿，测尿蛋白含量，并从眼底静脉丛取血，酶联免疫法测 24h 尿蛋白定量（urinary total protein，UTP）、BUN、Cr、UA、Hb、尿微量白蛋白（urinary microalbumin，UMA）及 TNF-α 含量。造模后，大鼠体重下降，怕冷聚集，活动减少，被毛粗糙无光，进食量和排便量减少，饮水和尿量增加，BUN、Cr、Hb、UMA、UTP、UA、TNF-α 含量增加。经过治疗后，肾茶高剂量组（1.6g 生药 /d）可降低 BUN、Cr、Hb、UMA、UTP、UA、TNF-α 水平，减轻双侧肾脏重量和肾脏系数，低剂量组仅改善了其中部分指标。给予肾茶，可使大鼠血 BUN、Cr 增值降低，减少蛋白尿，降低 TNF-α 水平，调节电解质、酸碱平衡，表明肾茶提取物增加肾小球滤过率和肾循环血量，对慢性肾脏衰竭早期的毒性代谢产物的排出有促进作用 [85]。

高敏等人向大鼠后肢一次性注射 50% 甘油 10mL/kg 复制急性大鼠肾功能衰竭模型，然后给药肾茶水提物 5g/kg 灌胃 5d。肾茶组大鼠血清白蛋白含量明显高于模型组，血肌酐水平低于模型组，据此认为其对大鼠肾功能衰竭模型有一定的阻碍作用 [86]。郭银雪等使用甘油制备大鼠急性肾衰模型后，提取肾小管上皮细胞，经过肾茶黄酮孵育 0、3、6、12、24、36h 后，Cell Counting Kit-8（CCK-8）法检测细胞增殖能力；流式细胞术检测细胞凋亡；酶联免疫法检测 SOD 活性、MDA 水平；蛋白免疫印迹检测细胞中半胱氨酸天冬氨酸蛋白酶 3、9（caspase-3、caspase-9），Bcl-2，Bcl-2 相关 X 蛋白（Bcl-2-associated X Protein，BAX），TGF-β1，Sma 和 Mad 相关蛋白 3（Sma-and Mad-related protein 3，Smad3）蛋白水平。实验结果表明肾茶黄酮能剂量依赖性地增加急性肾衰大鼠肾小管上皮细胞增殖率，抑制细胞凋亡，作用机制与调控 TGF-β1/Smad3 通路，影响凋亡相关蛋白表达有关。BAX 与 Bcl-2 都为 Bcl-2 家族成员，其中 BAX 作为促凋亡基因、Bcl-2 作为抗凋亡基因，二者相互作用影响细胞凋亡。TGF-β1/Smad3 通路中 TGF-β1 可以活化下游 Smad3 进而介导凋亡相关蛋白诱导细胞凋亡，在肾小管上皮细胞凋亡过程中起到重要作用。肾茶黄酮组 caspase-3、caspase-9、BAX、TGF-β1、Smad3 水平降低，Bcl-2 水平升高，可能通过抑制 TGF-β1 表达而抑制 Smad3 活化从而抑制凋亡蛋白表达、促进抗凋亡蛋白表达，实现抑制细胞凋亡的效果 [87]。

　　林威远使用 5/6 肾切除术复制了大鼠慢性肾衰模型，这是目前常用的慢性肾衰动物模型之一。肾大部切除后残余肾单位产生血液动力学改变，引起高滤过蛋白尿，最终会损害肾小球引起以肾硬化为主要特点的慢性肾衰竭。该模型符合肾小球高滤过致肾衰学说，接近临床实际，简便易行，稳定性、重复性好。造模 2 周后，按肾茶生药 2、4、8g/kg 给药至第 8 周，收集 24h 尿液和血清测定尿蛋白量、BUN 和 Scr、血清 MDA 和 SOD。结果发现肾茶能够降低大鼠 Scr 浓度，增加 Cr 清除率，延缓大鼠肾功能衰竭的进展，改善蛋白尿症状，治疗剂量约为 8g/kg。光镜和电镜检查发现，肾茶高剂量组系膜细胞及系膜基质增生程度和硬化程度较轻，基底膜较薄，足突结构基本正常，部分区域有轻度融合肾小管扩张和萎缩改善，炎症细胞浸润较少。肾小球系膜细胞的细胞外基质合成和降解的平衡对基质增生与否起关键作用。纤维连接蛋白（fibronectin，Fn）和胶原Ⅳ（collagen-Ⅳ，Col-Ⅳ）是细胞外基质的重要成分，在慢性肾衰过程中被 TGF-β 诱导在组织中大量积聚。免疫组化染色发现，肾茶减少了 Fn、TGF-β 及 Col-Ⅳ在肾小球细胞外的堆积，抑制系膜细胞增生[88]。

　　由发酵冬虫夏草菌粉、黄芪、肾茶、制大黄、水蛭、草豆蔻 6 味药物组成的虫草保肾颗粒对切除约 5/6 肾脏法建立的大鼠慢性肾衰模型具有一定的保护作用。给药 12 周，虫草保肾颗粒可以降低慢性肾衰大鼠血清 Scr、BUN、总胆固醇（CHOL）、甘油三酯（Triglyceride，TG）、低密度脂蛋白胆固醇（Low-Density Lipoprotein Cholesterol，LDL-C）、同型半胱氨酸和尿蛋白水平，肾小球硬化程度、间质纤维化程度、肾小管炎性细胞浸润程度均有减轻[89]。

第六节　抗肾纤维化作用

　　肾纤维化是所有慢性肾脏病进展到终末期肾脏病的最后共同通路。主要病理改变为正常肾单位丢失，大量成纤维细胞增生，肾小球系膜细胞异常增殖，肾小管间质纤维化和肾小球硬化，最终导致肾脏功能丧失。无论是原发性、继发性肾小球疾病或是肾血管及肾小管间质疾病，肾间质纤维化程度与肾功能减退的相关性，比肾小球硬化与肾功能减退的相关性更为密切。单侧输尿管梗阻（Unilateral ureteral obstruction，UUO）模型通过结扎单侧输尿管，引起肾脏尿液引流阻塞，肾实质受压，导致肾脏功能的改变和结构的损害，快速制作理想的肾脏细胞转分化和肾间质纤维化，较好地模拟临床上常见的输尿管梗阻导致的肾间质损伤。

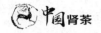

王丽敏等人通过结扎大鼠单侧输尿管，造成 UUO 大鼠肾间质纤维化实验模型，给予剂量为 8g/kg 的肾茶煎剂灌胃，造模后 3、7、14d 分别取血测定血尿素氮、血肌酐水平，摘取其左侧肾脏用免疫组化法检测 Fas 和 Fas L 蛋白。发现当发生肾纤维化时 Fas 和 Fas L 蛋白表达量明显增强，肾固有细胞凋亡大于细胞增殖。肾茶对 UUO 大鼠肾功能及肾纤维化的发展具有保护作用，机制之一与降低 Fas、Fas L 蛋白的表达水平，从而抑制肾小管细胞的凋亡有关[90,91]。

车丽双认为迷迭香酸是肾茶的主要药效成分之一，考察了其对 UUO 模型的影响。造模前一天开始给药迷迭香酸，剂量为 7.2mg/kg。各组动物于造模第 14d 处死，取肾脏进行 HE 染色、Masson 染色、免疫组化染色，观察肾组织病理学改变以及 TGF-β1、结缔组织生长因子（connective tissue growth factor，CTGF）、碱性成纤维细胞生长因子（bFGF）表达情况。结果 UUO 模型组肾间质纤维化发生较迅速，其机制可能主要是输尿管梗阻引起肾素 – 血管紧张素 – 醛固酮系统的激活，导致单核 / 巨噬细胞浸润，分泌包括 TGF-β1 在内的多种炎症介质。迷迭香酸组大鼠肾间质宽度增加，炎症细胞浸润减轻，肾间质胶原纤维增生明显减少，TGF-β1、CTGF、bFGF 表达被下调，表明迷迭香酸抑制成纤维细胞、肾小管上皮细胞的增殖，达到减轻肾纤维化的作用[89]。

肾小球系膜细胞约占肾小球固有细胞数的 1/3，在肾小球生理功能和病理反应中均起着重要作用，在正常生理情况下保持极低的增殖活性。肾小球系膜细胞异常增殖是多种肾小球疾病病理学改变的基础，是使肾小球疾病发展至终末期肾病的中心环节之一。多种肾脏疾病如 IgA 肾病、膜增生性肾炎、狼疮肾炎、糖尿病肾病，系膜增生均是常见的病理特征。林艳用 SD 大鼠双肾分离肾小球系膜细胞，经过传代培养 3 代后，观察迷迭香酸对 LPS 诱导增殖的肾小球系膜细胞的影响。使用 ELISA 法测定迷迭香酸对肾小球系膜细胞凋亡相关基因 Bcl-2、Bax 蛋白表达，QRT-PCR 法测定凋亡相关基因 Bcl-2、Bax mRNA 表达情况。实验结果表明，迷迭香酸能够剂量依赖性地促进 LPS 增殖的大鼠肾小球系膜细胞的凋亡，达到减轻系膜细胞增殖的作用，其机制可能与减少抑凋亡基因 Bcl-2 蛋白表达，增加促凋亡基因 Bax 蛋白表达有关[92]。

李月婷分离肾小球系膜细胞，应用相差显微镜，透射电镜，免疫组织化学技术鉴定后，考察了肾茶煎剂和迷迭香酸对 LPS 诱导的系膜细胞增殖和分泌 IL-1β 蛋白水平。发现 50 ～ 250μg/mL 浓度范围内的肾茶煎剂能够抑制血清或脂多糖刺激的系膜细胞增殖及 LPS 诱导的 IL-1β 分泌，迷迭香酸在 5 ～ 25μg/mL 浓度范围能抑制系膜细胞增殖。作为主要有效成分，迷迭香酸在肾茶煎剂中的含量为 1.91%[93]。林志民等观察了肾茶乙酸乙酯、正丁醇提取物对 LPS 诱导大鼠肾小球系膜细胞增殖和 TGF-β1 释放的干预作用。实验采用含药血清进行给药，能更好地模拟药物在体内的过程，能较客观反映药效和机理。结果发现肾茶正丁醇提取物和乙酸乙酯提取物含药血清都能抑制肾小球系膜细胞的增殖和 TGF-β1 释放，正丁醇提取物含药血清药效更好。在系膜增殖的过程中，TGF-β1 通过自分泌和旁分泌作用直接促进系膜细胞增殖、肥大，增加细胞外基质中纤维连接蛋白、硫酸肝素糖蛋白和胶原的合成，致细胞基质的过度分泌、积聚，最终引起肾小球硬化。肾茶提取物含药血清抑制 TGF-β1 mRNA 表达，减轻肾小球系膜细胞增殖，减少系膜基质增多，延缓肾小球硬化的发生[94,95]。

第七节　抗药物肾毒性作用

肾毒性是最常见的肾脏问题之一，可由药物或者毒素引起。许多治疗药物，如氨基糖苷类抗生素、化疗药物以及有毒试剂重金属、四氯化碳等均会对肾脏产生不利影响，导致急性肾功能衰竭、慢性间质性肾炎和肾病综合征。当肾损害发生时，身体无法排出体内多余的尿液和废物，血液电解质（如钾和镁）都会升高。肾茶可以解除多种因素引起的肾毒性[96]。王丽敏等使用尾静脉注射阿霉素 5mg/kg 的方法建立了阿霉素肾病大鼠模型，造模后第 7d 开始使用肾茶进行干预，在第 6、20 和 41d 收集 24h 尿液，7、21 和 42d 静脉取血，淋巴细胞分离液分离出单个核细胞，用酶联免疫法测定外周血单个核细胞核因子κB（nuclear factor kappa-B，NF-κB）和血清 IL-8。结果阿霉素肾病组大鼠尿蛋白水平，NF-κB 活性和 IL-8 浓度在 21 ~ 42d 内持续升高，肾茶干预后，均有所下调。阿霉素肾病过程中，NF-κB 信号途径过度活化，下游 IL-8 与靶细胞上特异受体结合后可破坏肾小球基底膜电荷屏障，导致大量蛋白尿的产生。肾茶抑制了 NF-κB 信号途径，减少 IL-8 的产生而发挥治疗阿霉素肾病的作用[97]。

马兜铃酸肾病是指服用含有马兜铃酸成分的中药导致的肾小管间质疾病。马兜铃酸肾病的发病机制，目前尚未十分清楚，但与马兜铃酸及其代谢物对肾脏直接损伤有关，其靶细胞主要是近端肾小管上皮细胞，导致上皮细胞坏死、凋亡，对蛋白质重吸收功能下降，细胞外基质、纤连蛋白等增加和成纤维细胞活性增加；也可直接损伤肾血管内皮细胞，造成肾间质局部的缺血、缺氧、微循环障碍。柳丹萍通过连续 4 周灌胃 8mg/kg 马兜铃酸，复制 ICR 小鼠马兜铃酸肾病模型，给药熊果酸和肾茶进行干预。结果发现肾茶可减轻小鼠肾小管间质病变，抑制 CTGF 及 TGF-β1 表达，降低血清肌酐含量，抑制肾小管上皮 –

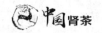

间充质转分化，减轻肾小管间质纤维化 [98,99]。

王丽敏等人观察了肾茶联合泼尼松对阿霉素肾病大鼠的保护作用。尾静脉单次注射阿霉素 5mg/kg，6d 后收集 24h 尿液，尿蛋白大于 30mg 纳入实验，灌胃肾茶或者肾茶和泼尼松。第 6、20、41d，检测大鼠尿蛋白含量和血清 NF-κB、IL-8 水平。发现联合治疗组 24h 尿蛋白量和 NF-κB、IL-8 水平明显低于模型组和肾茶组，对阿霉素肾病大鼠起保护作用 [94]。

第八节　降血糖作用

糖尿病（diabetes mellitus，DM）是一种影响全球人民的快速发展的代谢性疾病。DM 主要异化为 1 型和 2 型。1 型糖尿病是胰岛素依赖的，主要是由胰腺 β 细胞损伤引起的，导致胰岛素缺乏。2 型糖尿病是非胰岛素依赖型糖尿病，由胰岛素分泌不足或胰岛素抵抗引起。

Sriplang 等考察了肾茶水提取物对正常和链脲佐菌素诱导的糖尿病大鼠血糖浓度和血脂的影响。受试的肾茶水提物酚类和黄酮类化合物含量分别为（13.24±0.33）mg/g 和（1.73±0.14）μg/g。在口服葡萄糖耐量试验中，提取物在 0.2 ～ 1.0g/kg 范围剂量依赖性的方式显著降低了正常大鼠和糖尿病大鼠的血糖浓度。1.0g/kg 的提取物降血糖活性与格列本脲（5mg/kg）的反应接近。口服 0.5g/kg 肾茶水提物 7d 可显著降低糖尿病大鼠的血糖浓度，14d 血浆甘油三酯浓度降低，高密度脂蛋白增加。原位胰腺灌注实验中，肾茶提取物在 10mmol/L 浓度葡萄糖条件下，可以迅速增加大鼠胰腺胰岛素的分泌，可有效缓解糖尿病大鼠高血糖和改善血脂状况 [100]。

体外实验中，宋立群等观察了虫草益肾颗粒对高糖培养下肾小球系膜细胞的影响，探讨其在防治糖尿病肾病中的意义。发现细胞在高糖刺激下明显增殖，虫草益肾颗粒抑制增殖的作用呈时间与剂量依赖性关系，作用机制可能与促进自由基清除，抑制或阻断自由基引起的脂质过氧化反应，增强过氧化氢酶（catalase，CAT）活性，提高机体抗氧化能力有关，或者抑制高糖诱导的 p38 丝裂原活化蛋白激酶（p38 mitogen-activated protein kinase，p38MAPK）、p-p38MAPK 和 megsin 的表达，其作用机制可能与抑制 p38MAPK 信号活化及 megsin 表达有关 [101-103]。胰腺 α- 淀粉酶水解淀粉和肠道 α- 糖化酶摄取葡萄糖引起血糖水平突然升高，是导致 2 型糖尿病患者高血糖的关键因素。Elsnoussi Ali Hussin Mohamed 认为肾茶 50% 乙醇提取物和橙黄酮有效的 α 糖苷酶和 α 淀粉酶抑制活性是肾茶抗糖尿病的潜在机制。肾茶 50% 乙醇提取物和橙黄酮对抑制 α 糖苷酶的 IC_{50} 分别为 4.63、0.66mg/mL，而它们抑制 α 淀粉酶的 IC_{50} 值分别为 36.70mg/mL 和 1.13mg/mL，表明肾茶在非胰岛素依赖性糖尿病的治疗中具有潜在的应用价值[104]。

刘爽观察了虫草益肾颗粒含药血清对 30mmol/L 高糖环境下人肾小球系膜细胞的干预作用，使用 CCK-8 法观察了细胞增殖情况，使用 2',7'- 二氯荧光黄双乙酸盐（2',7'-Dichlorodihydrofluorescein diacetate，DCFH-DA）探针转染后用流式细胞仪测定细胞 ROS 水平，比色法检测各组细胞上清液中的 SOD、GSH-PX、CAT 活性和 MDA 含量，Real-time PCR 检测 p22 phox 和 p47 phox 的 mRNA 表达，Western Blot 测定 p22 phox 和 p47 phox 的蛋白表达。实验结果表明，虫草益肾颗粒低、中、高剂量组均对肾小球系膜细胞的增殖产生了抑制作用，降低了细胞内 ROS 的生成，作用机制与升高抗氧化酶 SOD、GSH-PX、CAT 活力，下调 p22 phox 和 p47 phox 蛋白的表达有关[105]。高血糖可引起胰腺 β 细胞的葡萄糖毒性，导致胰岛素分泌进一步受损，血糖控制恶化。因此，保持胰岛素分泌能力对于糖尿病的治疗至关重要。Hae-Jung Lee 等人观察了肾茶正己烷、正丁醇、水和乙酸乙酯提取物预处理后的 INS-1 细胞在葡萄糖浓度 5.6mM 和 16.7mM 的正常和高糖环境下胰岛素 mRNA 表达和胰岛素的分泌情况。结果发现肾茶粗提物、正己烷和乙酸乙酯提取物在正常和高糖环境下，增加了胰岛素 mRNA 的表达，但正丁醇和水提物对胰岛素 mRNA 的表达没有影响。连续 3d 的高糖培养可以使 INS-1 细胞产生胰岛素的过程完全抑制，肾茶正丁烷提取物在 50～200μM 范围内剂量依赖性地增加了胰岛素 mRNA 的表达和胰岛素的产生，增加磷酸化胞内磷脂酰肌醇激酶（p-phosphatidylinositol 3-kinase，p-PI3K）蛋白的表达和蛋白激酶 B（protein kinase B，PKB）蛋白的磷酸化水平，表明其可以对抗高糖毒性的作用机制与激活 PI3K 通路有关[106]。

刘广建采用链脲佐菌素（streptozocin，STZ）注射法制作糖尿病大鼠模型，经过肾茶（2.8g/kg）干预 8 周后，测定血糖、24h 尿蛋白排泄率、肾小球滤过率、肾组织脂质过氧化物和超氧化物歧化酶水平，免疫组化法观察肾皮质 TGF-β1、Col- Ⅳ、FN 的表达。实验结果发现，肾茶提取液降低糖尿病大鼠尿白蛋白排泄率，提高肾组织 SOD 活性，降低肾组织 MDA，改善肾小球高滤过状态，抑制肾皮质 TGF-β1、FN、Col- Ⅳ 表达和肾组织增生。其作用机制与改善氧化应激、抗炎及抑制系膜细胞增生有关[107,108]。

李光等使用 60mg/kg 剂量 STZ 腹腔注射的方法建立大鼠糖尿病模型，空腹血糖大于＞ 10.0mmol/L 者纳入实验，受试药组给予 0.15、0.20、0.25g/kg 的肾茶喷干水提物灌胃 21d，分别于 7、14、21d 测定空腹血糖，末次取血清测定血清中血清总胆固醇（Total

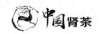

Cholesterol，TC）、TG 含量，谷丙转氨酶（Alanine aminotransferase，ALT）、天门冬氨酸氨基转移酶（Aspartate aminotransferase，AST）、碱性磷酸酶（alkaline phosphatase，ALP）活性。实验结果表明，肾茶水提物喷干粉能明显降低大鼠空腹血糖值，降低血清 TG、TC、ALT、AST、ALP 含量。体外实验证明肾茶水提物喷干粉在 50μg/mL 和 100μg/mL 浓度对 α- 糖苷酶活性抑制率为 90% 和 100%，提示肾茶水提物喷干粉的降糖、调节血脂活性的作用，可能与抑制 α- 糖苷酶活性、刺激胰岛素分泌有关[109]。

Elsnoussi Ali Hussin Mohamed 考察了肾茶不同部位的降血糖活性，依次使用石油醚、氯仿、甲醇和水对肾茶叶片进行提取。所获得提取物采用皮下糖耐量试验进行活性筛选，发现氯仿部位 1g/kg 显著降低了皮下负荷 150mg/kg 葡萄糖量下大鼠血糖水平。氯仿提取物经干式闪蒸柱色谱法分为 5 个组分，经皮下糖耐量试验再次筛选出活性部位 Cf2-B，灌胃给予 STZ 诱导的糖尿病模型大鼠，7h 内血糖并未下降，与二甲双胍表现出类似的功能，不具备降血糖活性，仅在正常血糖模型中显示出抗高血糖作用。推测 Cf2-B 对糖尿病动物模型的胰岛素分泌没有刺激作用，对其成分进行分析发现含有萜类化合物和黄酮类化合物[110]。后续研究中，Elsnoussi Ali Hussin Mohamed 等利用 STZ 诱导的大鼠糖尿病模型评价了肾茶生物活性成分 Cf2-B 抗糖尿病的活性和作用机制。发现 Cf2-B 每天 2 次，每次 1g/kg，持续 14d 可明显降低血糖水平，但是对胰岛素水平无明显影响。大鼠空肠葡萄糖吸收实验结果表明，Cf2-B 在 0.5 ～ 2mg/mL 范围内可以明显降低空肠的葡萄糖吸收，促进离体大鼠半隔膜对葡萄糖的摄取。由此认为，Cf2-B 的降血糖活性是通过胰腺以外的机制实现的，因为并未刺激胰岛素的释放[111]。但该研究中所选用的动物模型原理为 STZ 对胰岛的损毁作用，因此在胰岛素分泌结果判定方面可能存在假阴性。

但也有研究认为肾茶降血糖作用的发挥，与调节胰岛素信号通路有关。Phi Hung Nguyen 从肾茶中分离出 7 种二萜类化合物，所有分离物经 3T3-L1 脂肪细胞摄取效应实验筛选、蛋白酪氨酸磷酸酶 1B（Protein Tyrosine Phosphatase-1B，PTP1B）抑制实验和抑制模式的测定。大多数对蛋白酪氨酸磷酸酶 1B 有较强的抑制作用，IC_{50} 值从 0.33μM 到 9.84μM 不等。结果表明，肾茶中的二萜类化合物可通过混合竞争（Siphonol A）、非竞争性（Siphonol D 和 Orthosiphol G）、竞争性（Orthosiphol I）和无竞争性（Orthosiphol O）的抑制模式降低 PTP1B 活性。PTP1B 是负调控胰岛素信号转导的非跨膜 PTPs 家族的重要成员，被作为一个专门解决胰岛素抵抗的新靶点，因此，从天然植物中寻找 PTP1B 抑制剂，是 2 型糖尿病治疗的重要前景。肾茶二萜类化合物可抑制 PTP1B 活性，调控胰岛素信号通路发挥降血糖作用[112]。

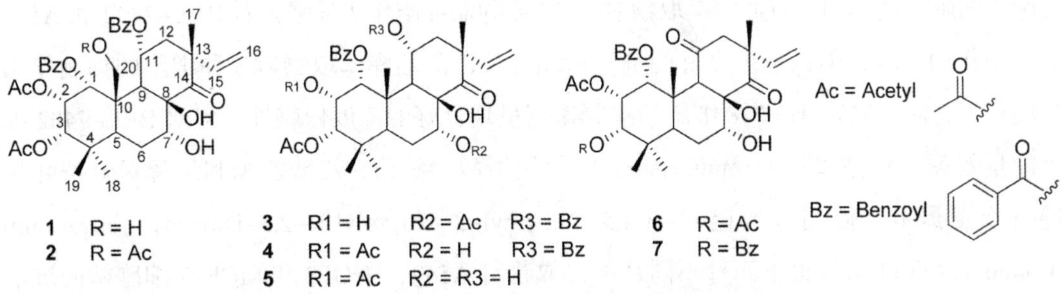

图 5-3 具有降血糖作用的肾茶二萜类化合物结构式

肾安胶囊由石椒草、肾茶、黄柏、白茅根、茯苓、白术、金银花、黄芪、泽泻、淡竹叶、灯心草、甘草组成，石晓欣等探讨了肾安胶囊和瑞舒伐他汀钙片联合应用对老年早期糖尿病肾病效果。联合用药组总有效率 92%，TC、TG 以及 LDL-C 水平显著低于对照组，高密度脂蛋白胆固醇（High-density lipoprotein cholesterol，HDL-C）显著高于对照组。提示肾安胶囊联合瑞舒伐他汀钙片能够显著提高临床疗效，降低血脂水平，改善肾功能指标[113]。

胰腺胰岛移植可纠正 1 型糖尿病糖代谢异常，但需要使用免疫抑制剂来降低移植患者的急性排斥率，长期应用会导致衰弱，因此需要寻找新的免疫抑制方案。Da-Yeon Jung 等人观察了用迷迭香酸和抗 CD154 单克隆抗体联合治疗胰岛移植小鼠是否能提高小鼠存活率。发现与仅接受迷迭香酸或 CD154 单克隆抗体治疗的动物相比，二者联合用药延长了同种异体移植小鼠的存活时间，均未减少细胞因子的表达和激活的 T 细胞数量。CD154 单克隆抗体组和联合治疗组 CD3+ T 细胞数量少于迷迭香酸组和对照组。联合用药组细胞凋亡率较低，胰岛素和胰高血糖素水平更高。经过 150d 以上的长期联合治疗后，同种异体移植体观察到更大的胰岛簇，并含有更多的胰岛素和胰高血糖素阳性细胞，表明迷迭香酸和 CD154 单克隆抗体在小鼠胰岛同种异体移植中具有协同作用[114]。

第九节 抗肿瘤作用

化疗可以被定义为使用化学物质来治疗癌症，防止癌细胞分裂、增殖和存活。化疗药物可分为天然产物和合成两大类。目前，超过 27% 的处方药为自然来源。这对于抗癌药物来说更重要，其中 80% 以上是植物衍生化合物。郑英换等将肾茶醇提物使用石油醚、乙酸乙酯、正丁醇和水萃取后，考察对人非小细胞肺癌细胞 A549、人回盲肠癌细胞 HCT-8、人肝癌细胞 BEL-7402 的生长抑制作用。肾茶正丁醇萃取物与萃取后的水层均

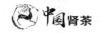

无肿瘤细胞抑制作用，石油醚萃取物对 HCT-8 肿瘤细胞作用最强，对 BEL-7402 和 A549 的抑制作用较弱，但都呈现良好的剂量依赖性。乙酸乙酯萃取物对 3 种细胞的抑制作用强度相当，对 A549、HCT-8 细胞的抑制作用呈现良好的浓度依赖性，但对 BEL-7402 细胞的量效关系较差[115]。Kamran Ashraf 等使用甲醇、氯仿、乙酸乙酯和丁醇对肾茶叶片进行冷浸提取，使用噻唑蓝 [3-（4,5-Dimethyl-2-Thiazolyl）-2,5-Diphenyl Tetrazolium Bromide，MTT] 法评价了四种不同肾茶提取物对 A549、HeGP2 和 MCF-7 细胞株的抗增殖作用，结果发现肾茶的乙酸乙酯提取物对 A549、HeGP2 和 MCF-7 癌细胞株具有较好的抗增殖作用，IC_{50} 分别为 81.92、61.47 和 65.28μg/mL[31]。

Norzilawati Pauzi 等人研究了肾茶水提物和 50% 醇提物对子宫平滑肌肉瘤（SK-UT-1）细胞增殖和凋亡活性的影响。子宫肌瘤又称子宫平滑肌瘤，是由大量细胞外基质中的平滑肌细胞组成的良性肿瘤。肾茶水提物处理 24h 后的 SK-UT-1 细胞在 G0/G1 处明显阻滞，在 48h 和 72h 后在 G0 和 G0/G1 处均明显阻滞，肾茶 50% 乙醇部位孵育 24h 表现出显著的 G0/G1 细胞周期阻滞，48h 引起 G0，G0/G1 和 G2/M 处的阻滞，72h 后 G0 期阻滞。进一步对周期蛋白影响的评估中，肾茶水提物增加了 p53 的表达，并以时间依赖性的方式降低 cyclinB1 蛋白的表达；肾茶 50% 醇提物降低 cyclinB1 蛋白的表达。AO/PI 双染结果表明，肾茶水提物和 50% 醇提物即使孵育 72h，细胞凋亡率也未超过 10%，二者对 Bax 表达没有影响，但是下调了抗凋亡基因 Bcl-2 的表达。肾茶 50% 醇提物时间依赖性地增加 IκBα 的强度。醇提物和水提物均抑制了 TGF-β1、血管内皮生长因子 A（vascular endothelial growth factor-A，VEGF-A）和增殖细胞核抗原（Proliferating Cell Nuclear Antigen，PCNA）mRNA 的水平，但是与未治疗组比较不具有显著性差异。综上，肾茶提取物通过参与 Bcl-2/Bax 信号通路抑制 SK-UT-1 细胞的增殖和诱导凋亡，参与 G0/G1 期细胞周期阻滞和抑制肿瘤生长相关基因，在 SK-UT-1 细胞中表现出潜在的抗纤维活性[116]。

龙贺明等人分离了肾茶总黄酮成分，使用体外实验和在体实验对肾茶总黄酮抗肾癌的活性进行研究。CCK-8 细胞活力测定结果表明，肾茶总黄酮剂量依赖性地抑制 ACHN、769-p、786-0、OS-RC-2 细胞的生长，并且在相同药物浓度下，对正常肾脏细胞的抑制作用弱于肿瘤细胞。肾茶总黄酮处理 48h，4 种肿瘤细胞发生大量的凋亡，增加 G1/G0 期细胞百分比，降低了 S 期细胞百分比，p21 mRNA 水平显著增加，而 CDK4、E2F1 和 Cyclin D1 则显著减少，Caspase-3,9 水平降低。在体实验中，肾茶总黄酮使荷瘤小鼠肿瘤体积减小，具有明确的抗肿瘤活性[117]。

底夏夏从肾茶中分离出 36 个化合物，考察了对卵巢癌细胞 SKOV3、前列腺癌细胞

PC-3、DU145 的细胞毒性，发现其中异海松烷型二萜类成分具有抗肿瘤活性。化合物 Orthosiphol E 对上述三种肿瘤细胞的 IC_{50} 分别为 21.9、21.5、28.7μM，Orthosiphol Q 对 DU145 和 PC-3 生长显示了弱的抑制活性，IC_{50} 分别为 22.3、29.6μM，Secoorthosiphol B 对 SCOV3 细胞也显示了弱的抑制活性，IC_{50} 为 28.1μM[118]。

　　Yong Luo 等人从肾茶的地上部分分离出 3 种新的和 11 种已知的二萜类化合物，考察了这些化合物对 HL-60、SMMC-7721、A-549、MCF-7 和 SW-480 细胞的细胞毒性作用。发现化合物 Spicatusene B、Spicatusene C、Orthosiphol R、Orthoarisin A、Orthosiphonone D 和 Orthosiphol N 对一个或多个癌细胞系具有活性[119]。

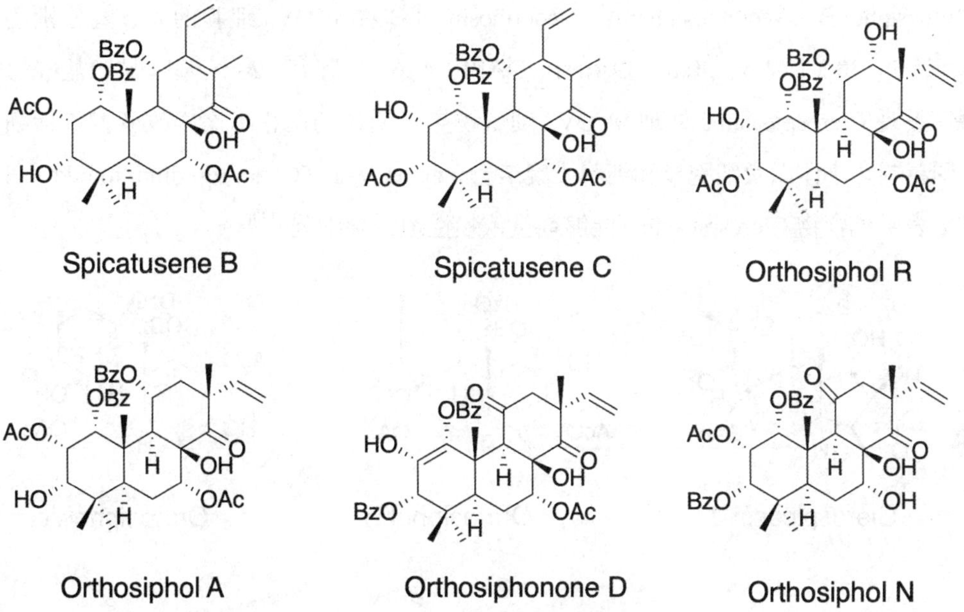

图 5-4　肾茶中部分具有抗肿瘤作用的化合物结构式

表 5-1　肾茶中化合物对人肿瘤细胞株的抑制活性（IC_{50},μM）

化合物序号	HL-60	A-549	SMMC-7721	MCF-7	SW-480
2	12.31	16.36	5.62	14.70	15.24
3	15.76	36.60	19.15	35.94	19.84
6	1.23	-	-	-	-
8	-	7.03	-	28.34	-
10	24.03	-	-	-	-

化合物序号	HL-60	A-549	SMMC-7721	MCF-7	SW-480
13	28.00	-	-	-	-
DDP（顺铂）	3.19	23.25	22.53	19.56	25.57
Taxol（紫杉醇）	＜ 0.008	＜ 0.008	＜ 0.008	＜ 0.008	＜ 0.008

Shu-Cai Guan 等从肾茶地上部分分离出 1 种新的和 6 种已知的二萜类化合物，评价了分离所得的萜类化合物对 SKOV3 癌细胞株的细胞毒性，并初步探讨了化合物 1 对 SKOV3 细胞的杀伤作用机制。化合物 Clerospicasin J、Orthosiphol B、Orthosiphol A、ClerospicasinD、Secoorthosiphol B、Neoorthosiphol A、Neoorthosiphol B 对 SKOV3 细胞的 IC_{50} 值分别为 6.9、21.9、25.5、30.3、41.5、30.8、39.4μM。DAPI（4',6- 二脒基 -2- 苯基吲哚二盐酸盐）染色观察发现 Clerospicasin J 处理 SKOV3 细胞诱导了明显的凋亡形态学改变，包括细胞收缩、颗粒凋亡小体以及细胞核和细胞质凝结。annexin V-FITC 和 propidium iodide（PI）双染结果表明化合物 Clerospicasin J 能够剂量依赖性地诱导细胞[120]。

Clerospicasin J

Orthosiphol B

Orthosiphol A

Clerospicasin D

Seoorthosiphol B

Neoorthosiphol A

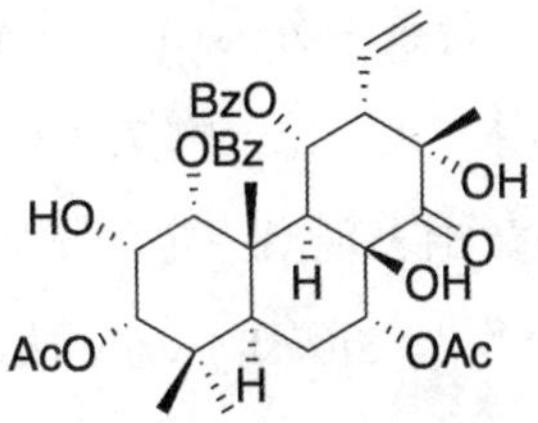

Neoorthosiphol B

图 5-5　肾茶中部分对 SKOV3 癌细胞株具有细胞毒性的化合物结构式

Iva Dolečková 等人考察了肾茶氯仿提取物以及其中半齿泽兰素抗增殖活性，二者对肿瘤细胞的抑制作用接近，对 HeLa 细胞的 IC_{50} 分别为（6.81±1.11）μM 和（10.52±1.71）μM，对 K562 细胞的 IC_{50} 分别为（2.25±0.33）μM 和（3.47±0.51）μM，都会引起细胞周期阻滞于 G2/M 期。经过 UPLC-MS/MS 测定，半齿泽兰素在肾茶氯仿部位的含量为（0.53±0.08）mg/g，因此提出半齿泽兰素是氯仿部位抗增殖作用的主要活性成分，并且半齿泽兰素对多种肿瘤细胞具有细胞毒性作用，但是对正常细胞影响较小。经半齿泽兰素处理 24h 的 Hela 细胞，聚腺苷二磷酸核糖聚合酶（poly ADP-ribose polymerase，PARP）表达减少，抑癌基因 p53 负调节因子 2（murine double minute2，Mdm2）基因减少，细胞内抗凋亡线粒体蛋白 Bcl-2 和髓细胞白血病基因 -1（myeloid cell leukemia-1，Mcl-1）表达略有下降，caspase-3 和 7 活性增加。α 微管蛋白和 γ 微管蛋白的免疫荧光染色未观察到微管的明显解聚，但存在大量含有多极性有丝分裂纺锤体的 γ 阳性中心体极的有丝分裂细胞，以及具有多个微核和二次染色质的大细胞。这些是有丝分裂突变的典型形态特征，因此提出，有丝分裂突变伴随凋亡是半齿泽兰素诱导 Hela 细胞死亡的机制。因未确定半齿泽兰素的作用靶点，检测了其对已知人类蛋白激酶五分之一代表性激酶活性的影响。半齿泽兰素对丝氨酸/苏氨酸激酶 2 相互作用受体（Recombinant Receptor Interacting Serine Threonine Kinase 2，RIPK2）、血管内皮细胞生长因子受体 1（Vascular Endothelial Growth Factor Receptor 1，VEGFR1）和混合谱系酶 3（Mixed Lineage Kinase 3，MLK3）的活性具有抑制作用。在 UVEC 细胞在体外模拟血管生成的模型中，半齿泽兰素剂量依赖性地抑制了迁移划痕试验中 UVEC 细胞的迁移，还显著减少了 UVEC 细胞产生的管和节点的数量，抑制血管内皮生长因子受体（VEGFRs）蛋白表达。半齿泽兰素的抗癌作用不仅取决于其细胞毒性，而且还取决于可能通过抑制 VEGFRs 来干扰血管生成的能力[121]。但 Siti Hasyimah Suhaimi 的研究指出迷迭香酸含量高的肾茶 F2 组分在抗增殖方面更具优势，因为对正常细胞毒性较小[122]。

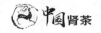

Yasuhiro TEZUKA 等人从越南产肾茶中分离出 26 个化合物，考察了分离物对高肝转移小鼠结肠 26-L5 癌细胞的抑制作用。其中化合物 7,3',4'- 三甲基木犀草素、半齿泽兰素、拉丹宁和 6- 羟基 -5,7,4'- 三甲氧基黄酮表现出一定的细胞毒性作用，半数有效量（ED_{50}）分别为 87.7、11.3、50.4、56.5μg/mL[123]。Suresh Awale 从冲绳的肾茶中分离出新的高度氧化的二萜类成分，其中 norstaminolactone A 具备抗增殖活性，对高肝转移性结肠癌 26-L5 癌细胞的 IC_{50} 为 2.16μg/mL[124]。

Pavlos Stampoulis 等人从肾茶中分离获得三种新的高氧化的二萜类化合物 Staminolactones A，StaminolactonesB 和 norstaminol A。三者对高肝转移结肠 26-L5 癌细胞表现出轻度细胞毒性，ED_{50} 值为 68.5、79.8、56.1μg/mL[125]。

第十节　对神经细胞保护作用

神经保护是神经科学研究中一个相对较新的概念，它被创造出来，以纳入各种各样的机制，目的是防止神经元损伤和各种脑功能的丧失，最终目的是更好地保持大脑功能。因此，神经保护正在被探索作为中枢神经系统（central nervous system，CNS）疾病的一种可能的治疗策略，如神经变性、中风或导致 CNS 损伤的创伤。这些疾病可能通过多种机制发生，尽管一些常见的主题包括异常的蛋白质行为、氧化应激、线粒体功能障碍、神经炎症、兴奋性毒性等。这些不同的机制导致了同样各种各样的疾病，如癫痫、运动神经元疾病、帕金森病、多发性硬化症和阿尔茨海默病。肾茶提取物在中枢神经系统损伤中拦截神经变性、神经炎症和氧化应激之间的相互作用，起到神经保护的效果[126]。

阿尔茨海默病（Alzheimer disease，AD）是一种慢性神经退行性脑疾病，已经成为老龄化人口的全球关键负担。阿尔茨海默病是老年人认知障碍最常见的原因，包括学习和记忆障碍、认知功能障碍、语言障碍和行为功能障碍，如抑郁、激动和精神病，随着疾病的进展，这些症状继续变得更加严重。肾茶提取物在体外实验中已经被证明具备神经保护作用以及胆碱酯酶抑制作用。Thaarvena Retinasamy 等人考察了马来西亚肾茶中的黄酮类成分对东莨菪碱诱导的学习记忆功能障碍模型大鼠新物体识别和高架十字迷宫行为的影响。在研究中，大鼠每日口服肾茶乙醇提取物 50、100、200mg/kg，阳性对照组口服多奈哌齐 1mg/kg，并每日腹腔注射东莨菪碱 1mg/kg，以引起认知缺陷。肾茶各剂量组均增加了识别指数，表现出增强记忆的作用。双肾上腺皮质激素（Recombinant Doublecortin）阳性染色细胞显示，肾茶乙醇提取物增加了海马的未成熟神经元，抵抗了东莨菪碱抑制海马神经发生的作用，对记忆有改善作用，机制与调节环磷腺苷效应元件结合蛋白 1（cAMP-response element binding protein 1，CREB1）、脑源性神经营养因子（brain-derived neurotrophic factor，BDNF）和原肌球蛋白受体激酶（tropomyosin receptor kinase B，TRKB）基因的 mRNA 表达相关 [127]。在另一项研究中，Thaarvena Retinasamy 使用脑定位注射链脲佐菌素 3mg/kg 的方法复制大鼠 AD 模型。链脲佐菌素可损害脑生化和胆碱能传递，并增加自由基的产生，脑室内注射链脲佐菌素已被证明可以产生类似于 AD 的神经病理学和生化改变。造模后，大鼠口服肾茶 50% 乙醇提取物，18 和 20 天后进行高架十字迷宫和被动回避实验。大鼠海马和额前皮质区的总 RNA，通过实时 PCR 检测海马中淀粉样前体蛋白、微管相关蛋白、核转录因子 NF-κB、糖原合成酶激酶 3α、糖原合成酶激酶 3β 基因的 mRNA 表达。肾茶各剂量组大鼠的拐点比明显提高，而直行潜伏期降低，海马中淀粉样前体蛋白、微管相关蛋白、核转录因子 NF-κB、糖原合成酶激酶 3α、糖原合成酶激酶 3β 的 mRNA 表达均被下调。肾茶乙醇提取物可以改善链脲佐菌素诱导的行为改变，其潜在靶点为 GSK3α-GSK3β 途径，可以抑制 β 和 τ 淀粉样蛋白的积累，可作为阿尔茨海默病等神经退行性疾病的一种治疗方法 [128]。汪泽栋等人用 D- 半乳糖连续颈背部皮下注射诱导亚急性衰老小鼠模型，造模同时给药肾茶水提物。D- 半乳糖注入体内可损害核酸和蛋白质的代谢，使大脑细胞的转录水平降低，蛋白质合成减少，造成神经细胞结构改变和功能退化。肾茶干预 4 周后，Morris 水迷宫测定小鼠的学习记忆功能，检测脑组织中 SOD、单胺氧化酶（monoamine oxidase，MAO）、三磷酸腺苷酶活性和 NO、MDA 含量。结果显示肾茶水提物能明显增加模型小鼠学习记忆潜伏时间，平台象限有用时间及穿越次数减少，提高 SOD、NO、Na^+-K^+-ATPase 活性，降低 MDA、MAO 的活性，具备改善衰老小鼠学习记忆功能 [129]。

Hai-Chun Zhou 等从肾茶中分离出两种新的酚酸类成分，helisterculins C 和 helisterculins D，二者对 6-OHDA 诱导的 SH-SY5Y 细胞死亡显示出中等的神经保护作用，IC_{50} 分别为 17.4μM 和 21.3μM[130]。

Brandon Kar Meng Choo 等人使用斑马鱼癫痫发作模型评价了肾茶乙醇提取物抗癫痫作用。3 ~ 4 月龄的成年斑马鱼在含有地西泮或者肾茶醇提物的水中 30min，注射戊四唑 170mg/kg。戊四唑引发的癫痫在注射后可持续 10min，并随着时间逐渐减少。癫痫评分使用智能跟踪软件进行分析，确定斑马鱼游泳模式，标准为：1 分，主要在浴缸底部进行短暂的游动；2 分：增加游泳活动和腮盖的高频运动；3 分：突然游动，左右变向或无规则变向；4 分，转圈。模型组癫痫发作时间为 191s，平均评分 2.96；地西泮组发作时间

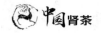

453.4s，并显著降低平均癫痫发作时间评分为 0.69。50mg/L 肾茶醇提物发作时间 314.4s，评分 1.86；100mg/L 剂量下，发作时间 518.8s，评分 0.66；200mg/L 剂量时，癫痫发作时间 600s，评分 0.47。肾茶醇提物的抗惊厥作用在高剂量下也可与地西泮相当，在某些情况下可以超过地西泮，作用机制为提取物的处理也抵消了由戊四唑引起的 NF-κB、神经肽 Y（Neuropeptide Y，NPY）和 TNF-α 的上调[131]。

Annie George 等人研究了肾茶乙醇提取物改善社交记忆障碍的作用。体外实验表明，肾茶醇提物可与腺苷 A2A 受体结合，150μg/mL 抑制 74%。300μg/mL 时抑制 98% 腺苷 A2A 受体和 100% 腺苷 A1A 受体。在体实验中，雄性 SD 大鼠 60、120、200、300、600mg/kg 剂量的肾茶提取物给药后，进行社会认知实验。口服 300、600mg/kg 和腹腔注射 120mg/kg 均明显改善了认知指数。肾茶叶子乙醇提取物能逆转短期社会记忆中与年龄相关的缺陷，且目标生物活性位点可能为腺苷 A1 和腺苷 A2A[132]。N.Vijaya Sree 等采用 SH-SY5Y 人神经母细胞瘤细胞培养模型研究了肾茶甲醇部位生物活性引导成分（methanol bioactive guided fraction，OMF）抗氧化及神经保护活性的机制。OMF 在 20μg ～ 2mg 剂量范围内，剂量依赖性地抑制 H_2O_2 引起的氧化应激和乳酸脱氢酶（lactate dehydrogenase，LDH）释放，2mg 剂量下基本完全中和 H_2O_2 引起的氧化应激。500μg 完全防止 H_2O_2 诱导的 LDH 释放，明显降低 SH-SY5Y 细胞内 ROS 水平，对线粒体膜电位（MMP）减少有一定的恢复作用，减轻 H_2O_2 的基因毒性。100μg 的 OMF 可增加 CAT、SOD 和谷胱甘肽过氧化物酶蛋白表达，使 BDNF、酪氨酸羟化酶（tyrosine hydroxylase，TH）和氨基酸脱羧酶（Amino acid decarboxylase，AADC）的 mRNA 水平提高 5.6、6.3 和 4.3 倍。OMF 可以通过改善抗氧化状态、细胞活力、ROS 形成和线粒体膜完整性、调控基因表达来减轻 H_2O_2 诱导的神经细胞氧化应激损伤[133]。

第十一节　抗肾结石作用

肾结石是矿物在肾脏中异常结晶，是泌尿系第三大常见疾病，其病程发展与饮食、习惯、气候、地理环境以及疾病等多种因素相关。肾结石的成因复杂，具有较多的种类类型，其中草酸钙结石占全部结石的 80% 左右。中国是肾结石的高发区域之一，肾结石除具有高发病率的特点外，还具有极高的复发率，通常肾结石治疗后一年内的复发率约为 10%，五年内复发率为 35%，10 年内复发率高达 50%，常见临床症状有腰部绞痛、腹胀、血尿以及尿路感染等[134]。

蒋维晟等人使用含 1% 乙二醇和 1% 氯化铵的水饲养大鼠 2 周，复制大鼠肾结石模型。在造模同时，灌胃肾茶水提物 0.8g/kg，持续 4 周。肾茶水提物明显增加了大鼠的 24h 尿量，减少了肾脏中结晶沉淀和炎症渗出，降低了尿液中草酸和钙离子含量，升高了尿液的 pH 值 [135,136]。黄幼霞用 1% 乙二醇和 2% 氯化铵配成的造石液每天灌胃，连续 28 天，诱导大鼠草酸钙肾结石模型。给予大鼠肾茶活性成分迷迭香酸进行干预，每天 0.1g/kg。迷迭香酸可明显降低草酸钙结石模型大鼠的尿尿酸、尿肌酐、尿钙水平和血尿酸、血肌酐和尿素氮水平，减少肾组织草酸含量，对该模型结石病有非常明显改善作用 [137]。

张杰群考察了肾茶 50% 乙醇提取物和迷迭香酸对三聚氰胺肾结石模型的影响。采用三聚氰胺和三聚氰酸各 25mg/kg 联合染毒小鼠 15d，小鼠肾脏出现明显的结石。肾茶提取物能明显降低三聚氰胺在肾脏的沉积，对三聚氰胺和三聚氰酸联合诱导的肾结石具有明显的防治作用。迷迭香酸可能会降低肾脏中三聚氰胺的含量，减轻肾脏的病理损伤 [138]。

蔡华芳等观察了肾茶黄酮、多糖和乙醇提取物对 1% 乙二醇和 1% 氯化铵饮水 6 周建立的小鼠肾结石模型的影响。肾茶黄酮、多糖和乙醇提取物均能明显降低肾结石小鼠尿液及肾组织中草酸和钙含量，减少草酸钙结晶在肾组织中的沉积，作用机制与降低尿液草酸钙浓度，抑制结晶在肾脏的沉积有关 [139]。

高松燕等人使用代谢组学方法，通过小鼠腹腔注射乙醛酸盐构建小鼠肾脏草酸钙结晶模型，利用 UHPLC/Q–TOF 技术对小鼠空白对照组、结晶肾损伤模型组、肾茶治疗组的尿液进行代谢轮廓分析，通过多元统计分析方法对不同组间的数据进行分析，筛选 7 种小鼠结晶肾损伤的潜在标志物，在此基础上探索中药肾茶预防治疗结晶肾损伤的作用机制，分别为乙烯乙酰甘氨酸，α– 氨基辛酸，L– 苯丙氨酸，犬尿喹啉酸，L– 色氨酸，丙烯酰基左旋肉碱，丙酰基左旋肉碱。肾茶组小鼠除 α– 氨基辛酸外发生不同程度的回调 [140,141]。随着肾结石病流行病学的不断发展，研究者们越来越认识到肾结石的形成与脂质代谢异常有着密切关系。晁玉凡通过每天腹腔注射 120mg/kg 剂量的乙醛酸盐的方法成功构建了小鼠草酸盐结石模型。尿液中草酸含量的增加与草酸盐结石形成具有直接关联。乙醛酸盐作为草酸盐的前体，在肝脏以及肾脏内的羟乙酸盐氧化酶和乳酸脱氢酶的作用下转化为草酸盐，促进肾脏草酸钙结石的形成。90、180、360mg/kg 肾茶乙酸乙酯萃取物灌胃 7d，末次给药后 24h，取样检测。高剂量的肾茶乙酸乙酯萃取物确实会抑制草酸钙结晶的生长，减少肾脏钙含量，降低血清肌酐和尿素氮水平。非靶向脂质组学分析，筛选到的 51 个差异脂质中有 49 个是甘油磷脂，表明甘油磷脂代谢可能是肾茶乙酸乙酯萃取物发挥作用的内在机制 [134]。

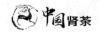

第十二节　利尿作用

Adam 等人将肾茶水提取物以 5mg/kg 和 10mg/kg 的剂量口服给 SD 大鼠。给药后 4h，每小时测定尿量、尿 pH、尿密度和尿电解质，以及血糖、白蛋白、血尿素氮（BUN）和肌酐。结果发现肾茶提取物具有剂量依赖性的利尿作用，同时，Na^+ 和 Cl^- 的排泄没有明显升高，但尿 K^+ 的排泄明显增加。血清 BUN、Cr 和血糖水平虽然有所升高，但仍在正常范围内[142]。也有研究指出 50mg/kg 肾茶水提物在给药后 2～24h，SD 大鼠尿量明显增加，Na^+ 和 K^+ 的分泌均明显增加[143]。

Neli-Kinga Olah 使用 50% 乙醇和 70% 乙醇分别冷浸提取肾茶获得酊剂 A 和酊剂 B。结果表明，酊 A 比酊 B 具有更好的利尿作用，更好地消除了钠，更好地保存了身体的钾。酊 A 还具有消除尿酸的效果[73]。O.M.Arafat 等人考察了肾茶 1 : 1 甲醇：水提取物的利尿作用，0.5g/kg 剂量给药连续 7 天；另取不同剂量（0.25、0.5、1、2g/kg）甲醇：水提取物进行单次给药利尿评价。2g/kg 甲醇：水提取物给药 8h 内可使钠和钾的排泄显著增加，效果与呋塞米接近。同时，重复给药 0.5g/kg 甲醇：水提取物从第 3 天到第 7 天尿量显著增加，第 2 天到第 7 天电解质排泄增加[72]。

为了阐明肾茶利尿作用机制，Nancy Dewi Yuliana 等人考察了肾茶甲氧基黄酮的腺苷 A1 受体结合活性。作为利尿剂，腺苷 A1 拮抗剂具有更少的副作用。腺苷拮抗剂能够增强钠和水的排泄，同时保持肾小球滤过率和肾小球血流量，从而抑制肾功能的恶化。肾茶中分离出来的 7 种甲氧基黄酮类成分均能结合到腺苷 A1 受体，解离常数（pKi）和斜率见图 5-6[144]。

化学成分	R_1	R_2	R_3	R_4	R_5	R_6	R_7	pK_i	曲线坡度
3'-hydroxy-4',5,6,7-tetramethoxyflavone(1)	OMe	OMe	OMe	H	OH	OMe	H	5.4 ± 0.2	1.1 ± 0.1
3',5-dihydroxy-4',6,7 trimethoxyflavone (eupatorin)(2)	OMe	OMe	OH	H	OH	OMe	H	5.5 ± 0.1	1.0 ± 0.2
4',5,6,7-tetramethoxyflavone(tetramethylscutellarein)(3)	OMe	OMe	OMe	H	H	OMe	H	5.4 ± 0.1	1.0 ± 0.1
3'5-dihydroxy-4',7 dimethoxyflavone (pilloin)(4)	OMe	H	OH	H	OH	OMe	H	4.3 ± 0.1	0.9 ± 0.1
3',4',5,6,7-pentamethoxyflavone(sinensetin)(5)	OMe	OMe	OMe	H	OMe	OMe	H	5.5 ± 0.1	0.9 ± 0.1
5,6-dihydroxy-7,4'-dimethoxyflavone(6).	OMe	OH	OH	H	H	OMe	H	5.1 ± 0.1	1.4 ± 0.3
3,3'-dihydroxy-5,6,7,4'-tetramethoxyflavone (eupatoretin)(7)	OMe	OMe	OMe	OH	OH	OMe	H	5.4 ± 0.1	1.0 ± 0.2
Luteolin (reference compound)	OH	H	OH	H	OH	OH	H	5.4 ± 0.2	1.3 ± 0.4
Quercetin (reference compound)	OH	H	OH	OH	OH	OH	H	5.8 ± 0.1	1.1 ± 0.2

图 5-6 肾茶中 7 种甲氧基黄酮类成分与腺苷 A1 受体结合能力

第十三节 降血压作用

高血压是常见的疾病之一，据报道已影响到全世界数百万人。用于治疗高血压的药物按照作用机制可以分为利尿剂、β 受体阻滞剂、钙通道阻滞剂、血管紧张素 II 受体阻滞剂和血管紧张素转换酶抑制剂等。

Nurul Maizan Manshor 等人考察了肾茶水提物和甲醇水提取物对自发性高血压大鼠主动脉环血管反应的影响。两种肾茶提取物 1000mg/kg 给药 14d，均能明显降低主动脉环的收缩反应，均未显著改变乙酰胆碱（acetylcholine，ACh）的血管舒张作用。吲哚美辛增加了肾茶甲醇水提取物放松血管作用，肾茶水提物可降低内皮剥落血管在无钙离子孵育条

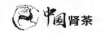

件下的收缩反应。这种情况有可能是因为血管扩张剂前列环素 I2（Prostacyclin，PGI2）被持续释放，这是因为它对血小板环磷酸腺苷作用所产生的。总之，肾茶叶提取物通过改变 α1- 肾上腺素能和血管紧张素 1（angiotensin type 1，AT1）受体的活性来减少血管收缩反应[145]。Omar S.S.Abraika 等人通过体外实验探讨了肾茶叶提取物扩张血管作用。筛选了肾茶叶石油醚、氯仿、甲醇和水提取物对去甲肾上腺素（Norepinephrine，NA）诱导的大鼠主动脉收缩的体外抑制作用。石油醚和水提物仅在低剂量激动剂时抑制 NA 诱导的收缩，而甲醇部位则无明显作用。仅氯仿部位可以剂量依赖性地抑制血管收缩，0.25、0.5、1mg/mL 时，抑制率分别为 8.5%、29%、48%。氯仿部位进一步分离获得 5 个组分，cf1-3 组分具有活性，其中 cf2 效果最强，在 0.5、1mg/mL 时，它分别抑制了 NA 诱导的最大收缩 16.5% 和 49.0%，其主要成分为黄酮类成分[146]。Mun Fei Yam 从 Sprague Dawley 大鼠中分离的胸主动脉环对肾茶 50% 甲醇提取物和氯仿提取物血管舒张活性进行了评价。在内皮存在和不存在的情况下，氯仿部位可松弛苯肾上腺素和氯化钾预处理引起主动脉环的收缩。在内皮细胞存在的情况下，吲哚美辛和 1H-[1,2,4] 奥沙地唑 [4,3-a] 奎诺沙林 -1- 酮，可降低肾茶氯仿部位对血管的舒张作用。另一方面，在 Nω- 硝基 -L- 精氨酸甲酯、亚甲基蓝（环鸟苷单磷酸降解剂）、四乙基铵存在下，4- 氨基吡啶、氯化钡、格列本脲、阿托品和普萘洛尔 CF 刺激的血管舒张作用显著降低。此外，CF 还可减少肌浆网的 Ca^{2+} 释放和阻断钙通道的活性[147]。

肾茶的舒张血管作用与 3'- 羟基 -5,6,7,4'- 四甲氧基黄酮（4',5-Dihydroxy-3',5',6,7-tetramethoxyflavone，TMF）的含量有关，Chu Shan Tan 等探索了 TMF 对大鼠主动脉环的影响。TMF 能松弛肾上腺素预处理导致的主动脉环收缩，然而 TMF 的血管舒张作用在苯肾上腺素（PE）启动的内皮剥脱和氯化钾启动的内皮完整主动脉环中显著降低。在 Nω-硝基 -L- 精氨酸甲酯、亚甲基蓝、1H-[1,2,4] 氧二唑 [4,3-a] 喹恶灵 -1- 酮、吲哚美辛、四乙基铵、4- 氨基吡啶、氯化钡、阿托品和普萘洛尔存在下，TMF 刺激的松弛明显减少。TMF 可减少肌浆网的 Ca^{2+} 释放（通过 IP3R）和阻断钙通道。TMF 的血管舒张作用包括 NO/sGC/cGMP 和前列环素通路、钙钾通道、毒蕈碱受体和 β 肾上腺素能受体[148]。

Nurul Alia Azizan 等人研究了肾茶甲醇提取物对自发性高血压大鼠的影响。12 周龄的自发性高血压大鼠口服 250、500、1000mg/kg 肾茶甲醇提取物 14d，各组收缩期血压均低于模型组，且低于 120mmHg，肾茶低剂量组的收缩期血压最低，降压效果与厄贝沙坦 20mg/kg 相当[149]。大桥一庆等对肾茶中抗高血压的成分进行了研究，将肾茶水煎液的氯仿可溶性成分经硅胶柱层析及 HPLC 分离、纯化，得到 13 个化合物。其中 11 个化合物对大鼠立体动脉收缩具有抑制作用，其中的苯并色烯衍生物 methylripariochromene A 皮下注射 100mg/kg 可以使 13 周龄的自发性高血压大鼠血压下降，效果持续 24h 以上。体外实验中，对 KCl、苯福林及前列腺素 F2α 引起的离体动脉收缩和去血管内皮的主动脉收缩，表明其抑制收缩作用与内源性舒张物质无关。大鼠口服 3h 后尿量增加 3 倍，尿中 Na^+、K^+、Cl^- 浓度无明显变化 [150-151]。

Armaghan Shafaei 通过体外实验评价了肾茶提取物及其主要黄酮类化合物，即迷迭香酸、橙黄酮、半齿泽兰素和 TMF 的体外血管紧张素转换酶（angiotensin converting enzyme，ACE）抑制活性，并且基于构效关系和分子对接，对可能的作用机制进行了探讨。肾茶各提取物以及 RA、SIN、EUP 和 TMF 的 ACE 抑制活性的结果浓度范围为（3.125 ～ 50μg/mL），肾茶提取物抑制 ACE 活性的顺序是：乙醇提取物＞甲醇提取物＞乙醇水提取物＞甲醇水提取物＞水提物，其中 EUP 的活性最好，IC_{50} 值为（15.35±4.49）μg/mL。经过四甲基脲试剂测定肾茶提取物及 4 种单体的锌离子螯合作用，肾茶乙醇提取物表现出与 Zn（Ⅱ）结合的高能力（79.42%±1.91%），SIN 与 Zn（Ⅱ）（6.71%±0.62%）的结合能力最低。在测试的化合物分子结构对接评价中，EUP 具有最高的结合亲和能（ΔG）和配体效率，每重原子 –29kJ/mol 和 0.28kcal/mol，RA 表现出 –17kJ/mol 的结合亲和能及配体效率 0.16kcal/mol，TMF 每个重原子分别为 –6kJ/mol 和 0.06kcal/mol，显示出较低的结合亲和能。SIN 在 ACE 的活性中心未显示与锌离子的任何相互作用。EUP 和 RA 能够分别通过其酮基（在 C 环处的 C_4 中）和羧基与 ACE 活性中心的锌离子相互作用。此外，EUP 与 Tyr523、Hoh2570、His513、His353、Gln281 和 Lys511 等氨基酸残基通过七个氢键相互作用，在其 B 环中的 3 个羟基、A 环中的 5 个羟基、C 环中的氧原子和酮基。而 RA 通过其丙烯酸和羧基与氨基酸残基（Tyr523、Glu384、His353、Asn70 和 Hoh2570）的六个氢键相连接。因此，肾茶提取物和其中黄酮类活性成分抑制 ACE 的能力是影响了其活性核心，ACE 抑制活性的强弱取决于它们在 ACE 酶活性位点与锌离子结合的能力 [153]。

第十四节　保护心血管作用

冠状动脉疾病是全世界死亡和发病的主要原因。发病机制主要是动脉粥样硬化，斑块破裂，血小板血栓形成。Nurul Huda Mohd Nor 评价了肾茶水提物、甲醇和多糖提取物体外抗动脉粥样硬化血栓活性。肾茶的各种提取物对凝血酶原时间（prothrombin time，PT）、

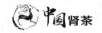

活化部分凝血活酶时间（Activated partial thromboplastin time，APTT）均无明显影响[154]。

慢性肾衰患者存在进展性动脉粥样硬化，而高同型半胱氨酸血症和心血管疾病等多种疾病的发病、疾病的变化密切相关。徐敢风等使用 5/6 肾切除手术制作的慢性肾衰动物模型评价了虫草保肾颗粒对颈动脉内膜的作用。虫草保肾颗粒组大鼠的 TG、TC、LDL–C、BUN、Scr 和 24h 尿蛋白含量均有一定程度的降低，颈动脉内 – 中膜厚度减少。虫草保肾颗粒既能够改善肾功能，又可以降低血脂水平，所以可以使颈动脉内膜中层厚度（Intima-media thickness，IMT）的形成减缓[155,156]。李家洲等人观察了肾茶提取物对蛙肠系膜微循环的影响。肾茶提取物具有扩张微血管和改变其血流速度及流态的作用。当浓度为 0.5% ～ 3% 时，微血管的扩张程度随着浓度的增加而逐渐增大，血液流速则逐渐减慢；当浓度为 4% ～ 5% 时，微血管与未滴加肾茶提取物时的对照值相比，仍是扩张的，但其扩张的程度逐渐降低，而其血流速度与浓度为 3% 时相比，则是逐渐加快的[157]。

第十五节　影响药物代谢酶作用

药物代谢酶分为 Ⅰ 期酶（功能化反应）和 Ⅱ 期酶（共轭反应）。第一阶段系统主要由细胞色素 P450 家族的酶组成，这些酶被认为是身体对外来生物的第一防御。从 Ⅰ 期代谢的代谢产物，变得更具水溶性，进入 Ⅱ 期结合反应，增加代谢物的水溶性，容易排泄到尿液或胆汁中。细胞色素 P（cytochrome Ps，CYPs）酶是人体代谢各种外源物质如药物、醇、抗氧化剂、有机溶剂、麻醉剂、染料、环境污染物和化学品等的关键酶，对大量内源性生理化合物如类固醇、胆汁酸、脂肪酸、前列腺素、生物胺和维甲酸也有代谢作用。在所有 CYPs 中，CYP2C9、CYP2D6 和 CYP3A4 是最重要的三种酶。它们占人类肝脏总 CYPs 的 60%，通过氧化生物转化代谢约 70% 的临床药物。Yan Pan 建立了三种基于底物探针的高效液相色谱法（HPLC），来检测 CYP2C9、CYP2D6 和 CYP3A4 的活性。发现肾茶提取物和成分对不同的 CYPs 有不同的调节作用。虽然没有一个 OS 组分对 CYP2C9 有明显的抑制作用，但半齿泽兰素强烈地非竞争性抑制 CYP2D6 和 CYP3A4 活性，K_i 值分别为 10.2M 和 9.3M 活性。CYP3A4 似乎是最容易受到肾茶抑制作用的酶。肾茶二氯甲烷和石油醚萃取物对其具有混合型和非竞争性抑制作用（K_i=93.7 和 44.9g/mL），产生抑制作用与含有半齿泽兰素有关[158]。

在 Yan Pan 的另外一项研究中，评价了肾茶对细胞色素 CYP2C19 的体外调节作用。将 CYP2C19 底物探针 S–Mephenytoin 与肾茶提取物一起孵育。随后，用高效液相色谱酶法测定了代谢物（羟苯甲酸）形成速率的变化，以表征调节效应。肾茶石油醚提取物对 CYP2C19 活性有竞争性抑制作用（41.5μg/mL）。半齿泽兰素通过混合型抑制，降低 CYP2C19 活性（K_i=7.1μg/mL 或 20.6μM）[159]。

葡萄糖醛酸化是药物代谢第二阶段的主要生物转化反应。它涉及将葡萄糖醛酸从尿苷 5'-磷酸葡萄糖醛酸转移到无数结构无关的含有羟基、羧基、氨基或巯基的内源性物质和异种物质，将它们转化为水溶性葡萄糖醛酸。这一过程的关键限速酶为葡萄糖醛酸转移酶（UDP-glucuronyl transferases，UGT）。根据基因结构和氨基酸序列的相似性，将 UGT 亚型分为 UGT1 和 UGT2 两个主要家族。UGT1A 和 UGT2B 代谢不同的化合物。UGT1A 家族在胆红素的参与下主要代谢雌酮、2-羟基雌酮、4-硝基苯酚、1-萘酚等酚类化合物。UGT2B 家族经胆汁酸的参与代谢类固醇化合物，如雄激素、亚油酸等。Sabariah Ismail 等人使用重组人 UGTs，UGT1A1，UGT1A3，UGT1A6，UGT1A7，UGT1A8，UGT1A10，UGT2B7 和 UGT2B15 观察了肾茶甲醇提取物体外对羟甲香豆素葡萄糖磷酸化过程的干预作用。肾茶对 UGT1A1、UGT1A6、UGT1A7、UGT1A8 产生了一定的抑制作，IC_{50} 值分别是 24.65、3.02、10.83、43.39μg/mL[160]。

第十六节　保肝作用

肝脏是一个重要的器官，负责新陈代谢、胆汁分泌、消除多种物质、血液解毒、合成和调节必需激素。肝病已成为一个世界性的问题，并与严重的发病率和死亡率有关。发达国家引起肝病的主要原因是饮酒过量和病毒引起的慢性肝病，而在发展中国家，最常见的原因是环境毒素、寄生虫病、乙型和丙型肝炎病毒以及肝毒性药物（某些抗生素、化疗药物、高剂量对乙酰氨基酚、四氯化碳、硫代乙酰胺等）。

Mun Fei Yam 等人利用四氯化碳诱导的大鼠肝损伤模型评价了肾茶甲醇/水提取物的保肝作用。连续 7 天口服 125、250、500、1000mg/kg 剂量的肾茶甲醇/水提取物可以剂量依赖性地抑制四氯化碳引起的肝脏坏死和血中 ALT、AST 升高，作用机制与抗氧化活性和清除氧自由基相关[37]。在 Faizah M.Faizul 等人的研究中，肾茶水提物被证实可以降低成年黄疸大鼠胆红素水平。大鼠口服肾茶水提物 3 天，胆红素就可以下降至正常水平。较小剂量（50mg/kg 体质量）导致胆红素水平从（2.53±0.16）mg/dL 降至（1.12±0.17）mg/dL，而较高剂量的 500mg/kg 和 1250mg/kg 则更有效地将胆红素水平分别从（2.44±0.12）mg/dL 降至（0.52±0.12）mg/dL，（2.67±0.29）mg/dL 降至（0.32±0.21）mg/dL[161]。

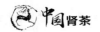

C.Maheswari 等人发现肾茶叶片甲醇提取物可以减轻对乙酰氨基酚引起的肝脏损伤。肾茶甲醇提取物中主要成分为酚类和黄酮类化合物，100mg/kg 和 200mg/kg 剂量口服 3 天，可以预防由对乙酰氨基酚引起的血清 ALT、AST、ALP 和脂质过氧化物升高，降低肝细胞混浊肿胀和脂肪变性，细胞坏死的程度[162]。

Mohammed A 等人观察了肾茶乙醇部位对硫乙酰胺诱导的大鼠肝硬化模型的影响。肾茶 95% 乙醇提取物灌胃 2 个月，可降低硫乙酰胺肝硬化模型大鼠肝脏重量、肝脏指数以及血清 ALT、AST、ALP、胆红素、总蛋白、白蛋白和 MDA 水平。模型组大鼠肝脏病理组织学检查可见结构丢失、炎症和充血，细胞质空泡化、脂肪改变、窦扩张、小叶中心坏死，小叶周围出现胶原束，导致巨大的纤维间隔和扭曲的组织结构。肾茶组大鼠肝细胞观察到轻度炎症和轻度坏死，细胞质液泡化轻微，大部分未观察到明显变化，可以观察到肝细胞和组织的再生[163]。

Dhamraa W.Al-Dulaimi 等人评价了肾茶 50% 乙醇提取物对肝脏细胞的保护作用，肾茶在 6.125 ～ 200μg/mL 浓度对人正常肝细胞 WRL68 过氧化氢损伤模型产生了明显保护作用，具备清除 H_2O_2 和其他自由基的作用，机制与刺激肝细胞产生谷胱甘肽有关[164]。

第十七节　减肥作用

体重稳态是通过能量摄入和能量消耗之间的平衡来维持的，下丘脑可以控制能量消耗，是体重调节的中心。下丘脑最重要的循环外周信号信使是瘦素，它抑制食欲，刺激能量消耗。然而，因为肥胖状态下的瘦素抵抗，瘦素治疗并不能有效地减少脂肪沉积。PTP1B 被认为是下丘脑瘦素信号通路的负调节因子，PTP1B 抑制剂可能增强瘦素敏感性，并作为治疗肥胖的有效治疗靶点。Yoon-Jung Choi 等人观察了肾茶 70% 乙醇提取物联合桦木酸对高脂饮食小鼠体重的影响。肾茶提取物与 3T3-L1 脂肪细胞共同孵育 6 小时，可剂量依赖性地上调瘦素 mRNA 表达。在体内实验中，肾茶提取物还刺激脂肪组织中瘦素mRNA 的表达，并提高小鼠血浆瘦素浓度。然而，脑室内输注桦木酸未能减轻体重，也未能改变饲喂大鼠的瘦素效应。瘦素治疗降低了饲料喂养大鼠的累积食物摄入量和内脏脂肪质量，但不降低高脂喂养大鼠的累积食物摄入量和内脏脂肪质量。然而，与高脂喂养的大鼠相比，桦木酸和瘦素的联合治疗抑制了食物摄入，降低了内脏脂肪质量，提示桦木酸具有瘦素致敏作用[165]。

肾茶叶片乙醇提取物 200mg/kg 和 400mg/kg 连续给药 8 周，可以明显抑制高脂饮食诱导的肥胖小鼠体重，但是给予迷迭香酸只会轻微减少体重增加。给药组和模型组在饲料摄入量上无显著差异，说明肾茶减肥的作用与减少摄食无关。肾茶提取物使小鼠血清 TG、TC 和 LDL-C 水平明显降低，而高密度脂蛋白胆固醇水平无明显改变。肾茶提取物组肝脏 MDA 水平明显降低，SOD 活性增加。总之，肾茶乙醇提取物可以抑制高脂饲料引起的体重增加，降低血脂水平，增加肝脏抗氧化活性[166]。

第十八节　其他作用

肾茶水提物和 50% 醇提物分别以 150mg/kg 和 300mg/kg 剂量给药 4 个月，可以改善去卵巢大鼠骨质疏松症状。主要表现为，肾茶水提取和 50% 乙醇提取物抑制了去卵巢大鼠的体重增长，显著提高去卵巢大鼠骨最大应力和弯曲模量，增加骨组织容量、骨小梁厚度、骨小梁数量和骨矿物密度，降低了总孔隙度和骨小梁分离度。卵巢切除可提高血清骨保护素水平，降低前胶原 1 型 N 端前肽和骨碱性磷酸酶水平，两种肾茶提取物都显著回调了这些趋势。肾茶提取物还降低了血清炎症蛋白生物标志物 IL-6 的表达，但是在低剂量下增加了 TNF-α 水平[167]。

蔡旋等人证实肾茶水提物可以通过抗氧化作用减轻高脂饮食对实验动物肠道屏障的损伤，迷迭香酸为其主要活性成分。迷迭香酸具有较好的 DPPH 自由基和超氧阴离子清除活性，可增加 GSH-Px 活性，降低 MDA 和 8-OH-dG 水平。迷迭香酸主要通过增加环氧氯丙烷相关蛋白 1 的核因子 E2 相关因子 2（nuclear factor erythroid-2 related factor 2，Nrf2）释放及其向细胞核的转运而激活 Nrf2 通路，提高 Nrf2 mRNA 的转录水平和细胞核中 Nrf2 水平以及 Nrf2 的抗氧化元件的结合活性来产生抗氧化作用，抑制了氧化应激引起的肠道上皮细胞凋亡和相关蛋白 caspase-3、-8 和 -9、细胞色素 C 和 Fas 配体蛋白的表达[48,168,169]。

长期暴露在阳光下通常会加速皮肤的外源性衰老，即光老化。紫外线是光老化过程中最重要的因素。它激活了涉及氧化应激和炎症反应的复杂的生化反应级联，随后通过降解胶原和弹性纤维改变细胞外基质（extracellular matrix，ECM）的结构和功能，最终导致人类皮肤的异常形态和组织学改变。Lan Wang 等人使用能量为 $100mJ/cm^2$ 的紫外线照射小鼠背部脱毛后的皮肤，每周 5 次，连续 10 周建立光老化模型。肾茶提取物在每次辐照前涂抹于小鼠背皮上，3.6g/mL 的肾茶提取物明显改善了皮肤的光损伤外观，如红斑、水肿和粗糙。异常表皮增厚明显减少，真皮结构更加完整。其潜在的保护机制包括提高抗氧化酶活性（如 SOD、CAT 和 GSH-Px）、下调炎性细胞因子（IL-1β、IL-6、TNF-α、

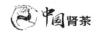

COX-2 和 PGE2）的表达、恢复胶原密度和减少基质金属蛋白酶的产生[170]。

F.Yam 等人通过实验证实了肾茶 50% 甲醇水提取物的解热作用。肾茶提取物对正常大鼠体温无影响，但 500mg/kg 和 1000mg/kg 剂量可以解除酵母引起的大鼠体温升高，效果可持续 4d，与 150mg/kg 的乙酰氨基酚强度相当[171]。

岑小波等人的研究指出，5g/kg 和 10g/kg 肾茶水浸液浓缩物可以显著增强腹腔巨噬细胞吞噬功能、刀豆蛋白 A 诱导的脾淋巴细胞增殖反应及 NK 细胞活性，增加溶血空斑形成细胞数目，但是 20g/kg 剂量下未表现出这些作用。三种剂量均对脾脏指数、胸腺指数产生影响。肾茶在适宜的剂量下能够全面提高正常小鼠特异性及非特异性免疫功能，具有免疫调节活性[172]。

参考文献

[1] 任文辉，洪俪芳 . 猫须草的药理作用研究进展 [J]. 中草药，2013，44（20）：2946-2950.

[2] 王炜辰，章靓 . 傣药猫须草的药学研究进展 [J]. 海峡药学，2018，30（11）：52-54.

[3] Adnyana K, Setiawan F, Insanu M. From ethnopharmacology to clinical study of *Orthosiphon stamineus* Benth[J]. International Journal of Pharmacy and Pharmaceutical Sciences, 2013, 5(3): 66-73.

[4] Ameer O Z, Salman I M, Asmawi M Z, et al. *Orthosiphon stamineus*: traditional uses, phytochemistry, pharmacology, and toxicology[J]. Journal of Medicinal Food, 2012,15(8): 678-690.

[5] Sobota R, Szwed M, Kasza A, et al. Parthenolide inhibits activation of signal transducers and activators of transcription (STATs) induced by cytokines of the IL-6family[J]. Biochemical and Biophysical Research Communications, 2000, 267(1): 329-333.

[6] Masuda T, Masuda K, Shiragami S, et al. Orthosiphol A and B, novel diterpenoid inhibitors of TPA (12-O-tetradecanoylphorbol-13-acetate)-induced inflammation, from *Orthosiphon stamineus*[J]. Tetrahedron, 1992, 48(33): 6787-6792.

[7] Awale S, Tezuka Y, Banskota A H, et al. Inhibition of NO Production by Highly-Oxygenated Diterpenes of *Orthosiphon stamineus* and Their Structure–Activity Relationship[J]. Biological & Pharmaceutical Bulletin, 2003, 26(4): 468-473.

[8] Awale S, Tezuka Y, Banskota AH, et al. Siphonols A–E: Novel nitric oxide inhibitors from *Orthosiphon stamineus* of Indonesia[J]. Bioorganic & Medicinal Chemistry Letters, 2003, 13(1): 31-35.

[9] Awale S, Tezuka Y, Banskota A H, et al. Nitric oxide inhibitory isopimarane-type diterpenes from *Orthosiphon stamineus* of Indonesia. [J]. Journal of Natural Products, 2003, 66(2): 255-258.

[10] Nguyen M T T, Awale S, Tezuka Y, et al. Staminane- and isopimarane-type diterpenes from *Orthosiphon stamineus* of Taiwan and their nitric oxide inhibitory activity[J]. Journal of Natural Products, 2004, 67(4): 654-658.

[11] Fei Y M, Vuanghao L, Muhammad S I, et al. HPLC and anti-inflammatory studies of the flavonoid rich chloroform extract fraction of *Orthosiphon stamineus* leaves[J]. Molecules, 2010, 15(6): 4452-4466.

[12] Rosa M D. Biological properties of carrageenan[J]. Journal of Pharmacy & Pharmacology, 1972, 24(2): 89-102.

[13] Laavola M, Nieminen R, Yam M F, et al. Flavonoids Eupatorin and Sinensetin Present in *Orthosiphon stamineus* Leaves Inhibit Inflammatory Gene Expression and STAT1 Activation[J]. Planta medica, 2012, 78(8): 779-786.

[14] Clark J D, Lin L L, Kriz R W, et al. A novel arachidonic acid-selective cytosolic PLA2 contains a Ca^{2+}-dependent translocation domain with homology to PKC and GAP[J]. Cell, 1991, 65(6): 1043-1051.

[15] Arnold E, Benz T, Zapp C, et al. Inhibition of Cytosolic Phospholipase A2α (cPLA2α) by Medicinal Plants in Relation to Their Phenolic Content[J]. Molecules, 2015, 20(8): 15033-15048.

[16] 李丽，梁绪国，田京伟，等 . 迷迭香酸抗炎作用研究 [J]. 中药药理与临床，2008（4）：21-22.

[17] 江苏新医学院 . 中药大辞典：上 [M]. 上海：上海科学技术出版社，1986.

[18] 刘旭航，李光，邹韬博，等 . 肾茶对大鼠 C-BSA 慢性肾炎模型治疗作用的实验研究 [J]. 中医药信息，2014，31（6）：12-15.

[19] 方衡 . 肾茶的挥发性成分 GC-MS 分析及其对肾小球肾炎大鼠干预作用的代谢组学研究 [D]. 佳木斯：佳木斯大学，2014.

[20] 熊静悦，张俊，张莉，等 . 血尿安胶囊对急慢性肾炎血尿模型的作用及机制研究 [J]. 中药药理与临床，2015，31（4）：174-177.

[21] 谢丽萍，蓝芳，向彩春，等 . 肾茶治疗慢性肾小球肾炎 63 例临床观察 [J]. 广西中医药，2013，36（5）：29-31.

[22] 谢琴 . 肾茶对慢性肾炎患者肾小球内 c4d 沉积和血清肝细胞生长因子表达的影响 [J]. 中国中西医结合肾病杂志，2018，19（7）：604-606.

[23] 洪晓华，刘建勋，于魏林，等 . 前列疏胶囊治疗前列腺炎药理学研究 I——对实验性细菌性前列腺炎大鼠模型的作用 [J]. 中国实验方剂学杂志，2010，16（10）：122-124.

[24] 陈涛，杨全伟 . 肾茶总黄酮抗大鼠慢性细菌性前列腺炎活性研究 [J]. 湖北民族学院学报（医学版），2016，33（4）：1-4.

[25] 张建军，杨琦，王淳，等 . 分清肾茶片对角叉菜胶致大鼠前列腺炎的治疗作用及对肿瘤坏死因子 -α、前列腺素 E_2 的影响 [J]. 中华中医药杂志，2013，28（10）：2909-2913.

[26] 符静泉，黄燕，赵凯丽，等 . 猫须草水提物对急性痛风性关节炎大鼠的抗炎作用 [J]. 大众科技，2020，22（249）：70-79.

[27] Tabana Y M, Al-Suede F S, Ahamed M B, et al. Cat's whiskers (*Orthosiphon stamineus*) tea modulates arthritis pathogenesis via the angiogenesis and inflammatory cascade[J]. BMC Complement Altern Med, 2016, 16(1): 480.

[28] 方允中，杨胜，伍国耀 . 自由基、抗氧化剂、营养素与健康的关系 [J]. 营养学报，2003，25（4）：337-343.

[29] Free Radical Scavenging, Antimicrobial and Immunomodulatory Activities of *Orthosiphon stamineus*[J]. Molecules, 2012, 17(5): 5385.

[30] 陈地灵，龙贺明，张鹤鸣，等 . 肾茶提取物抗氧化及保护线粒体作用研究 [J]. 天然产物研究与开发，2014，26（3）：392-397.

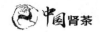

[31] Ashraf K , Halim H , Lim SM , et al. In vitro antioxidant, antimicrobial and antiproliferative studies of four different extracts of *Orthosiphon stamineus*, Gynura procumbens and Ficus deltoidea[J]. Saudi Journal of Biological Sciences, 2020, 27(1): 417-432.

[32] 蔡旋，薛慧琴，杨帆，等.猫须草根抗氧化成分提取工艺的优化研究 [J].上海农业学报，2017，33（5）：99–103.

[33] Malahubban M, Alimon A R, Sazili A Q, et al. Phytochemical analysis of Andrographis paniculata and *Orthosiphon stamineus* leaf extracts for their antibacterial and antioxidant potential[J]. Tropical Biomedicine, 2013, 30(3): 467-480.

[34] Aisha A F, Majid A M S, Ismail Z. Preparation and characterization of nano liposomes of *Orthosiphon stamineus* ethanolic extract in soybean phospholipids[J]. BMC biotechnology, 2014, 14(1): 23.

[35] Akowuah G. A, Zhari I, Norhayati I, et al. Sinensetin, eupatorin, 3′-hydroxy-5, 6, 7, 4′-tetramethoxy-flavone and rosmarinic acid contents and antioxidative effect of *Orthosiphon stamineus* from Malaysia[J]. Food Chemistry, 2004, 87(4): 559-566.

[36] Matkowski A. Antioxidant activity of extracts and different solvent fractions of Glechoma hederacea L. and *Orthosiphon stamineus* (Benth.) Kudo[J]. Advances in Clinical and Experimental Medicine, 2008, 17(6): 615-624.

[37] Yam M F, Basir R, Asmawi M Z, et al. Antioxidant and hepatoprotective effects of *Orthosiphon stamineus* Benth. standardized extract[J]. The American journal of Chinese medicine, 2007, 35(1): 115-126.

[38] Akowuah G A, Ismail Z, Norhayati I, et al. The effects of different extraction solvents of varying polarities on polyphenols of *Orthosiphon stamineus* and evaluation of the free radical-scavenging activity[J]. Food Chemistry, 2005, 93(2): 311-317.

[39] Ismail H F, Hashim Z, Soon W T, et al. Comparative study of herbal plants on the phenolic and flavonoid content, antioxidant activities and toxicity on cells and zebrafish embryo[J]. Journal of traditional and complementary medicine, 2017, 7(4): 452-465.

[40] 陈旭洁，张超，张璐，等.长期存放对猫须草主要有效成分和抗氧化能力的影响 [J].上海畜牧兽医通讯，2018（6）：17–19.

[41] 李晓花，陈蕾西，牛迎凤，等.肾茶多酚提取工艺及其抗氧化活性研究 [J].天然产物研究与开发，2016，28（2）：257–261.

[42] Lim F L, Yam M F, Asmawi M Z, et al. Elicitation of *Orthosiphon stamineus* cell suspension culture for enhancement of phenolic compounds biosynthesis and antioxidant activity[J]. Industrial Crops and Products, 2013, 50: 436-442.

[43] 苏德禹，许鲁宁，汤须崇，等.猫须草总黄酮抗氧化活性研究 [J].海峡药学，2014，26（12）：242–244.

[44] 王锐，张泽俊，熊汝琴.肾茶多糖纤维素酶法提取工艺及抗氧化活性研究 [J].食品研究与开发，2020，41（13）：145–151.

[45] 薛惠琴，蔡旋，熊慧慧，等.猫须草不同部位主要营养成分及抗氧化能力比较 [J].上海农业学报，2016，32（3）：30–35.

[46] Farhan M, Razak S A, Pin K Y, et al. Antioxidant activity and phenolic content of different parts of

Orthosiphon stamineus grown under different light intensities[J]. Journal of Tropical Forest Science, 2012,24(2): 173-177.

[47] Olennikov D N, Tankhaeva L M. Physicochemical characteristics and antioxidant activity of melanoi-din pigment from the fermented leaves of *Orthosiphon stamineus*[J]. Revista Brasileira de Farmacognosia, 2012, 22(2): 284-290.

[48] 蔡旋，薛惠琴，丁瑞志，等.猫须草对氧化应激损伤动物肠道屏障的保护作用 [C]// 中国畜牧兽医学会动物营养学分会第十二次动物营养学术研讨会论文集.中国农业大学出版社：2016：219.

[49] 张海莉，于旭东，赵秋凤，等.海南栽培肾茶的19种抗菌活性测试 [J].食品工业，2019,40（9）：239–241.

[50] 徐福春，罗布占堆，杨东娟.肾茶水浸液抑菌作用研究 [J].西藏大学学报：自然科学版，2010，25（2）：82–85.

[51] 易富，何宇佳，梁凯，等.肾茶水提取物的体外抑菌实验 [J].西南国防医药，2013，23（10）：1058–1059.

[52] Kong C, Yehye W A, Rahman N A, et al. Discovery of potential anti-infectives against Staphylococcus aureus using a Caenorhabditis elegans infection model[J]. Bmc Complementary & Alternative Medicine, 2014, 14(1): 4.

[53] Hossain M A, Ismail Z, Rahman A, et al. Chemical composition and anti-fungal properties of the es-sential oils and crude extracts of *Orthosiphon stamineus* Benth[J]. Industrial Crops & Products, 2008, 27(3): 328-334.

[54] Azizan N, Mohd Said S, Zainal Abidin Z, et al. Composition and Antibacterial Activity of the Essential Oils of *Orthosiphon stamineus* Benth and Ficus deltoidea Jack against Pathogenic Oral Bacteria[J]. Molecules, 2017, 22(12): 2135.

[55] Banskota A H, Tezuka Y, Tran Q, et al. Chemical Constituents and Biological Activities of Vietnamese Medicinal Plants[J]. Current Topics in Medicinal Chemistry, 2003, 3(2): 227-248.

[56] Tong W Y, Darah I, Latiffah Z. Antimicrobial activities of endophytic fungal isolates from medicinal herb *Orthosiphon stamineus* Benth[J]. Journal of Medicinal Plants Research, 2011, 5(5): 831-836.

[57] Rozman N A S B, Nor Hamin N S B M, Ring L C, et al. Antimicrobial Efficacy of Penicillium amestolkiae elv609Extract Treated Cotton Fabric for Diabetic Wound Care[J]. Mycobiology, 2017, 45(3): 178-183.

[58] Yenn T W, Lee C C, Ibrahim D, et al. Enhancement of anti-candidal activity of endophytic fungus Phomopsis sp. ED2, isolated from *Orthosiphon stamineus* Benth, by incorporation of host plant extract in culture medium[J]. The Journal of Microbiology, 2012, 50(4): 581-585.

[59] 刘晔，齐荔红.猫须草治疗尿路感染 38 例 [J].福建中医药，2000，5:46–47.

[60] 王家菁，陈永华，杨盛，等.血尿安胶囊、左氧氟沙星治疗泌尿系感染疗效对比 [J].中国中西医结合肾病杂志，2017，18(1)：2.

[61] 王学，何敏，张俊，等.血尿安胶囊抗尿路感染的药效学研究 [J].中药药理与临床，2016，32（4）：97–101.

[62] Deipenbrock M, Hensel A. Polymethoxylated flavones from *Orthosiphon stamineus* leaves as antiadhe-

sive compounds against uropathogenic E. coli[J]. Fitoterapia, 2019, 139: 104387.

[63] Beydokhti S S, Stork C, Dobrindt U, et al. Orthosipon stamineus extract exerts inhibition of bacterial adhesion and chaperon-usher system of uropathogenic Escherichia coli-a transcriptomic study[J]. Applied Microbiology and Biotechnology, 2019, 103(20): 8571-8584.

[64] Sarshar S, Brandt S, Karam M R A, et al. Aqueous extract from *Orthosiphon stamineus* leaves prevents bladder and kidney infection in mice[J]. Phytomedicine, 2017, 28: 1-9.

[65] 魏蔼玲, 袁明昊, 刘娟汝, 等. 中药在痛风疾病中的应用及其作用机制研究进展 [J]. 中国实验方剂学杂志, 2020, 26（19）: 225-234.

[66] 杨道茂, 欧阳明安. 9 种中药提取物黄嘌呤氧化酶抑制活性研究 [J]. 天然产物研究与开发, 2014（4）: 112, 131-134.

[67] 张小军, 谢丽莎, 唐文均, 等. 抗痛风中草药的研究进展 [J]. 海峡药学, 2016, 28（2）: 11-14.

[68] 袁小玲, 谢丽莎, 张小军, 等. 抗痛风中药药效的研究进展 [J]. 蛇志, 2016, 28（1）: 77-80.

[69] 赵雪梅, 谭昌恒, 张辉, 等. 猫须草提取物对黄嘌呤氧化酶的抑制作用 [J]. 中药药理与临床, 2009, 25（3）: 45-47.

[70] 黄幼霞, 蔡英健, 吴宝花. 肾茶对小鼠血尿酸水平的影响 [J]. 世界临床药物, 2016, 37（11）: 744-747.

[71] 陈珠, 杨彩霞, 倪婉晔, 等. 肾茶对急性痛风性关节炎大鼠的抗炎作用研究 [J]. 环球中医药, 2016, 9（9）: 1051-1054.

[72] Arafat O M, Tham S Y, Sadikun A, et al. Studies on diuretic and hypouricemic effects of *Orthosiphon stamineus* methanol extracts in rats[J]. Journal of Ethnopharmacology, 2008, 118(3): 354-360.

[73] Olah N K, Radu L, Mogoşan C, et al. Phytochemical and pharmacological studies on *Orthosiphon stamineus* Benth. (Lamiaceae) hydroalcoholic extracts[J]. Journal of Pharmaceutical and Biomedical Analysis, 2003, 33(1): 117-123.

[74] Xu W H, Wang H T, Sun Y, et al. Antihyperuricemic and nephroprotective effects of extracts from *Orthosiphon stamineus* in hyperuricemic mice[J]. Journal of Pharmacy and Pharmacology, 2020, 72(4): 551-560.

[75] 孙影. 猫须草酚酸的提取及其对高尿酸血症的影响 [D]. 杭州: 浙江工业大学, 2018.

[76] 蓝伦礼. 肾茶对高尿酸血症及痛风性肾病肾损害的保护作用及机制研究 [D]. 广州: 广州中医药大学, 2016.

[77] Chen W D, Zhao Y L, Sun W J, et al. "Kidney Tea" and Its Bioactive Secondary Metabolites for Treatment of Gout[J]. Journal of Agricultural and Food Chemistry, 2020, 68(34): 9131-9138.

[78] 袁小玲. 抗痛风颗粒剂相关药效学与指纹图谱实验研究 [D]. 南宁: 广西中医药大学, 2017.

[79] 郭思彤. 驱风止痛散对痛风性肾病及急性痛风性关节炎的保护作用及机制研究 [D]. 南宁: 广西医科大学, 2019.

[80] 张少贵. 肾茶对腺嘌呤致慢性肾功能衰竭大鼠模型的作用机理研究 [D]. 福州: 福建医科大学, 2008.

[81] 张少贵, 黄荣桂, 郑兴中. 肾茶水提取物对大鼠腺嘌呤肾功能衰竭模型的肾功能影响 [J]. 福建医科大学学报, 2014, 48（6）: 362-366.

[82] 吕孝冬. 芪黄保肾方对肾衰竭幼鼠 PAX2 表达的影响 [D]. 哈尔滨: 黑龙江省中医药科学院,

2015.

[83] 高南南，田泽，李玲玲，等 . 肾茶对 Adenine 所致慢性肾功能衰竭大鼠的改善作用 [J]. 西北药学杂志，1996（3）：114-117.

[84] 张菊，赵远，李艳萍，等 . 肾茶对腺嘌呤致大鼠慢性肾功能衰竭模型的影响研究 [J]. 云南中医中药杂志，2019，40（2）：66-68.

[85] 王立强，孟萍萍，智利，等 . 肾茶提取物防治大鼠慢性肾功能衰竭的实验研究 [J]. 中国医药科学，2011，1（1）：33-35.

[86] 高敏，倪凯，杨丽萍，等 . 傣药猫须草对大鼠肾功能衰竭作用研究 [J]. 中国民族民间医药，2017，26（15）：45-46.

[87] 郭银雪，胡茂蓉，葛平玉 . 肾茶黄酮对急性肾衰中肾小管上皮细胞保护作用的研究 [J]. 世界科学技术：中医药现代化，2020，22（6）：1773-1779.

[88] 林威远 . 肾茶及迷迭香酸对 5/6 肾切除大鼠系膜基质及 TGF-β_1 的影响 [D]. 福州：福建医科大学，2004.

[89] 车丽双 . 迷迭香酸对单侧输尿管梗阻大鼠肾间质纤维化的影响 [D]. 福州：福建医科大学，2013.

[90] 王丽敏，田玉凤，谭振香，等 . 肾茶对 UUO 大鼠肾组织 FaS，FasL 表达的影响 [J]. 黑龙江医药科学，2014，37（3）：36-36.

[91] 秦曼，郑嫚，仲维娜 . 中医药治疗单侧输尿管梗阻肾纤维化的实验研究进展 [J]. 黑龙江中医药，2016，45（1）：63-65.

[92] 林艳 . 迷迭香酸抗 LPS 诱导大鼠肾小球系膜细胞增殖与凋亡机制的探讨 [D]. 福州：福建医科大学，2013.

[93] 李月婷 . 肾茶及迷迭香酸对大鼠肾小球系膜细胞增殖及白细胞介素 1β 表达的影响 [D]. 福州：福建医科大学，2003.

[94] 王丽敏，穆斯塔凡，王蕾 . 肾茶联合泼尼松对多柔比星肾病大鼠核因子 -KB，白介素 -8 水平的干预研究 [J]. 黑龙江医药科学，2013，36（6）：42-43.

[95] 林志民 . 肾茶提取物及熊果酸对大鼠肾小球系膜细胞增殖及 TGF-β_1 表达的影响 [D]. 福州：福建医科大学，2009.

[96] Gaikwad K, Dagle P, Choughule P, et al. A review on some nephroprotective medicinal plants[J]. International Journal of Pharmaceutical Sciences and Research, 2012，3(8): 2451.

[97] 王丽敏，王蕾，徐海波，等 . 肾茶对阿霉素肾病大鼠血清 NF-KB，IL-8 水平的干预研究 [J]. 黑龙江医药科学，2013，36（1）：19-21.

[98] 柳丹萍 . 肾茶及熊果酸对小鼠马兜铃酸肾病的保护作用 [D]. 福州：福建医科大学，2014.

[99] 李渊根 . 熊果酸对阿霉素肾病的干预作用研究 [D]. 福州：福建医科大学，2014.

[100] Sriplang K, Adisakwattana S, Rungsipipat A, et al. Effects of *Orthosiphon stamineus* aqueous extract on plasma glucose concentration and lipid profile in normal and streptozotocin-induced diabetic rats[J]. Journal of ethnopharmacology, 2007,109(3): 510-514.

[101] 宋立群，张慧杰，负捷，等 . 虫草益肾颗粒对高糖培养下人肾小球系膜细胞增殖的影响 [J]. 中国中西医结合肾病杂志，2015（12）：1048-1051.

[102] 宋立群，刘爽，宋业旭，等 . 虫草益肾颗粒对高糖培养下人肾小球系膜细胞增殖和 CAT，

MDA 表达水平的影响 [J]. 中国中医急症，2016，25（10）：1833-1836.

[103] 宋立群，张慧杰，负捷，等 . 虫草益肾颗粒对人肾小球系膜细胞 megsin 及 p38MAPK 信号转导通路的影响 [J]. 中医药学报，2016，1：28-32.

[104] Mohamed E A H, Siddiqui M J A, Ang L F, et al. Potent α-glucosidase and α-amylase inhibitory activities of standardized 50% ethanolic extracts and sinensetin from *Orthosiphon stamineus* Benth as anti-diabetic mechanism[J]. BMC Complementary and Alternative Medicine, 2012,12: 1-7.

[105] 刘爽 . 虫草益肾颗粒对高糖培养下人肾小球系膜细胞增殖及氧化应激的影响 [D]. 哈尔滨：黑龙江中医药大学，2017.

[106] Hae-Jung L, Yoon-Jung C, So-Young P, et al. Hexane Extract of *Orthosiphon stamineus* Induces Insulin Expression and Prevents Glucotoxicity in INS-1 Cells[J]. Diabetes & Metabolism Journal, 2015, 39(1): 51-8.

[107] 刘广建 . 肾茶对糖尿病大鼠肾脏的保护作用及其机制研究 [D]. 福州：福建医科大学，2004.

[108] 徐贵华，袁利 . 中医药防治糖尿病肾病内皮功能损伤的研究进展 [J]. 中国医药指南，2013，11（34）：333-334.

[109] 李光，陈曦，路娟，等 . 肾茶水提物喷干粉对链脲霉素所致糖尿病大鼠降血糖作用机制研究 [J]. 中华中医药杂志，2013，28（12）：3653-3656.

[110] Mohamed E A, Mohamed A J, Asmawi M Z, et al. Antihyperglycemic effect of *Orthosiphon stamineus* benth leaves extract and its bioassay-guided fractions[J]. Molecules, 2011, 16(5): 3787-3801.

[111] Mohamed E A H, Yam M F, Ang L F, et al. Antidiabetic Properties and Mechanism of Action of *Orthosiphon stamineus* Benth Bioactive Sub-fraction in Streptozotocin-induced Diabetic Rats[J]. Journal of Acupuncture and Meridian Studies, 2013, 6(1): 31-40.

[112] Nguyen P H, Tuan H N, Hoang D T, et al. Glucose Uptake Stimulatory and PTP1B Inhibitory Activities of Pimarane Diterpenes from *Orthosiphon stamineus* Benth[J]. Biomolecules, 2019, 9(12): 859.

[113] 石晓欣，昌菁，王瑞良 . 肾安胶囊合并瑞舒伐他汀钙片对老年早期糖尿病肾病干预研究 [J]. 辽宁中医药大学学报，2019，21（12）：202-205.

[114] Jung D Y, Kim E Y, Joo S Y, et al. Prolonged survival of islet allografts in mice treated with rosmarinic acid and anti-CD154 antibody[J]. Experimental & Molecular Medicine, 2008, 40(1): 1-10.

[115] 郑英换，潘显茂，李兰婷 . 猫须草提取物体外抗肿瘤活性部位研究 [J]. 安徽农业科学，2020，48（12）：177-179.

[116] Pauzi N, Mohd K S, Halim N H A, et al. *Orthosiphon stamineus* extracts inhibits proliferation and induces apoptosis in uterine fibroid cells[J]. Asian Pacific Journal of Cancer Prevention: Asian Pacific Journal of Cancer Prevention, 2018, 19(10): 2737.

[117] 龙贺明，罗艳，程海燕，等 . 肾茶总黄酮抗肾癌活性研究 [J]. 赣南医学院学报，2017，37（2）：179-184.

[118] 底夏夏 . 三种药用植物的化学成分及生物活性研究 [D]. 济南：山东大学，2013.

[119] Luo Y, Li X Z, Xiang B, et al. Cytotoxic and renoprotective diterpenoids from *Clerodendranthus spicatus*[J]. Fitoterapia, 2018, 125: 135-140.

[120] Guan S, Fan G. Diterpenoids from Aerial Parts of *Clerodendranthus spicatus* and Their Cytotoxic Activity[J]. Helvetica Chimica Acta, 2014, 97(12): 1708-1713.

[121] Dolečková I, Rárová L, Grúz J, et al. Antiproliferative and antiangiogenic effects of flavone eupatorin, an active constituent of chloroform extract of *Orthosiphon stamineus* leaves[J]. Fitoterapia, 2012, 83(6): 1000-1007.

[122] Suhaimi S H, Hasham R, Idris M K H, et al. Optimization of Ultrasound-Assisted Extraction Conditions Followed by Solid Phase Extraction Fractionation from *Orthosiphon stamineus* Benth(Lamiace) Leaves for Antiproliferative Effect on Prostate Cancer Cells[J]. Molecules, 2019, 24(22): 4183.

[123] Tezuka Y, Stampoulis P, Banskota A H, et al. Constituents of the Vietnamese medicinal plant *Orthosiphon stamineus*[J]. Chemical and Pharmaceutical Bulletin, 2000, 48(11): 1711-1719.

[124] Awale S, Tezuka Y, Banskota A H, et al. Norstaminane- and isopimarane-type diterpenes of *Orthosiphon stamineus* from Okinawa[J]. Tetrahedron, 2002, 58(27): 5503-5512.

[125] Stampoulis P, Tezuka Y, Banskota A H, et al. Staminolactones A and B and Norstaminol A:　Three Highly Oxygenated Staminane-Type Diterpenes from *Orthosiphon stamineus*[J]. Organic Letters, 1999, 1, (9): 1367-1370.

[126] Chung Y S, Choo B, Ahmed P K, et al. A Systematic Review of the Protective Actions of Cat's Whiskers (Misai Kucing) on the Central Nervous System[J]. Front Pharmacol, 2020, 11: 692.

[127] Retinasamy T, Shaikh M F, Kumari Y, et al. Ethanolic Extract of *Orthosiphon stamineus* Improves Memory in Scopolamine-Induced Amnesia Model[J]. Frontiers in Pharmacology, 2019, 10: 1216.

[128] Retinasamy T, Shaikh M F, Kumari Y, et al. *Orthosiphon stamineus* Standardized Extract Reverses Streptozotocin-Induced Alzheimer's Disease-Like Condition in a Rat Model[J]. Biomedicines, 2020, 8(5): 104.

[129] 汪泽栋，李宜航，陈曦，等. 肾茶水提物喷干粉对 D– 半乳糖所致衰老小鼠学习记忆功能的影响 [J]. 天然产物研究与开发，2013，25（12）：1649–1652.

[130] Zhou H C, Yang L, Guo R Z, et al. Phenolic acid derivatives with neuroprotective effect from the aqueous extract of *Clerodendranthus spicatus*[J]. Journal of Asian Natural Products Research, 2017, 19(10): 1-7.

[131] Choo B K M, Kundap U P, Kumari Y, et al. *Orthosiphon stamineus* Leaf Extract Affects TNF-α and Seizures in a Zebrafish Model[J]. Frontiers in pharmacology, 2018, 9: 139.

[132] George A, Chinnappan S, Choudhary Y, et al. Effects of a Proprietary Standardized *Orthosiphon stamineus* Ethanolic Leaf Extract on Enhancing Memory in Sprague Dawley Rats Possibly via Blockade of Adenosine A2A Receptors[J]. Evidence-Based Complementary and Alternative Medicine, 2015, 2015: 1-9.

[133] Vijaya S, Sri P U, Ramarao N. Neuro-protective properties of Orthosiphon staminus (Benth) leaf methanolic fraction through antioxidant mechanisms on SH-SY5Y cells: an in-vitro evaluation[J]. International Journal of Pharmaceutical Sciences and Research, 2015, 6(3): 1115-1125.

[134] 晁玉凡. 肾结石小鼠脂质代谢调控网络构建及肾茶抗结石机制研究 [D]. 上海：海军军医大学，2016.

[135] 蒋维晟，许灌成. 肾茶提取液对大鼠肾草酸钙结石模型影响的实验研究 [C]//2007 年贵州省医学会泌尿外科分会学术年会论文汇编. 出版者不详，2007.

[136] 蒋维晟. 肾茶提取液对肾结石模型影响的实验研究 [J]. 江西中医学院学报，2009，21（1）：52–54.

[137] 黄幼霞. 肾草酸钙结石模型的制作及迷迭香酸对病模的影响 [J]. 生物技术世界，2013（9）：96，

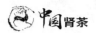

98.

[138] 张杰群. 肾茶及迷迭香酸对三聚氰胺和三聚氰酸联合致小鼠肾结石的作用 [D]. 福州：福建医科大学，2014.

[139] 蔡华芳，罗砚曦，蒋幼芳，等. 肾茶提取物抑制小鼠草酸钙结石作用研究 [J]. 中国实用医药，2008，3（7）：1-1.

[140] 高松燕，董昕，谌卫，等. 基于 UHPLC/Q-TOF 技术的中药肾茶预防治疗结晶肾损伤小鼠的尿液代谢组学研究 [C]// 代谢组学与中医药现代研究学术论坛. 科学技术部；国际自然科学基金委；中国药理学会，2013.

[141] 高松燕. 基于两种动物模型的结晶肾损伤形成机制及中药干预的代谢组学研究 [D]. 上海：第二军医大学，2015.

[142] Adam Y, Somchit M N, Sulaiman M R, et al. Diuretic properties of *Orthosiphon stamineus* Benth[J]. Journal of ethnopharmacology, 2009, 124(1): 154-158.

[143] Beaux D, Fleurentin J, Mortier F. Effect of extracts of *Orthosiphon stamineus* Benth, Hieracium pilosella L. Sambucus nigra L. and Arctostaphylos uva-ursi(L.)Spreng. in rats[J]. Phytotherapy Research, 2015, 13(3): 222-225.

[144] Yuliana N D, Khatib A, Link-Struensee A M, et al. Adenosine A1 receptor binding activity of methoxy flavonoids from *Orthosiphon stamineus*[J]. Planta Med, 2009, 75(2): 132-136.

[145] Manshor N M, Dewa A, Asmawi M Z, et al. Vascular Reactivity Concerning *Orthosiphon stamineus* Benth-Mediated Antihypertensive in Aortic Rings of Spontaneously Hypertensive Rats[J]. International Journal of Vascular Medicine, 2013: 456852.

[146] Abraika O, Atangwho I, Sadikun A, et al. In vitro activity-guided vasodilatory effect of *Orthosiphon stamineus* leaves[J]. Journal of Experimental & Integrative Medicine, 2012, 2(3): 255-261.

[147] Yam M F, Tan C S, Ahmad M, et al. Vasorelaxant Action of the Chloroform Fraction of *Orthosiphon stamineusvia* NO/cGMP Pathway, Potassium and Calcium Channels[J]. The American Journal of Chinese Medicine, 2016, 44(7): 1413-1439.

[148] Tan C S, Yam M F. Mechanism of vasorelaxation induced by 3'-hydroxy-5, 6, 7, 4'-tetramethoxyflavone in the rats aortic ring assay[J]. Naunyn-Schmiedeberg's Archives of Pharmacology, 2018, 391:561-569.

[149] Azizan N A, Ahmad R, Mohamed K, et al. The in vivo antihypertensive effects of standardized methanol extracts of *Orthosiphon stamineus* on spontaneous hypertensive rats: A preliminary study[J]. African Journal of Pharmacy and Pharmacology, 2012, 6(6): 376-379.

[150] 杜旭. 印度尼西亚爪哇岛产肾茶叶中的抗高血压成分 [J]. 国外医学（中医中药分册），2001（5）：308-309.

[151] Ohashi K, Bohgaki T, Shibuya H. Antihypertensive substance in the leaves of kumis kucing (Orthosiphon aristatus) in Java Island[J]. Yakugaku zasshi: Journal of the Pharmaceutical Society of Japan, 2000, 120(5): 474.

[152] MATSUBARA T, BOHGAKI T, WATARAI M, et al. Antihypertensive actions of methylripariochromene A from Orthosiphon aristatus, an Indonesian traditional medicinal plant[J]. Biological & pharmaceutical bulletin, 1999, 22(10): 1083-1088.

[153] Armaghan S, Md S K, Aisha A F A, et al. Flavonoids-Rich *Orthosiphon stamineus* Extract as New Candidate for Angiotensin I-Converting Enzyme Inhibition: A Molecular Docking Study[J]. Molecules, 2016, 21(11):1500.

[154] Mohd Nor N H, Othman F, Mohd Tohit E R, et al. In Vitro Antiatherothrombotic Effects of Extracts from Berberis Vulgaris L. Teucrium Polium L. and *Orthosiphon Stamineus* Benth[J]. Evidence-based Complementary and Alternative Medicine, 2019.

[155] 徐敢风，李燕 . 虫草保肾颗粒对慢肾衰大鼠颈动脉内膜的影响 [J]. 中西医结合心血管病电子杂志，2016，4（21）：131–133.

[156] 李燕 . 虫草保肾颗粒对慢肾衰大鼠颈动脉粥样硬化的影响 [D]. 哈尔滨：黑龙江中医药科学院，2014.

[157] 李家洲，卢海啸，韦清海 . 肾茶提取物对蛙肠系膜微循环的影响 [J]. 玉林师范学院学报（自然科学版），2007（5）：67–71.

[158] Pan Y, Abd-Rashid B A, Ismail Z, et al. In vitro effects of active constituents and extracts of *Orthosiphon stamineus* on the activities of three major human cDNA-expressed cytochrome P450 enzymes[J]. Chemico-Biological Interactions, 2011, 190(1): 1-8.

[159] Pan Y, Abd-Rashid B A, Ismail Z, et al. In vitro modulatory effects of Andrographis paniculata, Centella asiatica and *Orthosiphon stamineus* on cytochrome P450 2C19 (CYP2C19)[J]. Journal of Ethnopharmacology, 2011, 133(2): 881-887.

[160] Ismail S, Aziah Hanapi N, Ab Halim M R, et al. Effects of Andrographis paniculata and *Orthosiphon stamineus* Extracts on the Glucuronidation of 4-Methylumbelliferone in Human UGT Isoforms[J]. Molecules, 2010, 15(5):3578-3592.

[161] Faizul F M, Aminudin N, Kadir H A, et al. Bilirubin lowering potential of *Orthosiphon stamineus* in temporarily jaundiced adult rats[J]. African Journal of Pharmacy & Pharmacology, 2009, 3(7): 359-361.

[162] R Maryamma, R Venkatanarayana, Maheswari C Kothai. Hepatoprotective Activity of "*Orthosiphon stamineus*"on Liver Damage Caused by Paracetamol in Rats[J]. Jordan Journal of Biological Sciences, 2008, 1(3): 105-108.

[163] Alshawsh M A, Abdulla M A, Ismail S, et al. Hepatoprotective Effects of *Orthosiphon stamineus* Extract on Thioacetamide-Induced Liver Cirrhosis in Rats[J]. Evidence-based Complementary and Alternative Medicine, 2011.

[164] Al-Dulaimi D W, Shah Abdul Majid A, M Baharetha H, et al. Anticlastogenic, antimutagenic, and cytoprotective properties of *Orthosiphon stamineus* ethanolic leaves extract[J]. Drug and Chemical Toxicology, 2020, 45(2): 641-650.

[165] Choi Y J, Park S Y, Kim J Y, et al. Combined treatment of betulinic acid, a PTP1B inhibitor, with *Orthosiphon stamineus* extract decreases body weight in high-fat-fed mice[J]. Journal of Medicinal Food, 2013, 16(1): 2-8.

[166] Seyedan A, Alshawsh M A, Alshagga M A, et al. Antiobesity and lipid lowering effects of *Orthosiphon stamineus* in high-fat diet-induced obese mice[J]. Planta Medica, 2017, 83(8): 684-692.

[167] Bokhari R A, Lau S F, Mohamed S. *Orthosiphon stamineus* (Misai Kucing) ameliorated postmeno-

pausal osteoporosis in rat model[J]. Menopause-the Journal of the North American Menopause Society, 2018, 25(2): 202-210.

[168] Cai X, Yang F, Zhu L, et al. Rosmarinic Acid, the Main Effective Constituent of *Orthosiphon stamineus*, Inhibits Intestinal Epithelial Apoptosis Via Regulation of the Nrf2 Pathway in Mice[J]. Molecules, 2019, 24(17):3027.

[169] 刘德坤，张璐，陈旭洁，等 . 猫须草叶提取物对高脂饮食诱导小鼠肾损伤的调控作用 [J]. 营养研究，2019，4（16）: 60–64.

[170] Wang L, Zhang X, Li Y, et al. Aqueous Extract of Clerodendranthus spicatus Exerts Protective Effect on UV-Induced Photoaged Mice Skin[J]. Evidence-based Complementary and Alternative Medicine, 2016.

[171] Yam M F, Ang L F, Basir R, et al. Evaluation of the anti-pyretic potential of *Orthosiphon stamineus* Benth standardized extract[J]. Inflammopharmacology, 2009, 17(1): 50.

[172] 岑小波，王瑞淑 . 肾茶对小鼠免疫功能的影响 [J]. 现代预防医学，1997（1）: 73–74.

第六章 安全性评价研究

肾茶的安全性较好，为我国和东南亚各国常用药，常代茶饮的形式用于保健，未见明显不良反应。肾茶中分离获得的迷迭香酸、橙黄酮、半齿泽兰素等成分无明显的毒性。国内外学者对肾茶的安全性评价也比较全面，急性毒性、长期毒性以及致畸致突变等实验结果均指向肾茶无明显毒性。国际上明确肾茶可以作为保健食品的原料，但国内相关研究人员尚未就肾茶作为新资源食品进行系统规范的安全性评价。

Muhammad 等人采用沙门菌 / 微粒体突变试验和小鼠骨髓微核试验，研究了肾茶水提物的遗传毒性。肾茶水提物对鼠伤寒沙门菌菌株 TA100、TA98、TA97a 和 TA1535 的致突变作用采用标准平板掺入法进行试验。小鼠连续 3d 口服 0、500、2000 和 4000mg/kg 剂量的肾茶水提物，脱颈椎处死后取骨髓进行涂片和微核评分，并测定小鼠肝微粒体中乙氧基 –resorufin–O– 脱烷化酶和苄氧基 –resorufin–O– 脱烷化酶的活性。实验结果表明，肾茶水提物在每板 5000μg 的剂量下未引起突变，对小鼠骨髓无毒性，不能诱导小鼠肝脏细胞色素 P450 酶[1]。

Noor Rain Abdullah 等人使用固定剂量法评价了肾茶提取物对 SD 大鼠的急性经口毒性。受试的肾茶提取物中含有 0.15%、0.21% 和 0.05% 的橙黄酮、半齿泽兰素和 3′ – 羟基 –5,6,7,4′ – 四甲氧基黄酮。大鼠单次给药该提取物 5000mg/kg 后，进行一般状态观察 14d。在实验期间动物没有出现毒性迹象和死亡。与对照组相比，大鼠一般行为、体质量、食水摄入量、每 100g 体重相对器官重量、血液学和生化指标均无明显差异，证明该提取物 LD_{50} 大于 5000mg/kg[2]。

Abdulaziz A.Al–Yahya 评价了肾茶胶囊对瑞士白化小鼠生殖、细胞学和生化变化的亚急性毒性。小鼠给予肾茶提取物 62.50、125 和 250mg/（kg·d），连续给药 90d。肾茶高剂量组小鼠出现精子数量和活力显著减少，精子形态异常，精子染色体的畸变，睾丸丙二醛水平升高，非蛋白巯基降低，血浆雌二醇水平显著升高，睾酮水平降低。肾茶降低了雄

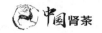

性和雌性小鼠的生育指数，这表明肾茶亚急性给药可诱导显性致死突变，尤其是高剂量组中。总之，较高剂量的肾茶可诱导小鼠生殖毒性[3]。

Hussin Muhammad 等人研究了肾茶水提物的发育毒性，在雌性大鼠妊娠第 6 ～ 20d 灌胃给药肾茶提取物 250、500、1000 和 2000mg/kg，记录产鼠毒性、体重增加、食物和水消耗等指标，并在妊娠第 21d 进行剖宫产术，计数存活和死亡的胎儿数量，称重胎儿并检查外部异常。肾茶水提物没有改变妊娠体重增加和食物与水的消耗，没有其他母体毒性迹象，也没有观察到胚胎性和产前生长迟缓。但胎儿茜素红 S 染色结果发现，肾茶水提物非剂量依赖性的方式增加了少数骨骼变异和颅骨畸形[4]。

Armaghan Shafaei 等人使用 SD 大鼠对肾茶乙醇提取物的纳米脂质体进行了急性和 28d 的亚急性口服毒性试验，并利用鼠伤寒沙门菌株对遗传毒性进行了研究。急性毒性研究中，大鼠单次口服肾茶提取物 5000mg/kg，结果表明提取物的 LD_{50} 大于 5000mg/kg。亚急性毒性评价中，大鼠口服肾茶提取物 250、500 和 1000mg/kg，实验结束与对照组相比，在食物和水消耗、体重变化、血液和生化参数、相对器官重量、大体结果或组织病理学方面没有显著性差异。污染物致突变性检测中，肾茶提取物不具备诱发 TA98 和 TA100 鼠伤寒沙门菌突变的活性。1000mg/kg 剂量的肾茶乙醇提取物纳米脂质体不会引起亚急性毒性[2]。

Hassan Fahmi Ismail 等人采用了鱼类胚胎急性毒性试验方法考察了肾茶水提物对斑马鱼胚胎的毒性。肾茶水提物处理斑马鱼胚胎 96 小时致死中浓度（LC_{50}）为 1.685mg/mL。对照组胚胎脊柱平直，身体形状和心率正常，卵黄囊圆形，身体和眼睛上色素正常沉着。相反，致畸浓度引起器官发育异常的浓度表现为脊柱弯曲，卵黄囊增大，心包水肿，心跳缓慢和孵化延迟（＞ 72hpf）。暴露毒性浓度的胚胎（7D）表现为卵子凝固和器官不发育，尤其是脊柱、尾巴、软骨、心脏和颌骨形成过程被抑制[5]。

Elsnoussi Ali Hussin Mohamed 等人评价了肾茶 50% 乙醇提取物对 SD 大鼠的急性毒性和亚急性毒性。采用上下法进行急性毒性研究，大鼠给药 5000mg/kg 肾茶 50% 乙醇提取物后，观察大鼠死亡率和临床体征 3h，直到 14d；亚急性毒性实验中，连续 28d 给药 1250、2500 和 5000mg/kg 肾茶提取物，进行器官和血清指标的检查。5000mg/kg 肾茶 50% 乙醇提取物未引起明显的毒性迹象和动物死亡。亚急性毒性评价中大鼠的一般情况、生长、器官重量、病理参数、临床化学值或器官的大体和显微观察均未出现明显异常[6]。

Ashwaq H.S.Yehya 等人评价了肾茶提取物及其中迷迭香酸与吉西他滨联合应用的毒理学效应。各组裸鼠分别腹腔注射肾茶 50% 乙醇提取物 200、400mg/kg，迷迭香酸 32mg/kg，吉西他滨 10mg/kg 或者联合用药 14d，检测血清生化、血液学、髓－红细胞比、致死率、肝肾脾器官的组织病理学变化。与对照组相比，肾茶提取物和迷迭香酸组以及联合吉西他滨用药组均未对裸鼠的器官造成任何毒性和损害 [7]。

为了确定肾茶提取物可能关系到人的安全性的非期望药理作用，评价其不良反应，同时推测其不良反应的机制，宋伟杰等人考察肾茶提取物的一般药理作用，主要观察了肾茶提取物对麻醉犬循环系统的影响。肾茶提取物通过十二指肠给药，剂量相当于 0.48、1.44、4.32g/kg 生药。各个剂量的肾茶提取物对麻醉犬 II 导联心电图各主要波形（如 QRS 间期、P–R 间期、T 波振幅及 ST 段偏移）及心率均无明显影响，给药 90min 和 120min 时，麻醉犬血压有显著下降 [8]。

Dhamraa W.Al–Dulaimi 等人考察了肾茶的抗突变作用。肾茶 50% 乙醇提取物未引起伤寒沙门菌 TA98 和 TA100 发生突变，对 2– 硝基芴和叠氮化钠引发伤寒沙门菌 TA98 和 TA100 的突变均表现出较强的抗突变活性。在丝裂霉素 C 诱导人外周血淋巴细胞有丝分裂、复制以及染色体畸变和姐妹染色单体交换异常的模型中，细胞遗传学测试显示 50～200g/mL 的肾茶醇提物能降低有丝分裂和复制指数，但不会产生染色体异常和畸变的副作用 [9]。

参考文献

[1]H. Muhammad, M.R. Gomes-Carneiro, K.S. Poça, et al. Evaluation of the genotoxicity of *Orthosiphon stamineus* aqueous extract[J]. Journal of Ethnopharmacology, 2011.

[2]Shafaei A, Esmailli K, Farsi E, et al. Genotoxicity, acute and subchronic toxicity studies of nano liposomes of *Orthosiphon stamineus* ethanolic extract in Sprague Dawley rats[J]. BMC Complementary & Alternative Medicine, 2015.

[3]Abdullah NR, Ismail Z, Ismail Z. Acute toxicity of *Orthosiphon stamineus* Benth standardized extract in Sprague Dawley rats[J]. Phytomedicine, 2009 Mar;16(2-3):222-6.

[4]Muhammad H, Sulaiman S A, Ismail Z, et al. Study on the developmental toxicity of a standardized extract of *Orthosiphon stamineus* in rats[J]. Revista Brasileira de Farmacognosia, 2013, 23(3):513-520.

[5]Ismail H F, Hashim Z, Soon W T, et al. Comparative study of herbal plants on the phenolic and flavonoid content, antioxidant activities and toxicity on cells and zebrafish embryo[J]. Journal of Traditional & Complementary Medicine, 2017:452-465.

[6]Mohamed E A H, Lim C P, Ebrika O S, et al. Toxicity evaluation of a standardised 50% ethanol extract of *Orthosiphon stamineus*[J]. Journal of Ethnopharmacology, 2011, 133(2):358-363.

[7]Yehya A H S, Muhammad A, Gurjeet K, et al. Toxicological studies of *Orthosiphon stamineus* (Misai Kucing) standardized ethanol extract in combination with gemcitabine in athymic nude mice model[J]. Journal of Advanced Research, 2018, 15:S20901232218300614.

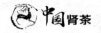

[8] 宋伟杰 , 王立强 , 孟萍萍 , 等 . 肾茶提取物对实验动物循环系统药理作用的研究 [J]. 中国医药科学 , 2011,1(7):47–48.

[9]Al-Dulaimi D W, Shah Abdul Majid A, M Baharetha H, et al. Anticlastogenic, antimutagenic, and cyto-protective properties of *Orthosiphon stamineus* ethanolic leaves extract[J]. Drug and Chemical Toxicology (New York, N.Y. 1978), 2020:1-10.

第七章　临床应用

肾茶为唇形科肾茶属植物。该属植物全世界仅有 5 种，产于东南亚的印度尼西亚、马来西亚、缅甸、菲律宾等国家，澳大利亚也有分布。地域性及民族文化的差异，使得肾茶的植物别名、药材名称、功效以及应用在不同的地域有所不同。印度尼西亚民间肾茶用于治疗糖尿病、高血压、风湿病、扁桃体炎、月经不调等；越南肾茶地上部分用于治疗泌尿系结石、水肿、急性发热、流感、肝炎和黄疸等症；缅甸肾茶叶作为抗糖尿病药，干叶的水煎剂用于治疗尿道和肾脏疾病；日本冲绳肾茶常作解毒茶。据《中药大辞典》记载，肾茶全草入药，性凉，味苦、甘淡，具有清热祛湿、排石利水等功效。傣族医书中记载肾茶用以治疗小便热、涩、疼痛，有通淋排石的功效。主治泌尿系结石、肾炎、尿路感染、血尿、肾衰、肾功能不全、糖尿病肾病、前列腺炎等疾病。尤其对肾结石、尿路结石、胆结石、胆囊炎有特殊疗效，且疗效神奇，被誉为"国际利尿化石药"。本章节总结与肾茶相关的常用方、制剂、胶囊、验案等临床应用现状，为肾茶的开发、研究利用提供参考。

第一节　传统经方及常用方

西双版纳地区过去缺医少药，伤寒、疟疾、瘟疫、肝炎、风湿等病严重危害当地人民的生命安全，为了生存，当地人民就用当地药用植物来防病治病，用药知识祖祖辈辈传承，源远流长。肾茶应用历史长达 2000 多年，民间医生以肾茶为主防治疾病的常用方及临床验方广泛流传，临床效果显著。

一、肾炎

传统经方：通淋化石方（雅沙把拢牛），源自古傣医经书《档哈雅召书婉娜》[1]，有1300 余年使用历史。

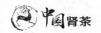

【组成】肾茶。

【制法】汤剂：水煎煮；散剂：碾细粉备用。

【功能主治】清火解毒，利尿排石，凉血止血。用于治疗小便热涩疼痛、尿中夹带沙石，如急慢性肾炎，肾盂肾炎，尿道炎，肾、输尿管、膀胱结石等。也可以治疗风湿性关节炎、痛风等病证。

【用法用量】口服。15～30g，水煎服或开水浸泡代茶饮。

【使用注意】目前尚未见不良反应记载。

常用方一[2]：肾茶20g，藤子茶30g，石斛30g。水煎30分钟，酒为引，1日1剂，1日3次，1次500mL，9日为1个疗程。

常用方二[2]：肾茶10g，倒心盾翅藤30g，鱼子兰20g，螃蟹脚30g，藤子茶20g，叶下珠15g。水煎服，酒为引，1日1剂，1日3次，1次600mL，9日为1个疗程。此方还可治疗肾结石。

常用方三[3]：藤子茶20g，肾茶30g，叶下珠20g，鲜兰根10g，绞股蓝10g。水煎服，酒为引，1日1剂，1日3次，1次600mL，9日为一个疗程。

常用方四[3]：肾茶10g，飞龙掌血20g，毛木通10g，地板藤30g，藤子茶20g。水煎服，酒为引，1日1剂，1日3次，1次600mL，6日为一个疗程。

常用方五[3]：肾茶20g，叶下珠20g，倒心盾翅藤30g，藤子甘草10g，藤子茶20g。水煎服，1日1剂，1日3次，1次700mL，9日为一个疗程。

常用方六[3]：肾炎草20g，肾茶20g，饿饭果20g，绿岩七20g，大仙草10g。水煎服，1日1剂，1日3次，1次600mL，6日为一个疗程。

二、肾结石

传统经方：五淋化石胶囊（雅拢牛哈占波），此方为西双版纳州傣医院制剂。

【组成】倒心盾翅藤15g，野芦谷根15g，白鸡内金30g，肾茶15g，山大黄15g。

【用法】口服，每次3～6粒，每日3次。也可水煎服。

【功能主治】泌尿系感染、肾石病引起的小便频数急胀，尿时热涩疼痛，淋沥不爽点滴而下，小腹拘急引痛，尿量少，色黄或见尿血，尿如膏脂，尿中带沙石，腰腹疼痛，口干舌燥，舌红苔黄厚腻，脉快等病证。

常用方一[3]：肾茶10g，血满草20g，大仙茅根茎20g，野芦苇根20g，螃蟹脚20g。水煎服，酒为引，1日1剂，1日3次，1次800mL，9日为一个疗程。主治肾结石。

常用方二[3]：倒心盾翅藤30g，肾茶20g，螃蟹脚30g，棕叶芦根10g。水煎服，1日1剂，1日3次，1次600mL，9日为一个疗程。主肾结石。

常用方三[4]：倒心盾翅藤15g，野芦谷灯15g，白鸡内金30g，肾茶15g，山大黄15g。水煎服。主治肾结石伴有泌尿系感染。

三、血淋

常用方一[2]：肾茶50g，大驳骨根20g，使君子根10g。水煎服。

常用方二[2]：肾茶30g，白茅根30g，山大黄炭30g，青仔藤15g，大驳骨丹根15g，使君子根15g，栝蒌根10g。水煎服。

常用方三[2]：肾茶30g，糖棕根30g，贝叶棕根30g，苏木根30g，红花5g，止血藤15g，白茅根30g，山大黄炭30g。水煎服。血尿较重也适用。

常用方四[5]：肾茶30g，倒心盾翅藤30g，淡竹叶15g，白茅根30g。水煎服。

常用方五[5]：肾茶30g，白茅根30g，水红木30g，野芦谷根30g，马鞭草15g。水煎服。

常用方六[5]：肾茶30g，山大黄15g，白茅根30g，大绿藤根10g，黑甘蔗根30g，椰子皮30g，山大黄炭30g，青仔藤15g，大驳骨丹根15g，使君子根15g，栝蒌根10g。水煎服。主治血尿、血淋严重者。

常用方七[6]：肾茶50g，大驳骨根20g，使君子根10g。水煎服。

常用方八[6]：肾茶30g，白茅根30g，山大黄炭30g，青仔藤15g，大驳骨丹根15g，使君子根15g，栝蒌根10g。水煎服。

常用方九[6]：肾茶30g，糖棕根30g，贝叶棕根30g，苏木根30g，红花5g，止血藤15g，白茅根30g，山大黄炭30g。水煎服。主治血淋、血尿较重者。

四、热淋

传统经方：脓尿消（雅牛暖），源自傣医古籍《档哈雅龙》。

【组成】大黄藤30g，肾茶30g，水红木30g，野芦谷根30g，车前草30g。

【用法】水煎服。

【功能主治】牛暖（泌尿系感染）引起的小便脓血而下，尿频，尿急，尿热痛，小腹拘急坠胀疼痛，伴见发热腰痛，肾区叩击痛，身倦乏力，舌质红，苔黄腻或薄黄而腻，脉行快。

常用方一 [2]：肾茶 50g，野芦根 30g，栝蒌根 20g。水煎服。主治热淋、泌尿系统感染。

常用方二 [2]：肾茶 15g，定心藤 15g，马鞭草 10g，百样解 15g。水煎服。主治热淋伴小腹坠胀疼痛、咽喉干痛者。

常用方三 [5]：肾茶 30g，白茅根 30g，山大黄炭 30g，青仔藤 20g，大驳骨根 30g，使君子根 20g。水煎服。

常用方四 [5]：肾茶 30g，糖棕根 30g，贝叶棕根 30g，苏木根 30g，红花 5g，古山龙 30g，倒心盾翅藤 30g，野芦谷根 30g。水煎服。主治小便热涩疼痛明显。

常用方五 [6]：肾茶 15g，定心藤 15g，马鞭草 10g，百样解 15g。水煎服。主治热淋伴小腹坠胀疼痛、咽喉干痛。

常用方六 [5]：肾茶 15g，倒心盾翅藤 30g，淡竹叶 15g。水煎服。主治泌尿道感染伴有黄尿。

常用方七 [5]：肾茶 15g，大黄藤 15g，倒心盾翅藤 30g，水红木 30g，野芦谷根 30g，车前草 30g。水煎服。主治脓尿。

常用方八 [5]：肾茶 30g，白茅根 30g，水红木 30g，野芦谷根 30g，马鞭草 15g。水煎服。主治脓尿。

常用方九 [6]：肾茶 50g，野芦根 30g，栝蒌根 20g。水煎服。主治热淋、泌尿系感染。

五、砂淋

常用方一 [6]：肾茶 50g，鸭嘴花枝去皮 2g。水煎服。主治砂淋、膏淋。

常用方二 [4]：肾茶 15g，山大黄 15g，白茅根 30g，大绿藤根 10g，黑甘蔗根 30g，椰子皮 30g，野芦谷根 30g，倒心盾翅藤 50g，蛤蟆花 10g，圆锥南蛇藤根 20g。水煎服。主治砂淋、膏淋。

常用方三 [4]：肾茶 15g，野芦谷根 30g，倒心盾翅藤 39g，腊肠树根、草决明根、檀香各等量煎汤加少许喃蓬（蜂蜜）内服。主治砂淋、膏淋。

常用方四 [5]：肾茶 10g，倒心盾翅藤 10g，车前草 10g，粉桐叶 10g，野芦谷根 15g，马鞭草 15g，旋花茄根 10g。煎汤服。主治乳糜尿。

常用方五 [5]：肾茶 10g，小拔毒散根 10g，车前草 10g，白茅根 10g，野甘草 5g。煎汤服。主治乳糜尿。

六、水肿

传统经方：雅拢泵（利水消肿方），源自执业医师教材《傣医临床学》。

【组成】倒心盾翅藤 30g，肾茶 30g，水红木 30g，淡竹叶 10g，野芦谷 30g，白茅根 30g。

【用法】碾细粉，加旱莲草汁调匀搓成小丸药内服。每次 3～6 丸，每日 3 次，也可水煎服。

【功能主治】急性肾炎引起的头面、眼睑、腹部、四肢甚而全身浮肿。并伴有发热恶风寒，肢体、腰部酸痛，舌质红，苔薄白，脉行快。

常用方一 [4]：肾茶 30g，倒心盾翅藤 30g，水红木 30g，淡竹叶 10g，野芦根 30g，白茅根 30g，山大黄 15g，傣百解 15g，香茅草根 15g，艾纳香根 15g。水煎服。用于水肿初期伴发热恶风寒，肢体、腰部酸痛甚者。

常用方二 [4]：肾茶 30g，倒心盾翅藤 50g，水红木 30g，淡竹叶 10g，野芦根 30g，白茅根 50g，萝芙木 15g，腊肠树心 30g。煎汤。用于水肿伴小便不利或见血尿、蛋白尿、血压增高，有发热恶风寒、肢体腰部酸痛者。

常用方三 [4]：肾茶 30g，倒心盾翅藤 30g，水红木 30g，淡竹叶 10g，野芦根 30g，白茅根 30g，钩藤 15g，草决明根 15g。水煎服。用于水肿若见失眠心烦、头目昏眩者。

常用方四 [4]：肾茶 15g，腊肠树心 15g，倒心盾翅藤 5g，野芦谷 15g，茴香豆蔻根 30g，木通 15g。水煎服。治疗水塔过甚，肢体肿胀，按之凹陷不起。

常用方五 [4]：肾茶 30g，倒心盾翅藤 30g，水红木 30g，淡竹叶 10g，野芦谷根 30g，白茅根 30g，象脚芭蕉根 30g。水煎服。治疗水肿严重者。

常用方六 [4]：肾茶 30g，山大黄 15g，白茅根 30g，大绿藤根 10g，黑甘蔗根 30g，椰子皮 30g，倒心盾翅藤 30g。水煎服。治疗水肿严重者。

七、其他

常用方一 [2]：肾茶 15g，十大功劳 30g，大黄藤 15g，定心藤 30g，百样解 30g，马鞭草 15g，车前草 30g。水煎服。治疗口干臭，牙龈、口舌生疮。

常用方二 [7]：肾茶 20g，大仙茅根 20g，露水草根 30g，大力丸 20g，石松 30g。水煎服，酒为引，1 日 1 剂，1 日 3 次，1 次 500mL，9 日一个疗程。治疗风湿病。

常用方三 [7]：肾茶 10g，定心藤 30g，还阳参 20g，竹根七 20g，绞股蓝 30g，盾翅藤

20g，露水草 20g。水煎服，1 日 1 剂，1 日 3 次，1 次 500mL，6 日一个疗程。治疗体虚。

常用方四 [7]：血满草 20g，鱼子兰 15g，叶下珠 15g，美登木 30g，绞股蓝 20g，黑皮跌打 20g，肾茶 10g。水煎服，1 日 1 剂，1 日 3 次，1 次 600mL，9 日一个疗程。治疗骨质增生。

第二节　临床研究及验案

一、治疗泌尿系结石

泌尿系结石的形成多与人体代谢异常、遗传因素、内分泌失调有关，近年来其发病率呈上升趋势。从西医学观点来看，结石在肾或输尿管等处停留嵌顿，使该部位的管壁粘连，导致尿液流行不畅，出现尿液淤积，逐渐形成输尿管积水或肾积水，严重者可致肾功能损害。中医属石淋、血淋范畴，我国古代医学文献很早就有记载，如巢元方《诸病源候论》谓："石淋者，淋而出石也，肾主水，水结则化为石，故肾客砂石。"金元时期张子和《儒门事亲》谓："热在脬中，下焦为之约，结成砂石，如汤瓶煎炼日久，熬成汤碱。"石淋为下焦有热，煎熬水液，稠浊为石，其主要发病机理为肾虚，湿热蕴结下焦，气血瘀阻，即虚实夹杂之证。肾茶有清热祛湿、利尿排石之功效，常与金钱草、海金沙、鸡内金"三金"化石排石组成复方，再配合其他药物使其有排石消石、缓急止痛、顾护脾胃之功效。治疗泌尿系结石主要以肾茶方剂为主，部分联合针灸、药罐或中西医结合提高治疗效果。

（一）临床研究及验案 1

临床资料：36 例，男性 21 例，女性 15 例。年龄最小者 16 岁，最大者 51 岁。16～20 岁 3 例，20～30 岁 9 例，30～40 岁 13 例，40～51 岁 11 例。病程半年者 6 例，半年～1 年者 20 例，1 年～1 年半者 10 例。

诊断：经 B 超和肾造影确诊。结石部位：输尿管上段 16 例，输尿管下段 11 例，膀胱 4 例，肾 5 例。结石最大 1cm×0.7cm，最小 0.5cm×0.3cm。

治疗方法：肾茶 60g，萹蓄 15g，瞿麦 20g，车前子 20g，木通 10g，滑石 30g，海金沙 20g（布包煎），鸡内金 15g，金钱草 30g，甘草 6g。每剂煎服 2 天，每天煎服 3 次。加减：有尿血者加小蓟 15g，白茅根 15g；尿急尿痛者加琥珀 15g（研末冲服），益母草 15g，蒲公英 15g；腰腹胀者加枳壳 15g，乌药 10g。

治疗结果：经治疗 1 个月排出结石者 18 例，经治疗 2 个月排出结石者 15 例，经治疗 3 个月进行 B 超检查结石未排出者 3 例[8]。

（二）临床研究及验案 2

临床资料：男，26 岁。右腰部呈间歇性隐痛半年，未曾治疗。突发右腰部绞痛，痛引少腹，伴尿频、尿急、尿痛。速来本院急诊。

诊断：经抗感染及对症处理后症状缓解。次日上午行腹部 X 线摄片检查，示右输尿管上段结石。诊见患者形体壮实，面红润，右腰部疼痛拒按，牵引少腹，小便黄，涩痛不适，舌红、舌下静脉充盈紫暗，苔白黄腻，脉弦滑。

治疗方法：肾茶 60g，金钱草 30g，冬葵子、牛膝、石韦、车前草各 15g，鸡内金、滑石、丹参各 12g，木通、桃仁、川楝子各 10g，服药 10 剂。

治疗结果：排出一粒黄豆大呈榄形状、表面粗糙不平、色白质松的石块。后嘱患者继用肾茶 60g，水煎服，连服 5 天，随访半年未见复发[9]。

（三）临床研究及验案 3

临床资料：男，45 岁，因双侧多发性肾结石进行过体外震波碎石术，施术后排出少许泥沙样结石，术后未有不适。近 1 个月来因工作劳累，出现腰部隐痛，自认为肾虚腰痛，服中成药治疗，腰痛未减，且逐日加重，遂前来门诊。

诊断：B 超检查示双肾多发性小结石，大的 0.7cm×0.5cm，小的 0.5cm×0.3cm。症见面色萎黄，腰痛，腿膝酸软无力，偶有耳鸣，失眠，多梦，舌红、少苔，脉细数。证为肾阴虚之石淋，治以滋阴利水化石。

治疗方法：肾茶 60g，生地黄、车前草各 15g，山茱萸、石韦、枸杞子、泽泻、牡丹皮、女贞子各 12g，酸枣仁 10g，知母 6g。共服 10 剂。

治疗结果：排出 2 粒绿豆大石块。后继用上方去知母、牡丹皮、酸枣仁，加黄芪、茯苓、薏苡仁连服 7 剂，排出大小不等的泥沙石块。嘱患者注意饮食调养，随访未见复发[9]。

（四）临床研究及验案 4

临床资料：王某，男，47 岁。尿频、尿急、尿痛、下腹部胀痛不适 3 月余。3 个月前患者因小便淋沥涩痛、腰膝酸痛不适曾到医院诊治，确诊为"前列腺炎"，经西医抗感染

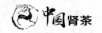

配合中药治疗达 3 个月，复查此病痊愈。患者饮酒后突感尿频、尿急、尿痛、下腹部胀满不适，又服诺氟沙星胶囊、三金片等药物治疗，但病情仍无好转。

诊断：小便淋沥涩痛时有血尿，少腹疼痛，口苦咽干，舌苔黄腻，脉细弦。查腹软，双肾区无叩击痛。B 超检查示前列腺探及 0.6cm×0.8cm 大小的强光团回声，后伴声影。诊断结论：前列腺结石声像图。尿常规蛋白（－），红细胞（+/HP），WBC（2～3/HP）。西医诊断：前列腺结石。中医诊断：石淋，证系肾虚，湿热蕴结下焦，气血瘀阻。治宜补肾固本，清利湿热，化石通淋，活血止痛。

治疗方法：肾茶 60g，金钱草、海金沙（包煎）、山药各 30g，琥珀（研末吞服）、延胡索、枣皮、石韦各 15g，牛膝、黄柏、熟地黄、茯苓各 20g，牡丹皮、车前子各 12g，丹参 18g。每日 1 剂，水煎，每次服 200mL，每日 3 次。

治疗结果：服上药 2 剂后诸症有明显好转，故仍投原方 1 个月。后诸症消。B 超检查示双肾、膀胱、输尿管、前列腺无异常。随访未复发[10]。

（五）临床研究及验案 5

临床资料：38 例，男 26 例，女 12 例。年龄 19～63 岁，以 30～40 岁为多见。输尿管结石 26 例，膀胱结石 2 例，肾结石 10 例。发病时腰或腹部疼痛，甚或绞痛，双肾叩击痛，或输尿管部位压痛，小便淋沥刺痛、胀痛，或呈血尿。尿检见大量红细胞，或草酸钙结晶。B 超显示结石强光点存在。

治疗方法：肾茶 150g（疼痛剧烈用 300g）煎汤，分 2～3 次服。若尿血、排尿淋沥、刺痛加仙鹤草 20g，并吞三七粉 5g。腰酸痛、夜睡多梦合六味地黄汤，纳呆、神疲乏力加白术、薏苡仁各 15g。以半个月为 1 疗程。

治疗结果：38 例中 32 例症状消除，B 超、尿检正常；5 例症状消失，B 超示有结石，约 1.0cm×0.9cm，尿检正常或仍见草酸钙；1 例膀胱结石患者因家属要求手术治疗，中止服药[11]。

（六）临床研究及验案 6

临床资料：320 例患者，分为治疗组 225 例及对照组 95 例。治疗组中男性 180 例，女性 45 例；年龄 14～67 岁；其中肾结石 101 例，输尿管结石 119 例，膀胱结石 5 例；结石直径 0.4～2.3cm。对照组男性 73 例，女性 22 例；年龄 14～63 岁；其中肾结石 34 例，输尿管结石 58 例，膀胱结石 3 例；结石直径 0.3～2.1cm。

治疗方法：治疗组由肾茶、金钱草、丹参、牛膝等药物组成，每次 20g，开水冲服，每日 3 次。对照组采用排石冲剂治疗，每次 20g，开水冲服，每日 3 次。两组均以 10 日为 1 个疗程，共服药 3～6 个疗程后评定疗效。

治疗结果：治疗组中治愈 145 例，好转 50 例，无效 30 例，总有效率 86.67%。对照组中治愈 35 例，好转 36 例，无效 24 例，总有效率 75%。两组比较有显著性差异（$p < 0.01$），治疗组疗效明显优于对照组[12]。

（七）临床研究及验案 7

临床资料：尿路结石患者 162 例，男 113 例，女 49 例。年龄 21～64 岁，平均 40.3 岁。临床表现不同程度的腰痛腹痛 136 例，尿频、尿急、尿痛 90 例，血尿 94 例，并发尿路感染 82 例。全部患者均行泌尿系超声波检查，部分患者兼做尿路平片检查，确诊为尿路结石。其中单发肾结石 37 例，输尿管结石 87 例，膀胱结石 5 例，肾、输尿管、膀胱多发性结石 33 例，并发肾积水 98 例。符合 1993 年卫生部制定发布的《中药新药治疗尿路结石的临床研究指导原则》中病例试验标准。即结石横径 > 0.5cm 而 < 1cm，纵径 > 0.6cm 而 < 1.8cm。中医辨证分型，属气滞血瘀证 25 例，湿热下注证 96 例，肾阴虚证 38 例，肾阳虚证 3 例。随机按 3 : 1 分为排石合剂治疗组 122 例，尿石通丸对照组 40 例，两组在性别、年龄、病情等方面具有可比性。

治疗方法：治疗组药物由金钱草、肾茶、冬葵子、车前子、滑石、王不留行、威灵仙、萹蓄、桃仁、三棱、莪术、石韦、芒硝等 15 味中药组成。按比例煎煮浓缩成合剂，每毫升含生药 1g。使用方法：每次 50mL 口服，每日 4 次。尿石通丸对照组：成药尿石通丸 1 包（7g）每日 2 次口服。两组疗程 0.5～1.5 个月。一般治疗：两组治疗期间，合并尿路感染者，加用氨苄青霉素、先锋霉素 V 或氧氟沙星，血尿严重者加维生素 K3 肌内注射，腰腹疼痛者肌内注射或口服山莨菪碱，个别痛甚者肌内注射哌替啶 50mg。治疗期间嘱患者多饮水、勤跳跃，注意小便排石情况。

治疗结果：治疗组 122 例中 0.5 个月痊愈 46 例，1 个月痊愈 30 例，1.5 个月痊愈 27 例，共痊愈 103 例，有效 10 例，无效 9 例，痊愈率 84.4%，总有效率 92.6%；对照组 40 例中，0.5 个月痊愈 9 例，1 个月痊愈 7 例，1.5 个月痊愈 10 例，共痊愈 26 例，有效 8 例，无效 6 例，痊愈率 65%，总有效率 85%。两组痊愈率比较，有统计学差异（$p < 0.05$），排石合剂治疗组治愈率及总有效率优于尿石通丸对照组[13]。

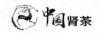

（八）临床研究及验案 8

临床资料：泌尿系结石 60 例，其中男 42 例，女 18 例；年龄最大 52 岁，最小 23 岁。单发性结石 35 例，多发性结石 25 例；＞1cm 结石 14 例，＜1cm 结石 46 例；肾结石 15 例，输尿管结石 38 例，膀胱结石 7 例。全部病例均有腰及小腹疼痛，小便短赤。部分病例可见排尿困难，尿流中断，尿潴留及终末血尿等。全部病例均经 B 超或 X 线摄片证实结石存在。

治疗方法：全部患者随机分为治疗组与对照组各 30 例。治疗组肾茶、车前子、沉香、白芍、鸡内金等，对照组用排石冲剂（南京同仁堂制药厂生产）。除在肾绞痛时加用解痉消炎药物外，不再加用其他任何中西药物。

治疗结果：治疗组有效率 93.33%，对照组有效率 16.66%。两组病例进行胃肠反应统计，治疗组脘腹胀满 3 例，恶心呕吐 1 例。对照组脘腹胀满 19 例，恶心呕吐 13 例，食欲不振 18 例。两组比较肾茶消石汤对胃肠刺激明显少于对照组[14]。

（九）临床研究及验案 9

临床资料：15 例为门诊患者，男性 9 例，女性 6 例。年龄 [37±（SD）13] 岁（18～65 岁）。肾结石 8 例，输尿管结石 6 例，膀胱结石 1 例。15 例均有肉眼和镜检血尿。12 例有肾绞痛（初发 5 例，反复发作 7 例），其余 3 例表现为腹部酸胀感。15 例均有不同程度的膀胱刺激症状。常规做尿路平片（KUB），11 例显影，4 例不显影。

治疗方法：肾茶浸膏 5mg，铃兰草浸膏 15mg，熊果叶浸膏 15mg，洋茜草根 60mg，可可豆碱 20mg，肾茶叶 10mg，熊果叶 15mg。口服给药，多数剂量为每日 3 次，每次 2 片，病重者每次 4 片。服药时间 1～6 个月。一般服用 2～6 瓶（80 片/瓶）即可排石。

治疗结果：肉眼结石排出 8 例，有明显是排石感觉而未见结石 2 例，症状消失、KUB 结石影消失 1 例，总有效率 73%[15]。

（十）临床研究及验案 10

临床资料：患者 62 例，随机分为两组。针药组：患者 32 例，男 18 例，女 14 例；年龄最小 20 岁，最大 60 岁，平均 31.5 岁。中药组：患者 30 例，男 17 例，女 13 例；年龄最小 19 岁，最大 58 岁，平均 33 岁。患者均有典型的泌尿系结石症状，经 B 超或腹平片确诊，结石直径小于 1.5cm。

治疗方法：针药组以清热利湿、通淋排石为治则。取穴：三阴交、照海、肾俞、石门、中极、足三里、委阳、然谷，疼痛明显者配以止痛穴（第 3、4 腰椎旁开 8cm 处，用泻法）。以平补平泻手法，每次行针 30min，每日 1 次，共针 10 天。同时服"肾茶排石饮"（由肾茶、金钱草、益母草、滑石、石韦、鸡内金、海金沙组成），每日 1 剂，水煎余汁 300mL，分 2 次，饭后服。共服 10 天。中药组口服"肾茶排石饮"，用法同上。

治疗结果：针药组 32 例，痊愈 28 例，好转 2 例，无效 2 例，总有效率 93.75%。中药组 30 例，痊愈 20 例，好转 6 例，无效 4 例，总有效率为 86.67%。两组总有效率有显著性差异（$p < 0.01$）[16]。

（十一）临床研究及验案 11

临床资料：共观察 43 例，男 32 例，女 11 例；年龄 24～59 岁；既往有腰痛史 39 例，血尿史 23 例，急性肾绞痛 8 例，并发肾盂积水 6 例。结石部位：肾结石 11 例，输尿管上、中、下段分别为 10、4、13 例，肾与输尿管两处结石 2 例。

诊断：所有病例均经 B 超或腹部平片检查确诊。尿液检查示肉眼血尿 16 例，红细胞（+++）（++）（+）分别为 8 例、7 例、14 例，蛋白微量 27 例，白细胞（++）（+）（±）分别为 3 例、5 例、26 例。

治疗方法：基本方药为肾茶 10g，金钱草 30g，鸡内金 12g，海金沙 15g，车前子 20g，冬葵子 9g，滑石 20g，川楝子 10g，木香 10g。湿热型，加知母、黄柏、泽泻、乌药、萹蓄、瞿麦等以清热利湿，理气排石；肾阴虚者，加生地黄、熟地黄、牡丹皮、玄参、龟甲、二至丸等以滋肾通淋；肾阳虚者，加肉桂、肉苁蓉、狗脊、补骨脂、巴戟天、淫羊藿等以温肾通淋。

治疗结果：43 例中，治愈（临床症状消失，结石排净，B 超或 X 线片显示结石消失）25 例，有效（症状基本控制，B 超或 X 线片显示结石部位有所下降）7 例，无效 11 例（其中 8 例为肾结石）。排出结石最大为 1.2cm×0.7cm，横径最大 0.9cm，肾内结石为 0.3cm×0.4cm，结石下移中最大为 1.4cm×1.0cm，排石时间最短者为施行综合疗法后的第 5 天[17]。

（十二）临床研究及验案 12

临床资料：本组 50 例中，男 32 例，女 18 例；年龄最小 18 岁，最大 62 岁；病程 3 个月～2 年，平均 6 个月。其中肾盏结石 15 例，肾盂结石 13 例，输尿管结石 18 例，膀

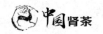

胱结石 3 例，尿道结石 1 例。选择结石大小范围为长径＜10mm，不考虑结石单发或多发，全部经 B 超、X 线或 CT 确诊。

治疗方法：中医治疗予淋石汤治疗。药物组成：黄柏、苍术、川牛膝、冬葵子、肾茶各 15g，金钱草 30～40g，海金沙 20～30g，小青草、石韦、滑石、车前子各 20g，甘草、通草各 6g，桂枝 3g。若痛甚者加蒲黄 12g，五灵脂 6g，或延胡索、川楝子各 15g；血尿明显者加大蓟 12g，白茅根 30g，荠菜 15g；大便燥结不通者加大黄 15g，或再加芒硝 10g（冲服）；病久者加三棱、醋莪术各 15g。水煎服，每日 1 剂。15 日为 1 个疗程，连服 3 个疗程。西医治疗予硝苯地平片 10mg，每日 3 次；利石素片 1～2 片，每日 2 次；黄体酮针 20mg，每日 2～3 次肌内注射。如感染明显或痛势剧烈，加用丁胺卡那针 0.4g，654-2 针 10～20mg 静脉滴注，每日 1 次。并嘱患者每次药后尽可能做"跳绳"运动 10min。

治疗结果：治愈（临床症状消失，B 超、X 线等复查无结石征象）32 例；好转（临床症状消失或基本消失，有结石排出或结石明显下移，但 B 超、X 线等复查仍有结石征象）15 例；无效（B 超、X 线等复查基本无改变）3 例。第 1 疗程治愈 18 例，第 2 疗程治愈 11 例，第 3 疗程治愈 3 例。治愈率 64%，总有效率 94%[18]。

（十三）临床研究及验案 13

临床资料：符合诊断标准的泌尿系结石患者共 50 例。其中男 32 例，女 18 例；年龄 23～60 岁，病程 1 周～2 年。其中肾结石 35 例，输尿管结石 12 例，膀胱结石 3 例；结石横径大于 1cm 者 10 例。

治疗方法：肾茶排石汤内服。方药组成为肾茶 30g，倒扣草 15g。1 日 1 剂，水煎服，早中晚 3 次分服，20 天为 1 疗程。服药期间尿量增多，宜大量饮水，多做跳跃动作，忌烟酒及辛辣刺激性食物。

治疗结果：经过 1～2 个疗程治疗，50 例中，治愈 30 例，好转 15 例，未愈 5 例。总有效率为 90%[19]。

（十四）临床研究及验案 14

临床资料：泌尿系结石 32 例，其中男 23 例，女 9 例，年龄 17～53 岁，平均年龄 31 岁。肾结石 6 例，输尿管结石 24 例，膀胱结石 2 例；结石直径最大 1.1cm，最小 0.3cm；32 例中急性发作者 18 例，均有上腹及肾区绞痛，慢性发作者 11 例，体检发现者 3 例。上述病例中 11 例通过 B 超确诊，其余均由 B 超及肾盂造影确诊。

治疗方法：本组均采取综合治疗。急性发作伴绞痛者，可用"推按运经仪"点穴止痛，取穴为患侧肾俞，双侧阳陵泉，双侧太冲，患侧水道，每穴点 10 秒，互相交替，疼痛缓解为止。疼痛剧烈者配合阿托品 0.5mg 肌注或杜冷丁 50mg 肌注。排石治疗每周连续"总攻治疗"3 天，具体方法为：早晨服中草药排石汤 500mL（肾茶、金钱草、海金沙、鸡内金、怀牛膝、车前子、冬葵子、地龙、威灵仙、木通、滑石、石韦。血尿加小蓟、白茅根；痛甚加延胡索、白芍、甘草；便秘者加大黄）。30 分钟后静脉滴注 10% 葡萄糖注射液 500mL 加 654-2 10mg，输液完毕肌注速尿 20mg，然后用"推按运经仪"极板治疗 20min，具体取穴可根据结石部位取患侧肾俞、肓俞、水道、章门、关元、中极、三阴交；或根据腹部 X 线摄片，把"推按运经仪"极板放于结石的体表投影部位。20 分钟后用推按手柄沿输尿管走行方向由上至下推按 10min。"推按运经仪"治疗时，肾结石采取坐位或侧卧位，输尿管结石及膀胱结石取坐位或站立位，输出量根据患者耐受量而定，越大效果越好。治疗结束后嘱患者做适当跳跃活动。平时治疗，每天服中草药排石汤 1 剂，"推按运经仪"治疗 30 分钟，15 天为 1 疗程。

治疗结果：根据上述疗效标准来分析治疗结果，经治疗，治愈 28 例，治愈率 87.5%，好转 4 例，总有效率 100%，治疗时间最短 3 天，最长 30 天[20]。

二、治疗肾炎

慢性肾炎，属原发性肾小球疾病，以蛋白尿、血尿、水肿及高血压为表现，是诱发终末期肾脏病的常见因素。近年来，慢性肾炎的发病率逐年升高，目前 40 岁以上人群慢性肾炎发病率为 10% 左右。在慢性肾炎患者中，脾虚证、湿热证为常见的证候要素。目前国际肾病学术界公认 ACEI 类药物用于治疗慢性肾炎，有降低蛋白尿、保护肾功能作用，但对于控制疾病进展，改善预后并无特效办法。有研究表明肾茶单药可明确减少尿蛋白的排出，提高血浆白蛋白水平。慢性肾炎出现水肿者，属于中医"水肿"范围。水肿的形成，与脾、肺、肾三个脏器的功能障碍相关。以肾茶方剂健脾补土，补脾健胃，以助运化水湿，并结合西医用低分子右旋糖酐及速尿协助治疗，扩张毛细血管，增强速尿的利尿效果，加速水肿的消退。

（一）临床研究及验案 1

临床资料：慢性肾小球肾炎 85 例，随机分为 2 组。治疗组 43 例：男 23 例，女 20 例；年龄 31 ～ 58 岁，平均年龄 41 岁。对照组 42 例：男 24 例，女 18 例；年龄 27 ～ 62

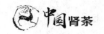

岁，平均年龄 43 岁。2 组一般资料比较，差异无统计学意义（$p > 0.05$），具有可比性。诊断标准参照《中药新药临床研究指导原则》。

治疗方法：两组均采用基础治疗，如休息、优质蛋白质饮食、控制高血压（血压目标值为 120/75mmHg，治疗组降压药不能选用 ACEI/ARB 类药）及抗凝治疗等；合并感染者，积极抗感染；水肿者，予适当利尿。治疗方法：对照组给予贝那普利 10 ～ 40mg，口服，每日 1 次，视血压情况调整用量。治疗组用肾茶 30g 水煎，取汁 100mL 口服（水肿明显者，浓煎为 50mL），早晚各 1 次。2 组均以治疗 3 个月为 1 个疗程。

治疗结果：治疗组 43 例，完全缓解 6 例，基本缓解 16 例，有效 17 例，无效 4 例，总有效率 90.70%；对照组 42 例，完全缓解 7 例，基本缓解 15 例，有效 15 例，无效 5 例，总有效率 88.10%。经 Ridit 分析，2 组临床总有效率比较无显著性差异（$p > 0.05$），提示治疗组与对照组临床疗效相当[21]。

（二）临床研究及验案 2

临床资料：患者，女，66 岁。患慢性肾炎 4 年，反复尿检示尿蛋白（+ ～ ++）。近周腰部胀痛，头晕乏力，手足心热，咽痛，夜寐差，小便频数，色浑浊，舌质淡红，苔微黄腻，脉细略数。尿常规：蛋白（+++），白细胞（++）。诊为腰痛，证为肾精亏损，湿热内阻，治宜滋阴固精，清热解毒利湿。

治疗方法：熟地黄 15g，山茱萸 10g，茯苓 15g，泽泻 10g，山药 15g，牡丹皮 10g，黄芪 30g，黄柏 10g，猫须草 15g，金银花 15g，车前草 15g，白花蛇舌草 15g，蒲公英 15g，甘草 6g。每日 1 剂，水煎服，连服 7 剂，患者咽痛、小便频数症状明显减轻，尿色转清，尿检示尿蛋白（++），白细胞转阴；再用基本方加枸杞子 10g，菟丝子 10g，桑螵蛸 10g，五味子 15g，连服 10 剂，尿检示蛋白微量。

治疗结果：治疗 3 个月后，尿检蛋白转阴[22]。

（三）临床研究及验案 3

临床资料：全部病例来自广西中医药大学第一附属医院肾内科门诊、病房符合纳入标准的患者，共 130 例。诊断符合《中药新药临床研究指导原则》中"慢性肾小球肾炎"的诊断标准。随机分为 2 组，各 65 例，因部分病例脱落，最后纳入统计对照组 62 例，治疗组 63 例。对照组男 34 例，女 28 例；年龄 27 ～ 64（42±3.5）岁；单纯蛋白尿 20 例，蛋白尿合并血尿 30 例；病程（36±29）个月；行病理检查者 31 例，其中 IgA 肾病 11 例，局灶节段性肾小球硬化症 8 例，系膜增生性肾炎 7 例，系膜毛细血管性肾炎 1 例，膜性肾病 4 例。治疗组男 33 例，女 30 例；年龄 32 ～ 61（41±3.8）岁；单纯蛋白尿 18 例，蛋白尿合并血尿 25 例；病程（37±28）个月；行病理检查者 29 例，其中 IgA 肾病 9 例，局灶节段性肾小球硬化症 9 例，系膜增生性肾炎 8 例，系膜毛细血管性肾炎 1 例，膜性肾病 2 例。两组一般资料比较，差异无统计学意义（$p > 0.05$），具有可比性。

治疗方法：两组患者均给予基础治疗，适当休息、优质蛋白质饮食、控制高血压、抗凝及其他对症治疗等。血压控制目标值为 120/75mmHg，治疗组降压药不能选用 ACEI/ARB 药。治疗组：肾茶 30g，水煎 30min，取汁 100mL 分两次温服，早晚各 1 次。疗程 12 周。对照组：给予盐酸贝那普利（北京诺华制药有限公司生产）10 ～ 40mg 口服，每日 1 次，视血压情况调整用量。观察 12 周。

治疗结果：两组疗效比较，治疗组总有效率为 84.1%，对照组为 82.3%，两组疗效比较经统计学处理无显著性差异（$p > 0.05$）[23]。

（四）临床研究及验案 4

临床资料：726 例均符合中国中医药出版社出版的《中西医临床肾病学》中有关标准确诊。男 528 例，女 198 例，男、女比例是 2.7∶1。年龄 5 ～ 76 岁，以 20 ～ 45 岁为多共 268 例。发病后在外治疗但反复发作，至本院就诊时病程 3 个月内 151 例，3 ～ 6 个月 220 例，6 个月～ 1 年 254 例，1 年以上 37 例，初次治疗者 64 例。临床表现：726 例中度水肿 493 例，高度水肿 216 例，无水肿 17 例，全部病例尿蛋白定量均为（++ ～ ++++），其中肌酐清除率高达 1000μmol/L 者 4 例，尿素氮增高（8 ～ 22mmol/L）585 例。按其临床表现分类，复发型 124 例，肾病型 519 例，隐匿型 48 例，高血压型 18 例，亚急型 3 例，混合型 14 例，其中有 12 例合并肾功能衰竭。

治疗方法：采用中、西医结合方法治疗。治疗过程中，以中药为主，结合西药抗感染、利尿及降压等对症治疗。中药的基本方是：犁壁藤 20g，黄芪 60g，茅根 50g，白术 20g，防己 30g，蝉衣 6g，旱莲草 20g，猫须草 10g，益母草 30g，败酱草 30g，海金沙 40g，热痹草 10g，栀子 10g。属下焦湿热者加黄柏、怀牛膝；口渴苔干者加黄芩、知母、麦冬；舌苔有紫瘀者加田七、丹参、赤芍、红花；舌苔厚腻者，加苍术、厚朴、茯苓、佩兰、黄柏、栀子以化湿；口干渴，舌质红者加生地黄、天花粉、麦冬、甘草、知母，并用生猫须草煎水饮；呕吐者加竹茹、沉香、法半夏，或胃复安肌注；严重水肿伴尿少者，加用商陆、大腹皮、防己、腹水草、泽泻以增强利水，并采用中药大黄、附子、龙骨、牡

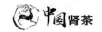

蛎、鸭跖草（槌汁）煎成汤剂约 300mL 保留灌肠或 20% 甘露醇口服。至尿常规检查提示尿蛋白阴性后，以自制中药丸及中药做巩固治疗 1 年。中药为党参、黄芪、麦冬、怀山药、杜仲、女贞子、天冬、知母、金樱子、芡实，随症加减，每 2 天煎服 1 剂，3 个月内逐渐停药。丸剂的药物组成为红参、黄芪、茯苓、鱼腥草、益母草、地胆草、怀山药、黑丑、陈皮、山厚合、猫须草、女贞子、怀牛膝等，其中红参、黄芪、茯苓、怀山药研末作赋形剂，其余煎煮浓缩成液，加赋形剂、蜂蜜制成丸剂，每丸重 7g，每日 3 次，每次 2 丸。药丸持续服用并渐减量至停药。西药的应用：新入院患者，常规应用青霉素、能量合剂加细胞色素 C 7 ～ 10 天。一般不用激素，患者就诊时已服用激素治疗者，按常规逐渐减量至停药。在严重水肿期，同时应用 6% 低分子右旋糖酐及速尿静脉给药，速尿的用量随症加减，最大量用至 600mg/d。若小便有脓细胞者，加用氧氟沙星，一般应用 5 ～ 10 天，短期应用激素 3 ～ 5 天，并加大败酱草用量。治疗水肿的中药主要有腹水草、猫须草、车前草等。益母草、金剑草、白饭草、红脚兰、三脚虎等协助清除尿蛋白，治疗中酌情选用。顽固性蛋白尿者，口服潘生丁、消炎痛、左旋咪唑、雷公藤多苷、保肾康，或肌注苯丙酸诺龙，每周 2 次。

治疗结果：治愈 514 例，有效 84 例，75 例复发，53 例因肾萎缩、肾炎晚期合并尿毒症，经治疗 1 ～ 3 个月后症状无明显好转而中断服药。治愈率 70.79%，有效率 82.37%，复发率 10.33%，无效 7.3%[24]。

三、治疗尿路感染

尿路感染指病原体在尿路中生长繁殖，侵犯尿道黏膜或组织而引起的炎症，致病微生物有细菌、真菌、病毒、衣原体、支原体及寄生虫等，以细菌性尿路感染最常见。抗生素治疗尿路感染疗效肯定，但在未获得尿菌培养药敏结果之前，只能凭临床经验用药，有时会耽误治疗及延长治疗时间。同时抗生素亦具有胃肠道反应、过敏以及影响肝、肾功能等副作用，应用时间过久或多次反复应用容易导致耐药菌株的产生，从而影响疗效。药理研究表明肾茶对大肠杆菌、肠球菌、变形杆菌、克雷伯菌、葡萄球菌、绿脓杆菌、衣原体及部分病毒等具有不同程度的杀灭或抑制作用。以肾茶单药、方药治疗尿路感染，取得了较好的疗效。

（一）临床研究及验案 1

临床资料：慢性尿路感染共 38 例，其中男 6 例，女 32 例；年龄 17 ～ 36 岁 11 例，

50～55 岁 10 例，56～72 岁 17 例；大多数曾口服多种抗生素，效果欠佳，复发率高。口干多饮，腰膝酸软，周身乏力，小便频数，余沥难尽。急性发作时，尿急，尿频，尿痛，重者伴有发热。

治疗方法：肾茶 60～150g，水煎 25～30min，代茶饮。每日 1 剂，7 天为 1 个疗程。每周复查尿常规 1 次，治疗 3 个疗程判断治疗结果。

治疗结果：临床治疗 38 例，治愈 28 例，显效 8 例，无效 2 例。临床有效病例中，1 个疗程治愈者 18 例，2 个疗程治愈者 8 例，3 个疗程治愈者 10 例，总有效率为 94.7%。临床治愈病例随访，有 2 例复发，用肾茶煎剂治疗，再次临床治愈[25]。

（二）临床研究及验案 2

临床资料：尿路感染 80 例，其中中药组 50 例均为男性截瘫患者并发急性尿路感染，年龄最大 70 岁，最小 23 岁，平均年龄 35 岁。西药组 30 例，也为男性截瘫患者并发急性尿路感染，年龄最大 68 岁，最小 24 岁，平均年龄 35 岁。全部病例均为 3 次以上发作本病。

治疗方法：中药组给予猫须六草汤水煎剂，1 剂 / 天。于饭后 1h 口服，3 次 / 天，150mL/ 次。方药组成为肾茶 30g，车前草 20g，鱼腥草 15g，益母草 15g，仙鹤草 15g，白花蛇舌草 15g，萹蓄 15g，木通 10g，黄柏 10g，甘草 6g。加减：发热甚加山栀子 10g，血尿者加大小蓟各 15g，尿检有蛋白者加蝉蜕 10g，有脓细胞者倍用鱼腥草。西药组常规护理，静滴青霉素，口服诺氟沙星，3 次 / 天，2 粒 / 次。以上两组均为 7 天 1 个疗程，第 1 疗程结束后部分未愈患者再治疗第 2 疗程。

治疗结果：中药组治愈 42 例，好转 5 例，未愈 3 例，治愈率 84%；西药组治愈 16 例，好转 7 例，未愈 7 例，治愈率 53.3%。经统计学处理，治愈率 $p < 0.01$，差异非常显著[26]。

（三）临床研究及验案 3

临床资料：符合中医淋证下焦湿热证诊断及辨证标准的患者；符合西医下尿路感染诊断标准；年龄在 18～65 岁。

治疗方法：选择下尿路感染（下焦湿热证）患者 96 例进行随机、双盲双模拟、阳性药平行对照的临床试验。其中试验组 72 例，给予肾苓颗粒每日 3 次，每次 1 袋口服；对照组 24 例，给予尿感灵冲剂每日 3 次，每次 1 袋口服。治疗 1 周后，评价临床有效性和

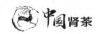

安全性。

治疗结果：意向性治疗（ITT）分析显示，治疗1周后试验组和对照组在下尿路感染综合疗效的总有效率方面分别为92.43%和91.31%；符合方案（PP）分析显示，试验组和对照组的总有效率分别为92.31%和90.91%，两组差异无统计学意义（$p > 0.05$）[27]。

（四）临床研究及验案4

临床资料：观察下尿路感染（下焦湿热证）患者91例，排除病例5例，合格受试病例86例，按治疗先后将之随机分为试验组44例，对照组42例。

治疗方法：试验药组肾苓颗粒由肾茶、土茯苓、虎杖、生地黄、淡竹叶等中药组成，由四川禾正制药有限责任公司提供（批号：0305001号）；对照药尿感灵冲剂由正大青春宝药业有限公司生产（批号：971043）。试验组口服肾苓颗粒，每次1袋，每日3次，同时加服尿感宁模拟剂，每次1包，每日3次。对照组口服尿感宁冲剂，每次1包，每日3次，同时加服肾苓颗粒模拟剂，每次1袋，每日3次。疗程均为7天。在临床试验用药前3天至试验结束，受试者不得使用其他中西医治疗下尿路感染的药物。

治疗结果：肾苓颗粒组痊愈13例，显效13例，有效13例，无效5例，总有效率88.64%；尿感宁冲剂组痊愈11例，显效10例，有效15例，无效6例，总有效率85.7%，经Ridit分析两组疾病综合疗效之间无显著性差异。两组痊愈率及愈显率的比较，经χ^2检验，$p > 0.05$，两组差异无显著性[28]。

（五）临床研究及验案5

临床资料：张某，男，29岁。患者2个月前出现尿道口红肿，尿频、尿急，晨起尿道口有蛋清样分泌物，有糊口现象。在当地诊所诊断为尿路感染，予抗生素（用药不详）输液治疗，症状无明显改善。刻症：尿频、尿急，尿道口刺痛，少腹酸痛，舌苔黄腻，脉细弦。查尿道口红肿外翻呈鱼嘴样，可见蛋清样分泌物。取尿道分泌物行支原体培养加药敏、衣原体检测示解脲支原体（UU）阳性。

诊断：西医诊断为非淋菌性尿道炎；中医诊断为淋证，证属下焦湿热，气血瘀阻。以清热解毒、利尿通淋、祛瘀止痛为治疗原则。

治疗方法：肾茶60g，败酱草20g，鱼腥草20g，车前草15g，白花蛇舌草15g，黄柏15g，土茯苓15g，丹参20g，牛膝15g，薏苡仁30g，萆薢15g，菟丝子15g。水煎，每日1剂，每次服200mL，每日3次。服上药5剂后诸症有明显好转，即用单味肾茶60g，水煎服，每日 1 剂，继服 1 个月。

治疗结果：诸症全部消失，复查解脲支原体阴性[10]。

四、治疗肾病综合征

肾病综合征可由多种病因引起，以肾小球基膜通透性增加，表现为大量蛋白尿、低蛋白血症、高度水肿、高脂血症的一组临床症候群。肾上腺皮质激素是肾病综合征治疗的一线用药，如泼尼松等对该病的治疗通常会产生依赖或反复发作，是肾病学界比较棘手的疑难病之一。主要原因是激素长期使用不能立即撤减，尤其是激素依赖型、频繁复发型难治性肾病综合征。使用激素并合用细胞毒药物，仍具有一定的抗炎及免疫抑制作用，但其毒副作用较大。肾茶，清热利水，消水肿而不易伤正。中西医结合激素加肾茶复方治疗肾病综合征，患者的尿量增多，浮肿消退、尿蛋白阴转率、尿蛋白定量均明显好于单用激素治疗。两者合用既能显著增强疗效，减少激素的不良反应，又能明显减少复发率。

（一）临床研究及验案 1

临床资料：78 例患者均是肾内科诊疗的患者，其中住院 52 例，门诊 26 例，均符合中华肾脏病学会 1992 年全国原发性肾小球疾病分型与治疗及诊断标准专题座谈会议纪要中肾病综合征的诊断标准，并经过泼尼松标准疗程治疗无效，或有部分效应，或病程暂时缓解，但在 1 年内复发 3 次以上或 0.5 年内复发超过 2 次者。采用数字表法随机分为两组：治疗组 48 例，男 27 例，女 21 例；年龄 16 ～ 58 岁，平均（35.69±3.65）岁；病程 1.5 ～ 9 年，平均（3.51±1.29）年；30 例经过肾穿活检，其中 IgA 肾病 8 例，微小病变 5 例，局灶节段性肾小球硬化 14 例，系膜增殖性肾炎 3 例。对照组 30 例，男 17 例，女 13 例；年龄 15 ～ 60 岁，平均（33.58±4.19）岁；病程 2 ～ 8 年，平均（3.35±1.42）年；19 例经肾穿活检，其中 IgA 肾病 5 例，微小病变 3 例，局灶节段性肾小球硬化 9 例，系膜增殖性肾炎 2 例。两组一般资料比较差异无统计学意义，具有可比性。

治疗方法：两组继续按照原激素标准方案治疗，即泼尼松（天津药业制作有限公司生产，生产批号：041102）每日 1mg/kg，清晨顿服，连服 8 周后逐渐减量，每 2 周减原剂量的 10%，减至每日 0.5mg/kg 时，将 2 天剂量合为隔天晨 1 次顿服，维持约 4 个月；以后继续按每 2 周减量 10% 至维持量，即隔日 0.4mg/kg，持续服 1 年时间。如果首始激素治疗不满意者，于第 9 周开始减量时，同时使用环磷酰胺（上海华联公司生产，生产批号：0501062）200mg 加入生理盐水隔日静脉滴注，累积总剂量＜ 150mg/kg。另外常规口服潘

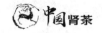

生丁（广东华南药业有限公司生产，生产批号：041101）300mg/d，洛丁新（北京诺华制药有限公司生产，生产批号：05011）10mg/d。治疗组在上述治疗的基础上，按中医辨病与辨证相结合治疗，肾茶 15g，熟地黄 15g，山萸肉 10g，怀山药 15g，牡丹皮 10g，泽泻 10g，茯苓 15g，黄芪 30g，芡实 15g。偏肾阴虚者，熟地黄改生地黄，加女贞子 10g，桑椹 10g；偏肾阳虚者加熟附子 10g，肉桂 6g；偏脾肾气虚者加党参 15g，白术 10g；偏湿热内盛者加茅根 30g，金钱草 30g；偏瘀血阻滞者加益母草 15g，水蛭 10g；肾虚阴精遗泄较甚者加金樱子 10g，桑螵蛸 10g。每日 1 剂，水煎分 3 次饭后服。两组均以 3 个月为 1 个疗程，2 个疗程结束后统计疗效，中西药继续治疗。

治疗结果：治疗组 48 例，完全缓解 28 例（58.3%），基本缓解 13 例（27.1%），有效 6 例（12.5%），无效 1 例（2.1%）；对照组 30 例，完全缓解 1 例（3.3%），基本缓解 2 例（6.7%），有效 12 例（40.0%），无效 15 例（50.0%）。两组疗效比较差异有统计学意义（$p < 0.01$）。两组自身治疗前后比较，24h 尿蛋白定量、血浆白蛋白均有明显改善（$p < 0.01$）。治疗后两组比较，两项指标治疗组均优于对照组（$p < 0.01$）[29]。

（二）临床研究及验案 2

临床资料：本组 13 例，均为住院患者。其中男 10 例，女 3 例；年龄 20～60 岁，平均 37 岁；原发性肾病综合征 9 例，狼疮性肾炎肾病综合征 4 例，排除休克、重度感染及肾毒性药物诱发的急性肾衰竭（ARF）。均有不同程度尿少（1 例非少尿型 ARF 除外），肾功能短期恶化，符合 ARF 诊断。血 Cr 180～442μmol/L 10 例，445～707μmol/L 3 例。双肾 B 超：体积增大 12 例，正常 1 例。狼疮性肾炎肾病综合征合并心包炎，大量心包积液 1 例，伴腹水 6 例。血白蛋白（ALB）在 11～28g/L，尿蛋白定量在 4.0～9.6g/24h。

治疗方法：中药分 3 阶段论治。先祛水浊湿邪，祛邪为主；次则益肾活血泄浊，扶正祛邪；后予滋阴养肾，扶正为主。祛邪时，水湿壅盛，予桂枝、茯苓、白术、大腹皮、桑白皮、厚朴、泽泻、猪苓、益母草、王不留行、制大黄、丹参化裁；湿热内蕴，用黄柏、苍术、生薏苡仁、牛膝、石韦、车前子、泽泻、益母草、王不留行、制大黄、白花蛇舌草、丹参加减。湿祛肿消，邪气式微，投以生地黄、生怀山药、山茱萸、泽泻、茯苓、丹参、红花、王不留行、益母草、炮穿山甲、制大黄、车前子。肾功能恢复正常后，进知母、黄柏、生地黄、生怀山药、山茱萸、泽泻、茯苓、玉米须、石莲子、肾茶、牡丹皮、鹿衔草等。西药按常规，以强的松 1mg/（kg·d）和利尿、抗凝、降纤及降脂或降压治疗。部分患者予肝素静滴。狼疮性肾炎肾病综合征心包积液 1 例，先以地塞米松 60mg 静滴，连续运用 3 天后，转强的松正规治疗。狼疮性肾炎肾病综合征者配合环磷酰胺冲击治疗。

治疗结果：肾功能恢复正常 11 例，其中 1 周内恢复 6 例，2 周内恢复 4 例，4 周内恢复 1 例。血 Cr 603μmol/L 1 例，治疗 8 天降至 332μmol/L，因经济原因出院转当地治疗判为好转。血 Cr 556μmol/L 1 例，治疗 1 周后，轻度上升而要求出院判为无效。尿蛋白 4～8 周内阴转 7 例，另尿蛋白定量有不同程度减少 4 例 [30]。

（三）临床研究及验案 3

临床资料：男。3 岁时（1972 年 8 月）因中耳炎引起急性肾炎，经抗菌、利尿治疗好转，后又因患"急性扁桃体炎"病情复发，虽经中西医治疗，效果不佳。4 岁检查：尿蛋白（++++），红细胞（+），白细胞（+），颗粒管型（+），血总蛋白 5.5 克％，白蛋白 2.4 克％，球蛋白 3.1 克％，白蛋白与球蛋白之比 0.78：1，胆固醇 530 毫克％。患儿面色苍白，精神不振，厌食，恶心呕吐，尿少黄，眼睑、囊及下肢高度凹性浮肿，经几家医院治疗，诊断为"肾病综合征"，西医采用低盐饮食、抗菌利尿、激素疗法，中医也服过许多健脾温肾利水之方剂，均无效。

治疗方法：从 6 岁起，患儿接受肾茶治疗。每日用干草 50g，煎水代茶饮。

治疗结果：1 周后浮肿明显消退，连服 1 个月后，浮肿消失，患儿精神好转，食欲增进，尿多且清。实验室复查结果：尿蛋白（−），红、白细胞（−），颗粒管型（−），血总蛋白 6.4 克％，白蛋白 4.3 克％，球蛋白 2.1 克％，白、球蛋白之比为 2：1，胆固醇 210 毫克％。此后间断服肾茶，3 年病未复发 [31]。

（四）临床研究及验案 4

临床资料：156 例确诊为原发性肾病综合征（NS）的初发患者，均符合 1985 年中华全国第 2 次肾病学术会议制订的肾病综合征诊断标准。将其随机分成 2 组，治疗组 76 例，年龄 17～67 岁，平均（26±12）岁；对照组 80 例，年龄 16～65 岁，平均（27±18）岁。

治疗方法：治疗组给予 0.8～1mg/（kg·d）泼尼松治疗，最大剂量不超过 60mg，在此基础上给肾安胶囊（由云南保元堂提供）2 片，3 次/d，治疗 3 个月。对照组单纯给予激素治疗，方法同上。

治疗结果：治疗组尿蛋白定性阴转率 97.37%。对照组尿蛋白定性阴转率 77.5% [32]。

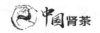

（五）临床研究及验案 5

临床资料：全部患者均为同期住院及门诊患者，肾病综合征的诊断及分型均符合第 2 届全国肾脏病学术会议讨论修正、修订肾小球疾病临床分型的意见标准，随机分为 2 组。治疗组 33 例，男 19 例，女 14 例；年龄 18 ～ 62 岁，平均 26.1 岁；病程 20 日 ～ 3.8 年，平均 1.3 年；Ⅰ型 22 例，Ⅱ型 11 例。对照组 30 例，男 18 例，女 12 例；年龄 17 ～ 61 岁，平均 25.3 岁；病程 15 日 ～ 35 年，平均 1.2 年；Ⅰ型 20 例，Ⅱ型 10 例。2 组资料比较，无显著性差异（$p > 0.05$）。

治疗方法：2 组均按泼尼松 1mg/（kg·d）剂量于早晨顿服，4 ～ 6 周后开始每周递减 5mg，至 30mg/d 时，每 2 周递减 5mg，至 5mg/d 作维持量，治疗组持续 3 个月，对照组维持半年。治疗组在应用泼尼松的同时加用肾茶（干品）30g，每日 1 剂，每剂 2 煎，每次煎汤 200mL，分早晚 2 次服。在停用泼尼松后，继续服用 3 个月。2 组均于治疗前查血、尿常规，尿蛋白定量，血浆总蛋白，血尿素氮，血肌酐，血脂，肝功能，空腹血糖及电解质，同时做肾脏 B 超检查。治疗过程中，每周查血、尿常规 1 次，观察用药不良反应。于治疗结束 1 周内复查上述各项指标，并随访半年，了解复发情况。

治疗结果：总有效率治疗组优于对照组（χ^2=4.28，$p < 0.05$），复发率治疗组明显优于对照组（χ^2=7.57，$p < 0.01$）。治疗组总有效率 90.9%，对照组总有效率 66.7%[33]。

五、治疗血尿

高尿酸血症是以遗传性和获得性引起的尿酸排泄减少和嘌呤代谢障碍引起尿酸增高为特点的代谢性疾病。尿酸作为人体代谢的一个重要产物，主要是在黄嘌呤氧化酶的作用下生成的，而一旦机体受多种因素影响，导致出现嘌呤代谢紊乱、尿酸排泄异常等现象，会致使血液中大量堆积尿酸，引发高尿酸血症。

肾性血尿患者，肺肾阴虚、气阴两虚、瘀热夹湿多见，而单纯阳虚者少见。且助阳药多有促进免疫作用，并可助长内热，导致感染病灶活动，使用不当，会加重出血，故补阳药应慎用。肾性血尿患者症状易反复，好转后若劳累或感冒易使病情复发，故缓解期应注意继续巩固治疗。肾茶为君药，能抑制微炎症反应而降低血尿的发生。用药后能降低毛细血管的通透性，减轻免疫反应炎症介质的产生及肾脏病理损害，提高机体的免疫功能，是治疗隐匿性肾炎单纯性血尿较理想的药物。肾茶具有清热利湿、利尿通淋作用，现代药理研究表明肾茶含有丰富的黄酮、黄酮苷类及酚类化合物，能调节免疫，抑制自发性 IgA 肾病模型肾小球炎症进展，对肾小球有明显保护作用。肾茶水溶性提取物可使严重病变的肾小管上皮细胞损害减轻，肾小球结构破坏减少，完整肾小球数目增多。

（一）临床研究及验案 1

临床资料：单纯性血尿 32 例，男 17 例，女 15 例。6 ～ 10 岁 20 例，11 ～ 14 岁 12 例。发病 1 年以内 17 例，1 ～ 2 年 10 例，2 年以上 5 例。以尿常规检查有镜下血尿为主要表现。本组病例全部按《实用儿科学》单纯性血尿诊断标准，除外各种能引起血尿的疾病后，仅有原因尚不明确的无症状、孤立性血尿。轻者仅为持续镜下血尿，尿中红细胞在（＋～＋＋＋）波动；重者肉眼血尿，呈洗肉水或酱油色。部分患儿血尿发作前 1 ～ 3 天有感染、剧烈运动、过度紧张或疲劳史。证见面黄肌瘦，少气懒言，纳呆，眠差，易惊，多梦，自汗，腹痛，便溏，腰酸，舌淡苔白，脉细弱无力。

治疗方法：黄芪、党参、白术各 15g，当归 10g，陈皮、升麻、柴胡、炙甘草各 6g，鲜小蓟、鲜肾茶各 30g，有外感者加金银花、连翘、蒲公英；腹痛便溏者加焦三仙、薏苡仁；自汗者加防风、浮小麦；眠差易惊多梦者加煅龙骨、煅牡蛎、枣仁。每日 1 剂，水煎，分早晚 2 次服。20 天为 1 疗程，每疗程结束后复查尿常规，共观察 3 个疗程，判定疗效，并随访 3 年。剂量根据年龄酌减。

治疗结果：治愈 15 例占 46.9%，显效 10 例占 31.3%，有效 6 例占 18.8%，无效 1 例占 3.1%，总有效率 96.9%[34]。

（二）临床研究及验案 2

临床资料：高尿酸血症与痛风专病门诊中血尿酸升高（非同日 2 次空腹血尿酸水平，男性＞ 420μmol/L，女性＞ 357μmol/L）60 例患者。男 46 例，女 14 例；年龄 35 ～ 68 岁。按就诊顺序随机均分为两组，所有病例均无痛风发作史，多在体检时偶然发现，均未经系统正规治疗。各组年龄、性别、体质量、基础疾病等比较，无显著性差异（$p > 0.05$），具有可比性。

治疗方法：对照组给予别嘌醇片（国药准字 H31022027）0.1g，每日 1 次，口服，2 周后改每次 0.1g，日 2 次，4 周为一疗程。治疗组给予肾茶 30g，土茯苓 30g，萆薢 15g，泽泻 15g，薏苡仁 30g，川牛膝 15g，苍术 9g，车前子 15g，黄柏 9g，丹参 15g，玉米须 30g。统一煎制，每剂煎成 300mL。每次 150mL，每日 2 次，分早晚口服。连续用药 4 周，治疗期间不用其他降尿酸药物。两组均低嘌呤饮食，控制食物总热量，适量蛋白质摄

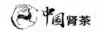

入，低盐低糖低脂食物，多碱性食物，多饮水。

治疗结果：治疗组、对照组总有效率分别为 83.33%，86.67%[35]。

（三）临床研究及验案 3

临床资料：高尿酸血症患者 92 例。按照 1 : 1 比例，将其分为研究组与对照组，各 46 例。研究组男 34 例，女 12 例；年龄 44 ~ 75 岁，平均年龄（56.5±1.6）岁。对照组男 33 例，女 13 例；年龄 44 ~ 75 岁，平均年龄（56.6±1.5）岁。两组患者一般资料对比，无显著性差异（$p > 0.05$）。

治疗方法：对照组实施常规护理，内容包括指导患者保持个人卫生、常规健康指导、常规环境护理、指导患者合理饮食等。研究组在此基础上实施强化护理干预，内容包括：①强化健康教育：通过发放健康手册、电话随访、咨询答疑、一对一讲解等方式进行强化健康教育，详细介绍泌尿系统疾病合并高尿酸血症发病机制、诊断方法、临床表现、治疗措施及相关注意事项，提升患者对疾病和治疗的认知能力。②强化饮食护理：合理选择碱性食物摄取，指导患者多食用清淡、易消化的食物，控制海鲜、肉类、动物内脏等食物的摄入量，减少体内尿酸生成；指导患者多饮肾茶、倒心盾翅藤煎成的水，便于及时排泄尿酸，预防高尿酸肾病；指导患者多食用鸡蛋、牛奶等高蛋白、低嘌呤的食物。③强化生活护理：指导患者禁烟酒，酒精能致使体内堆积乳酸，而乳酸能竞争性抑制尿酸排泄，还能导致机体出现糖异生障碍，致使体内嘌呤合成速度增加，加重病情；指导患者适量运动，控制体重，需注意运动量适中，避免过度劳累。④茶饮方法：取傣药肾茶 50g，倒心盾翅藤 50g，每日 1 剂，分数次温服，保证每日饮量在 2 ~ 3L，连服 20d。

治疗结果：干预前，两组尿酸水平无显著性差异（$p > 0.05$）；干预后，两组尿酸水平对比，有显著性差异（$p < 0.05$）；两组护理满意度有显著性差异（$p < 0.05$），在高尿酸血症患者的临床治疗过程中，实施茶饮傣药配合强化护理干预的效果显著[36]。

（四）临床研究及验案 4

临床资料：高尿酸血症患者 72 例，按数字随机表法分为试验组和对照组，每组各 36 例。试验组剔除 4 例，剩余 32 例；对照组剔除 7 例，剩余 29 例。患者平均年龄（36.30±10.37）岁，年龄范围 22 ~ 63 岁。其中男性 42（68.85%）人，女性 19（31.15%）人。

治疗方法：对照组为基础治疗。试验组在对照组治疗方案的基础上加用肾茶饮（药物组成为肾茶、淡竹叶、金银花、白术、白茅根）。制备：将上述所有药物研磨成粗颗粒，混匀后分装入玉米纤维茶包。规格：4.5g×30 袋 ×1 盒。本试验用药均由云南省中医医院药学部中药房提供，每味药物经药师检验合格。用法：每次 1 袋，用沸水 400mL 冲泡 15 分钟，代茶饮，每天 2 袋。疗程：3 个月（一个疗程）。

治疗结果：试验组与对照组在治疗后尿酸均有所下降，具有显著性差异（$p < 0.05$）；组间比较，试验组较对照组尿酸下降更明显，具有显著性差异（$p < 0.05$）。治疗后试验组 ALT 较治疗前下降，对照组 ALT 较治疗前增加，试验组治疗前后 ALT 水平，具有显著性差异（$p < 0.05$），两组组间比较，试验组较对照组下降更明显（$p < 0.05$）；治疗后两组 AST 水平，具有显著性差异（$p < 0.05$），治疗后试验组 AST 较治疗前下降，对照组 AST 较治疗前增加，试验组和对照组组内治疗前后 AST 水平具有显著性差异（$p < 0.05$），组间比较，试验组较对照组下降更明显（$p < 0.05$）。治疗后试验组与对照组 TG 水平具有显著性差异（$p < 0.05$），治疗后试验组 TG 较治疗前下降，对照组 TG 较治疗前增加，但两组组内治疗前后 TG 水平比较，无显著性差异（$p > 0.05$），组间比较无显著性差异（$p > 0.05$）。治疗后两组之间 CHOL 无显著性差异（$p > 0.05$），治疗后试验组 CHOL 较治疗前下降，对照组较治疗前略有增加，但试验组治疗前后 CHOL 水平比较具有显著性差异（$p < 0.05$）。治疗后试验组与对照组 Cr 均较治疗前下降，具有显著性差异（$p < 0.05$），组间比较具有显著性差异（$p < 0.05$）。试验组有效率为 81.25%，对照组为 20.69%，两组比较具有显著性差异（$p < 0.05$）；试验组与对照组改善中医证候积分的比较具有显著性差异（$p < 0.05$）[37]。

（五）临床研究及验案 5

临床资料：血尿患者 38 例，男 10 例，女 28 例；年龄 3 ～ 65 岁，平均 30.5 岁；病史 1 ～ 10 个月，平均 9.2 个月。所有患者尿常规镜检红细胞≥ +；尿沉渣计数≥ 10 万 /h（最高者 > 7000 万 /h），尿红细胞畸形率多次 > 70%。尿常规镜下血尿（ + ～ ++++），没有水肿及高血压，不伴蛋白尿，偶有少量蛋白，或病初曾经有过蛋白尿但目前已消失。其中 7 例多次发生无痛性全程肉眼血尿，血浆白蛋白、血脂、肾功能基本正常。B 超、尿细菌培养等检查排除肾、膀胱、输尿管、前列腺的结石、肿瘤、结核、炎症等。

治疗方法：知母 9g，黄柏 9g，女贞子 15g，旱莲草 15g，小蓟 18g，白茅根 18g，地榆 12g，血余炭 6g，肾茶 15g，桑寄生 15g，牛膝 15g，杜仲 12g。水煎服，每日 1 剂，2 周为 1 个疗程。部分患者加用黄芪注射液 30mL 加入 5% 葡萄糖注射液 500mL 静滴，每日 1 次，10 ～ 14d 为 1 个疗程。患者一般治疗 2 ～ 3 个疗程，有的治疗 3 个月。加减法：肺肾阴虚型，即经常咽梗不适，易感冒，血尿随感冒加重，伴腰酸膝软，手足心热，口干，舌质微红，苔黄或腻，脉细数者，加生地黄 12g，玄参 12g，百合 12g，金银花 9g，黄芩 6g；气阴两虚型，即面色无华，疲倦乏力，纳食减退，咽干口燥，心烦寐差，头晕目涩，腰脊酸楚，舌淡红，苔薄白，脉细弱者，加党参 15g，黄芪 15g，仙鹤草 15g，太子参 18g，紫珠草 15g；血瘀型，即血尿反复且顽固不愈，腰部胀痛、刺痛、板硬感，舌质暗淡，或边尖瘀块，脉细涩或滑数者，加炮山甲 6g（先煎），制鳖甲 9g（先煎），丹参 15g，三七粉 1g（冲服），血竭 1g，红花 9g，桃仁 9g。

治疗结果：完全缓解 8 例，显效 12 例，有效 12 例，无效 6 例，总有效率 84.2%。肾活检 8 例中完全缓解 2 例，其中 IgA 肾病、乙肝病毒相关性肾炎各 1 例；显效 3 例，为局灶节段系膜增生性肾炎 2 例，IgA 肾病 1 例；有效 2 例为 IgA 肾病及弥漫系膜增生性肾炎各 1 例；无效 1 例，为弥漫系膜增生性肾炎 [38]。

（六）临床研究及验案 6

临床资料：符合标准的湿热下注型原发性肾小球性血尿患者 72 例，随机分为血尿安胶囊组（治疗组）36 例，雷公藤多苷片 + 三金片组（对照组）36 例。治疗组男 25 例，女 31 例；年龄 18 ～ 65 岁，平均年龄（40.6±11.2）岁；临床表现为肉眼血尿 11 例，单纯镜下血尿 13 例，镜下血尿伴蛋白尿 13 例；对照组男 23 例，女 13 例；年龄 18 ～ 64 岁，平均（41.5±12.2）岁；临床表现为肉眼血尿 12 例，单纯镜下血尿 11 例，镜下血尿伴蛋白尿 14 例，所有病例位相镜检尿畸形红细胞＞75%。两组病例性别、年龄、临床表现、实验室检查结果差异无统计学意义，具有可比性。

治疗方法：血压高者，苯磺酸氨氯地平 5mg，每日 1 ～ 2 次口服；合并感染的使用哌拉西林钠或头孢哌酮钠舒巴坦钠。对照组在以上常规治疗基础上，服用雷公藤多苷片，10mg/ 片（武汉鄂中制药厂生产），每次 20mg，每日 3 次口服，三金片（桂林三金药业股份有限公司生产）每次 3 片，每日 3 次口服。治疗组在常规治疗的基础，加用血尿安胶囊（国药准字 Z20026104，云南理想药业生产），主要药物组成为肾茶、小蓟、白茅根、黄柏等，每次 4 粒（剂量为每粒 0.35g），每天 3 次口服。两组观察期均为 8 周。

治疗结果：血尿安胶囊有减轻原发性肾小球性血尿作用，控制血尿疗效优于对照组且具有显著性差异（$p < 0.05$）。改善中医临床证候积分方面优于对照组且具有显著性差异（$p < 0.05$）。治疗组、对照组均能稳定 BUN、Scr、Ccr 水平，两组无显著性差异（$p > 0.05$）。治疗组有效率 86.11%，明显高于对照组 69.44%，2 组比较，具有显著性差异（p

< 0.05）[39]。

（七）临床研究及验案 7

临床资料：肾炎单纯血尿 110 例患者，随机分为两组。治疗组 60 例，男 32 例，女 28 例，年龄 10.5 ～ 42.5 岁，平均病程 2.6 年。对照组 50 例，男 19 例，女 17 例，年龄 15.8 ～ 12.8 岁，平均病程 2.5 年。两组年龄、性别、临床症状、体征、病程等差异均无显著性意义（$p > 0.05$），具有可比性。

治疗方法：①对照组予潘生丁 25 ～ 50mg，一日三次口服；反复上呼吸道感染者给予抗生素；扁桃体反复急性炎症者可行扁桃体摘除；并注意休息，避免感染和过度劳累。②治疗组常规治疗同对照组，并给予血尿安胶囊每次 4 粒，一日三次口服。③全部患者均治疗 3 个月，于治疗前后进行两组疗效及尿畸形红细胞计数，免疫功能比较，计数资料采用 χ^2 检验，计量资料采用 t 检验。

治疗结果：治疗 60 例，显效 26 例（43%），有效 23 例（38%），无效 11 例（18%），总有效率为 82%。对照组 50 例，显效 10 例（20%），有效 8 例（16%），无效 32 例（64%），总有效率为 36%，治疗组疗效明显优于对照组（$p < 0.01$）[40]。

（八）临床研究及验案 8

临床资料：血尿患者 148 例，各种原因导致的血尿，其中女性 98 例，男性 50 例，平均年龄男性 46 岁，女性 38 岁。

治疗方法：给予血尿安片一次 2 片，一日 3 次口服。均未配合其他药物治疗。2 周为一疗程，均建议口服一周后复查尿常规，两周后再次复查尿常规。

治疗结果：148 例患者显效的 115 例，33 例为有效，无效 0 例，33 例有效患者均继续给予血尿安片治疗[41]。

六、治疗肾衰、肾功能不全

肾衰竭是以脾肾两虚为本，癥浊湿毒内聚为标。治疗慢性肾衰，虫草肾茶方可以有效地改善患者的中医症状，其中倦怠乏力、肢体困重、畏寒肢冷、气短懒言、食少纳呆、呕吐改善更为明显，可以有效地降低中医症状积分。改善 CRF 患者的临床症状和体征，虫草肾茶方可以有效改善其肾功能，降低 Scr 水平，提高 Ccr 水平，有效改善患者的微炎症状态，降低 CRP、TNF-a、IL-6 水平。治疗肾功能不全，肾茶可有效地降低血清 BUN、

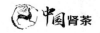

Cr 含量，并可改善贫血症状，增加内生肌酐清除率及尿肌酐的排泄。可使肾小管组织细胞病变减轻，肾小球结构损坏减少，完整肾小球数目增加。这种促进毒性代谢产物排出的作用与增加肾小球滤过率和肾血流量有关。多囊肾慢性肾功能不全时往往由于多囊肾多发的尿路感染加剧了慢性肾功能不全的恶化进展，而肾茶具有一定的抗感染、止血尿、利尿作用，故延缓了多囊肾患者肾功能恶化，且肾茶可以促进毒物排出，增加肾血流量，无明显毒副作用。

（一）临床研究及验案 1

临床资料：选择慢性肾衰竭脾肾两虚、浊毒内蕴型患者共 44 例，根据随机数字表开放性分为两组进行观察，治疗组 22 例，对照组 22 例。参照 2002 年《中药新药临床研究指导原则》辨证属脾肾两虚、浊毒内蕴者。

治疗方法：一般治疗方法两组相同，积极治疗原发病。采用合理的饮食疗法，给予优质低蛋白饮食 [0.6 ～ 0.8g/（kg·d）] 及低磷、非必需氨基酸、高热量、适量的维生素及微量元素饮食。避免应用损害肾功能的药物。予科内协定处方灌肠 I 号 150mL，每晚灌肠。对症处理包括控制血压，根据内生肌酐清除率或血肌酐水平选择合适的降压药物，纠正贫血，纠正酸中毒，补钙，改善心功能等。治疗组在一般治疗基础上，22 例患者每日给予虫草肾茶方 1 剂，150mL 早晚分服，制剂由黑龙江中医药大学附属第一医院煎药室统一供应。药物组成为冬虫夏草 1.0g，生黄芪 40g，制水蛭 2g，制大黄 10g，草豆蔻 15g，肾茶 20g，共六味。其中冬虫夏草、水蛭研粉，混入水煎剂中。治疗原则为健脾益肾，化癥祛毒，芳化湿浊。对照组在一般治疗基础上，22 例患者加用尿毒清颗粒，每次 1 袋，每日 4 次，饭后服用，温开水冲服或吞服。药物组成为大黄、黄芪、白术、茯苓、制何首乌、川芎、丹参、菊花、姜半夏、甘草等，5g/袋，由广州康臣药业有限公司生产。治疗原则为通腑降浊，健脾利湿，活血化瘀。

治疗结果：治疗组与对照组的疾病疗效及中医证候疗效比较有显著性差异（$p < 0.05$），治疗组优于对照组。治疗组在改善患者临床症状，降低临床证候积分，降低血清肌酐，提高肌酐清除率方面优于对照组，两者相比有显著性差异（$p < 0.05$）。治疗组在改善微炎症状态，降低 CRP、TNF-a、IL-6 方面优于对照组，两者相比有显著性差异（$p < 0.05$）[42]。

（二）临床研究及验案 2

临床资料：60 例慢性肾衰竭营养不良患者，按就诊顺序，开放性分为两组进行观察，治疗组 30 例，对照组 30 例。根据《中药新药临床研究指导原则》进行辨证分型。

治疗方法：治疗组在常规治疗的基础上，加用虫草肾茶方，组成为冬虫夏草 1g，肾茶 20g，黄芪 40g，草豆蔻 15g，水蛭 2g，大黄 10g 等。冬虫夏草与水蛭研粉，过 80 目筛后混入水煎剂浓缩剂中，其余药物混合后水煎 2 遍，各取药汁约 150mL，每日 1 剂，水煎液冲服粉剂，分 2 ～ 3 次温服。制剂由黑龙江中医药大学附属第一医院煎药室统一供应。对照组在常规治疗基础上，加用开同片，开同片含有 α- 酮酸和 EEA（乙烯与丙烯酸乙酯的共聚物）的混合制剂，含 4 种酮氨基酸钙、1 种羟氨基酸钙和 5 种氨基酸。用法为每次 4 片，每日 3 次，用餐期间，整片吞服治疗。两组均以 1 个月为 1 疗程，观察 3 个疗程。测量体质指数、肱三头肌皮褶厚度，测定血清前白蛋白、白蛋白、尿素氮、血肌酐、血红蛋白、红细胞计数，以及血钙、血磷、血钾等指标，并记录两组主要症状的变化，做疗效评价。

治疗结果：治疗组与对照组的总疗效及中医证候总疗效比较有显著性差异（$p < 0.05$），治疗组优于对照组。治疗组在改善患者临床症状、降低症状积分方面优于对照组，两者相比有显著性差异。虫草肾茶方可改善 CRF 患者营养不良状态，提高前白蛋白、白蛋白、体质指数、肱三头肌皮褶厚度水平。可以有效地改善患者的肾功能，降低尿素氮、血肌酐水平。虫草肾茶方有助于改善患者的贫血症状，提高血红蛋白、红细胞水平[43]。

（三）临床研究及验案 3

临床资料：选择明确诊断为多囊肾慢性肾功能不全患者 20 例，男 8 例，女 12 例，年龄 45 ～ 76 岁，血肌酐（Cr）≥ 442μmol/L，观察 1 个月 Cr 水平，检查病情稳定情况。

治疗方法：随机分组，各 10 例，对照组不服用肾茶。肾茶组采用相当于原生药 40g（20mL），一天 2 次，常服，观察 6 年，出现尿毒症症状时两组均配合其他非透析治疗、药物和对症处理，患者死亡或不得不进行透析治疗时为终点。

治疗结果：肾茶组 10 例全部存活，仍继续非透析治疗，2 例间断透析治疗，其中 1 例血 Cr 800μmol/L，治疗后血 Cr 保持在 600 ～ 700μmol/L，6 年内未进行透析治疗。对照组 4 例因血 Cr > 1000μmol/L 需透析治疗，6 年后仅 1 例继续非透析治疗，5 例患者不能存活自行终止观察。肾茶组口服肾茶后偶有口干，胃部轻微不适，腹胀，继续服用仍可自

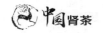

行缓解，无需特殊处理[44]。

七、治疗糖尿病肾病

糖尿病肾病（DN）是糖尿病常见的微血管并发症，是糖尿病致死的重要原因之一，其早期多出现肾血流动力学异常，病情持续发展可导致肾小球硬化，肾功能衰竭，最终需要肾脏替代治疗。糖尿病属中医消渴范畴，糖尿病肾病则与消渴中的肾消有关。本病的发病机理，自古医家多认为是肺、胃（脾）、肾三脏之阴亏虚，而导致肺燥、胃热、肾虚，其中肾阴不足是决定因素。有实验研究发现，肾茶治疗后的大鼠虽然血糖无明显降低，但其24小时尿白蛋白排泄率及肾重体重指数明显降低，说明肾茶虽无降糖作用，但有减轻肾小球硬化的作用，作用机制可能与抗炎、抗氧化、抑制系膜细胞增殖有关。在治疗糖尿病肾病过程中，肾茶可利湿泄浊，在改善主要临床症状、减少蛋白尿、改善肾功能、改善肾循环、延缓肾功能减退进程等方面发挥作用，最终改善 DN 或者减慢 DN 的病情发展。

（一）临床研究及验案 1

临床资料：糖尿病肾病患者 58 例，男性 27 例，女性 31 例；年龄 42 ～ 73 岁，平均年龄 52.6 岁；糖尿病病程 6 ～ 22 年，平均病程（12.8±3.2）年。并发视网膜病变者 18 例，周围神经病变者 22 例。参照 2002 年中国医药科技出版社出版的《中药新药临床研究指导原则》。治疗前两组患者的性别、年龄、病程、并发症以及血糖、尿蛋白定量、血肌酐、内生肌酐清除率等比较差异均无统计学意义（$p > 0.05$）。

治疗方法：患者入选前均经过 4 周的调整阶段，以控制蛋白摄入、降血糖、降血压。随机分为治疗组和对照组。对照组在基础治疗上加服蒙诺 10mg，每日一次；治疗组在基础治疗的同时服用虫草肾茶方（药物组成：冬虫夏草 3g，生黄芪 30g，制水蛭 10g，制大黄 8g，草豆蔻 15g，肾茶 20g），水煎服，每日 1 剂，早晚 2 次分服。基础治疗方案包括：①对患者进行糖尿病教育；②低盐、低脂、优质低蛋白饮食，每日予优质蛋白 0.6 ～ 0.8g/kg；保证足够热量，每日热量摄入 30 ～ 40 kcal/kg；③用格列喹酮片或胰岛素严格控制血糖，使空腹血糖＜ 7mmol/L，餐后 2h 血糖＜ 10mmol/L，糖化血红蛋白＜ 7%。两组疗程为 8 周。

治疗结果：治疗组总有效率为 76.7%；而对照组为 46.3%。两组比较有显著性差异（$p < 0.05$）。两组空腹血糖、餐后血糖、糖化血红蛋白治疗前后均无显著性差异（$p > 0.05$），组间比较无显著性差异（$p > 0.05$）。治疗组治疗后尿蛋白定量、血肌酐显著降低

（$p < 0.05$），内生肌酐清除率显著升高（$p < 0.05$）；对照组治疗后尿蛋白定量显著降低（$p < 0.05$），肾功能治疗后虽略有好转，但统计学检验无显著性差异（$p > 0.05$）。两组比较，治疗组在减少尿蛋白、改善肾功能方面明显优于对照组（$p < 0.05$）[45]。

（二）临床研究及验案 2

临床资料：80 例糖尿病肾病患者。治疗组 40 例，男 28 例，女 12 例，年龄（62.8 ± 7.5）岁；对照组 40 例，男 23 例，女 17 例，年龄（64.9 ± 5.6）岁。

治疗方法：所有纳入病例均给予常规基础治疗，对照组加服福辛普利，治疗组加服自拟中药虫草益肾汤，疗程为 12 周。观察治疗前后患者中医证候积分、24 小时尿蛋白量、血肌酐、尿素氮、血脂（甘油三酯、胆固醇、低密度脂蛋白）、白蛋白、空腹血糖的变化情况，并进行统计学对比分析。

治疗结果：治疗组总有效率为 87.5%，优于对照组的 72.5%。在改善症状方面明显优于对照组（$p < 0.01$），两组在改善肾功能方面，组间比较无显著性差异（$p > 0.05$）；两组均能减少患者尿蛋白，治疗组优于对照组（$p < 0.05$）；两组均能有效降低血清 TGF–β\smad2，提高 smad–7 水平，治疗组优于对照组（$p < 0.05$）[46]。

（三）临床研究及验案 3

临床资料：老年早期糖尿病肾病患者 100 例。纳入标准：年龄 $\geq$ 65 岁，2 型糖尿病病史，早期糖尿病肾病诊断明确，连续 3 个月内尿检查 3 次尿白蛋白排泄率在 20 ～ 200μg/min，且排除其他原因导致的肾损害；血压正常；中医分型为气阴两虚夹瘀证；患者对本次研究知情同意。100 例患者随机分为观察组与对照组各 50 例，两组一般资料比较差异无统计学意义（$p > 0.05$）。

治疗方法：对照组基础降糖治疗加瑞舒伐他汀钙片治疗，瑞舒伐他汀钙片（阿斯利康制药有限公司，国药准字 J20170008，规格：10mg×7 片）每次 5mg，1 天 1 次口服。观察组在此基础上加用肾安胶囊（云南保元堂药业有限责任公司，批准文号：国药准字 Z20025529，规格：0.4g×12 片）口服，每次 2 粒，每天 3 次。疗程 3 个月。

治疗结果：观察组总有效率 92.0%，显著高于对照组的 76.0%，且具有显著性差异（$p < 0.05$）。治疗后，两组空腹血糖（FBG）、餐后 2 小时血糖（2hPBG）以及糖化血红蛋白（HbA1c）均较治疗前显著下降，有显著性差异（$p < 0.05$）；治疗后，观察组 FBG、2hPBG 以及 HbA1c 显著低于对照组，具有显著性差异（$p < 0.05$）。治疗后两组 TC、TG

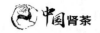

以及 LDL-C 水平较治疗前显著下降，HDL-C 较治疗前显著升高，具有显著性差异（$p < 0.05$）；治疗后，观察组 TC、TG 以及 LDL-C 水平显著低于对照组，HDL-C 显著高于对照组，具有显著性差异（$p < 0.05$）。治疗后两组肾功能指标均显著低于治疗前，具有显著性差异（$p < 0.05$）；治疗后观察组肾功能指标显著低于对照组，具有显著性差异（$p < 0.05$）[47]。

参考文献：

[1] 林艳芳，赵应红，岩罕单.《中国傣医传统经方》整理研究 [M]. 昆明：云南民族出版社，2013.

[2] 彭朝忠，祁建国，李先恩. 沧源佤族医治肾病验方录 [J]. 中国民族民间医药，2011，20（7）：4.

[3] 彭朝忠，祁建军，李先恩. 澜沧拉祜族医治肾病验方录 [J]. 中国民族民间医药，2010，19（11）：13.

[4] 贾克琳. 傣医方剂学 [M]. 北京：中国中医药出版社，2007.

[5] 陈亚梅，刀会仙. 傣医治疗"拢牛"（泌尿系感染）的验方介绍 [J]. 中国民族医药杂志，2009，15（10）：41–42.

[6] 朱成兰. 傣药学 [M]. 北京：中国中医药出版社，2007.

[7] 彭朝忠. 景东县漫湾镇石洞村民间验方录 [J]. 中国民族民间医药，2013，22（2）：131.

[8] 郑桂芬，廖龙祥，李正琪. 草药猫须草合八正散加减治疗石淋 [J]. 中国民族民间医药杂志，2003（5）：280–281.

[9] 曾凤兰. 猫须草加味治石淋验案 2 则 [J]. 新中医，1997（增刊 1）：117.

[10] 陈寿元，段建红. 猫须草临床应用举隅 [J]. 四川中医，2013，31（11）：51–52.

[11] 游金星. 猫须草治疗泌尿系结石三十八例 [J]. 浙江中医杂志，1996（7）：310.

[12] 陈寿元，高春林. 泌石灵冲剂治疗泌尿系结石 225 例 [J]. 中国民间疗法，2002（10）：36–37.

[13] 王亚敏，戴舜珍，曾宏翔，等. 排石合剂治疗尿路结石临床观察 [J]. 中国中西医结合肾病杂志，2004（3）：154.

[14] 汪菁菁. 肾茶消石汤治疗泌尿系结石临床报道 [J]. 浙江中西医结合杂志，1998（4）：206.

[15] 张龙飞，赵朱军. 消石灵治疗尿石症 15 例疗效观察 [J]. 新药与临床，1985（6）：365.

[16] 栾志勇，宋淑娟，张东军. 针药并用治疗泌尿系结石的临床体会 [J]. 中医药信息，2002（6）：45.

[17] 密跃清. 针药结合治疗泌尿系结石 43 例 [J]. 河南中医，2007（11）：65–66.

[18] 郑逢民. 中西医结合治疗尿石症 50 例 [J]. 河北中医，2001，23（9）：699.

[19] 方铄英. 自拟肾茶排石汤治疗泌尿系结石 50 例 [J]. 内蒙古中医药，2008（8）：24.

[20] 杨梅，赵志伟. 总攻疗法结合民间药物治疗泌尿系结石 32 例疗效观察 [J]. 中国民族民间医药杂志，1997（5）：10–11.

[21] 谢丽萍，向彩春，史伟，等. 猫须草治疗慢性肾小球肾炎蛋白尿 43 例临床研究 [J]. 江苏中医药，2012，44（2）：21–22.

[22] 程星. 蒙木荣教授辨治肾病蛋白尿临床经验 [J]. 广西中医药，2004，27（1）：24–25.

[23] 谢丽萍，蓝芳，向彩春，等 . 肾茶治疗慢性肾小球肾炎 63 例临床观察 [J]. 广西中医药，2013，36（5）：29-31.

[24] 吴天虎，吴赟，卢永兵 . 中西医结合治疗慢性肾炎 726 例体会 [J]. 实用医学杂志，1999（12）.

[25] 刘晔，齐荔红 . 猫须草治疗尿路感染 38 例 [J]. 福建中医药，2000（5）：46-47.

[26] 戴江宏，林松 . 猫须六草汤治疗急性尿路感染临床对照观察 [J]. 云南中医中药杂志，1998（4）：22.

[27] 李孜，付平，邱红渝，等 . 肾苓颗粒治疗下尿路感染（下焦湿热证）的临床随机对照试验 [J]. 中国循证医学杂志，2006（1）：9-13.

[28] 朱春冬 . 肾苓颗粒治疗下尿路感染下焦湿热证临床研究 [D]. 成都：成都中医药大学，2004.

[29] 蒙木荣，崔杰，奉红梅，等 . 辨病与辨证相结合治疗难治性肾病综合征 48 例 [J]. 中国中西医结合杂志，2009，29（3）：271-273.

[30] 倪秀琴，魏仲南，吴开木 . 阶段性论治肾病综合征并急性肾衰临床观察 [J]. 辽宁中医杂志，2002（8）：473.

[31] 吴森 . 猫须草治愈肾病综合症 1 例 [J]. 广西中医药，1980（2）：48.

[32] 陈飞，张金黎，谢瑜 . 肾安胶囊联合激素治疗肾病综合征 76 例疗效观察 [J]. 中国中西医结合肾病杂志，2006（3）：170.

[33] 黄彬 . 肾茶合泼尼松治疗肾病综合征 33 例临床观察 [J]. 中国中西医结合急救杂志，1999（12）：550-551.

[34] 施金铆 . 补中益气汤加味治疗小儿血尿 32 例 [J]. 现代中西医结合杂志，2001（2）：159.

[35] 何邦友，徐静京，王丽平 . 复方肾茶合剂治疗无症状高尿酸血症疗效观察 [J]. 实用中医药杂志，2019，35（4）：426-427.

[36] 王艳玲，甘永琴 . 强化护理配合茶饮傣药干预高尿酸血症的临床影响 [J]. 实用临床护理学电子杂志，2017，2（6）：26-29.

[37] 张蕾 . 肾茶饮治疗高尿酸血症的临床观察及患者饮食习惯调查 [D]. 昆明：云南中医药大学，2020.

[38] 魏仲南，倪秀琴，吴强，等 . 无症状性肾小球性血尿的中医药治疗 [J]. 福建中医学院学报，2001（1）：13-14.

[39] 张春艳，王建明，吉勤，等 . 血尿安胶囊治疗湿热下注型原发性肾小球性血尿 36 例 [J]. 云南中医中药杂志，2015，36（10）：22-24.

[40] 李丽慧，曲宇，郭晶 . 血尿安治疗单纯性血尿 60 例临床观察 [J]. 实用中医内科杂志，2005（1）：72.

[41] 于晓君 . 血尿安治疗血尿 148 例临床观察 [J]. 中国保健营养，2012，22（20）：4633.

[42] 代丽娟 . 虫草肾茶方治疗慢性肾衰竭非透析患者的临床研究及对微炎症状态的影响 [D]. 哈尔滨：黑龙江中医药大学，2007.

[43] 韩春艳 . 虫草肾茶方治疗慢性肾衰竭营养不良患者的临床研究 [D]. 哈尔滨：黑龙江中医药大学，2007.

[44] 黄昆明 . 肾茶治疗多囊肾慢性肾功能不全的临床应用 [J]. 疾病控制杂志，2000，4（1）：19.

[45] 宋立群，裴春鹏，宋业旭 . 虫草肾茶方治疗糖尿病肾病的临床研究 [J]. 中医药信息，2009，26

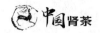

（4）：38–39.

[46] 负捷 . 祛瘀泄浊法对糖尿病肾病Ⅳ期患者 TGF–β/Smad 通路影响的临床研究 [D]. 哈尔滨：黑龙江中医药大学，2012.

[47] 石晓欣，昌菁，王瑞良 . 肾安胶囊合并瑞舒伐他汀钙片对老年早期糖尿病肾病干预研究 [J]. 辽宁中医药大学学报，2019，21（12）：202–205.

第八章　代谢动力学研究

第一节　肾茶有效成分药物动力学研究

中药药代动力学研究是揭示中药药效物质基础的重要研究手段，利用中药药代动力学的理论和方法来研究肾茶以及定量分析肾茶中多组分，是肾茶现代化研究的重要研究手段，其研究结果对于阐明和揭示肾茶的药效物质基础和作用机制，进一步设计肾茶的给药方案，促进肾茶的开发利用及质量控制等方面具有重要且深远的意义。

郭子立等[1,2]基于超高效液相色谱仪、四极杆飞行时间质谱仪和三重四极杆质谱仪等技术，对肾茶中9种成分在大鼠体内的代谢动力学和排泄动力学特征进行了研究，其药代动力学特征可为肾茶的临床应用提供合理的指导，其药代动力学参数可以为毒性实验和毒理效应的分析提供科学依据，对其药理学研究及在中医临床的发展及应用有着重要的意义。

一、口服肾茶提取物后血浆中9种成分的药代动力学研究[1,2]

学者采用快速、灵敏的超高效液相色谱电喷雾质谱（UPLC-ESI-MS）/MS分析方法同时测定大鼠血浆中原儿茶酸（PCA）、丹参素（DSS）、咖啡酸（CAA）、迷迭香酸（RA）、菊苣酸（CA）、丹酚酸A（Sal A）、丹酚酸（Sal B）、甜橙黄酮（SIN）和半齿泽兰素（EUP）含量，并将该方法成功应用于研究大鼠经口服肾茶水提物后的药代动力学研究，按照既定的实验设计，采用DAS3.2药代动力学软件，分析采用UPLC-MS/MS法同时测定SD大鼠血浆中PCA、DSS、CAA、RA、CA、Sal A、Sal B、SIN和EUP的峰面积，代入随行标准曲线方程求得血浆中9个待测物的经时血药浓度数据，采用统计矩方法拟合可得药代动力学参数（表8-1），利用计算机拟合实测药－时曲线，如附图8-1所示。

表 8-1 大鼠灌胃给药肾茶提取物后 9 种组分的药动学参数 （n=6）

化合物	$AUC_{(0-t)}$ [ng/(L·h)]	$AUC_{(0-\infty)}$ [ng/(L·h)]	C_{max} （ng/L）	T_{max} （h）	$t_{1/2z}$ （h）	$MRT_{(0-t)}$ （h）
PCA	58.28 ± 21.59	69.40 ± 23.90	42.77 ± 13.34	0.46 ± 0.19	1.59 ± 0.77	1.76 ± 0.68
DSS	9421.62 ± 3832.04	11921.89 ± 5096.17	1008.02 ± 500.41	1.95 ± 3.39	8.59 ± 5.65	9.02 ± 0.95
CAA	438.64 ± 139.06	454.74 ± 127.61	298.07 ± 68.84	0.36 ± 0.27	1.89 ± 1.41	1.85 ± 0.56
RA	3605.09 ± 1571.42	3878.59 ± 1531.01	2284.82 ± 1213.83	0.38 ± 0.21	5.58 ± 3.39	2.61 ± 0.94
SIN	1.66 ± 1.16	1.76 ± 1.24	2.05 ± 1.90	0.38 ± 0.21	0.59 ± 0.23	0.79 ± 0.18
EUP	1.67 ± 1.01	1.83 ± 1.02	2.52 ± 3.68	0.55 ± 0.33	1.13 ± 0.38	1.02 ± 0.28
CA	1895.76 ± 868.25	2012.52 ± 838.25	186.00 ± 106.77	2.79 ± 2.60	6.11 ± 2.13	7.72 ± 1.14
Sal A	567.35 ± 361.70	652.87 ± 349.37	240.48 ± 178.27	0.71 ± 0.29	7.68 ± 3.60	3.77 ± 1.07
Sal B	194.59 ± 51.93	334.03 ± 92.69	139.05 ± 175.56	2.33 ± 4.74	13.50 ± 4.82	4.86 ± 3.11

上述研究通过比较 9 种酚类成分在血浆中的药时曲线图，发现 PCA、CAA、RA、Sal A、SIN 和 EUP 出现相似的现象，即它们的达峰时间 T_{max} 均小于 1h，说明其在大鼠体内具有较快的吸收速率。PCA、CAA、SIN 和 EUP 显示出了较短的 $t_{1/2z}$，均小于 2h，说明他们能够被迅速消除。DSS、RA 和 CA 的 AUC$_{(0-t)}$ 较高，表明该物质在体内的吸收程度比较好，发现 SIN 和 EUP 的 AUC$_{(0-t)}$ 较低，可能是由于提取物中该物质的含量较低所致。另外，DSS、EUP、CA、Sal A 和 Sal B 的 MRT$_{(0-t)}$ 较大，均大于 3.77h，表明这些成分在体内具有相对较长的停留时间。

二、肾茶提取物体内9种成分排泄动力学研究

药物排泄是体内药物或其代谢物排出体外的过程，是药物或其代谢物从生物体内消除的一种重要方式，其主要排泄途径为胆汁、粪便和尿液。了解药物的排泄过程对理解药物的药效及毒性、设计给药方案均有重要的帮助。本部分总结了基于 UPLC-ESI-MS/MS 法，研究口服肾茶水提物后 9 种主要活性成分尿液及粪便排泄动力学，为肾茶的科学应用和进一步开发提供一定的理论依据[2]。

有学者以 10.0g/kg 剂量的肾茶水提物灌胃后，用所验证的 UPLC-MS/MS 法进行了 SD 大鼠体内的尿液（或粪便）的排泄动力学研究，将采集好的尿液（或粪便）样品经处理并分析后，不同时间段内尿液（或粪便）中的排泄情况见表 8-2 和表 8-3。结果表明大鼠尿液中检测到的 DSS、PCA、CAA、RA、CA、Sal A、Sal B、SIN 和 EUP 9 个分析物，它们 72h 的累计排泄率分别为 1.59%、1.02%、0.27%、0.04%、0.08%、0.12%、0.09%、0.01% 和 0.27%；大鼠粪便中检测到的 DSS、PCA、CAA、RA、CA、Sal A、Sal B、SIN 和 EUP 9 个分析物，它们的累计排泄率分别为 14.81%、9.63%、1.46%、0.09%、0.07%、10.30%、1.26%、1.64% 和 18.63%。

表8-2 大鼠灌胃给药肾茶提取物后9种组分在尿液中的排泄情况（n=6）

化合物		0～4h	0～8h	0～12h	0～24h	0～36h	0～48h	0～60h	0～72h
PCA	Ce（μg）	7.12±2.07	9.18±1.81	9.94±1.90	10.82±1.96	10.98±2.01	11.21±1.95	11.25±1.93	11.33±1.89
	CR（%）	0.64±0.19	0.83±0.16	0.89±0.17	0.97±0.18	0.99±0.18	1.01±0.85	1.01±0.17	1.02±0.17
DSS	Ce（μg）	161.86±28.87	200.36±34.47	227.88±35.78	364.84±54.03	414.87±62.89	442.13±49.11	453.72±52.36	469.49±58.44
	CR（%）	0.55±0.10	0.68±0.12	0.77±0.12	1.23±0.18	1.40±0.21	1.49±1.48	1.53±0.18	1.59±0.20
CAA	Ce（μg）	27.37±8.09	30.43±8.63	30.88±8.72	32.11±9.05	32.43±9.20	32.99±9.06	33.21±9.15	33.52±9.16
	CR（%）	0.22±0.07	0.25±0.07	0.25±0.07	0.26±0.07	0.27±0.08	0.27±0.23	0.27±0.08	0.27±0.08
RA	Ce（μg）	9.78±4.84	10.73±5.25	11.01±5.37	11.51±5.68	11.66±5.81	11.81±5.82	11.89±5.83	12.03±5.86
	CR（%）	0.03±0.02	0.04±0.02	0.04±0.02	0.04±0.02	0.04±0.02	0.04±0.02	0.04±0.02	0.04±0.02
SIN	Ce（μg）	0.03±0.02	0.04±0.03	0.05±0.03	0.06±0.03	0.07±0.03	0.08±0.03	0.08±0.03	0.09±0.03
	CR（%）	0.01±0.00	0.01±0.00	0.01±0.00	0.01±0.01	0.01±0.01	0.01±0.01	0.01±0.01	0.01±0.01
EUP	Ce（μg）	0.86±0.49	1.24±0.71	1.47±0.71	2.01±0.95	2.13±1.03	2.23±1.06	2.27±1.06	2.31±1.07
	CR（%）	0.10±0.06	0.15±0.08	0.17±0.08	0.24±0.11	0.25±0.12	0.26±0.10	0.27±0.13	0.27±0.08
CA	Ce（μg）	1.67±0.68	1.83±0.76	1.91±0.79	2.11±0.89	2.16±0.92	2.20±0.95	2.23±0.96	2.26±0.97
	CR（%）	0.06±0.02	0.06±0.03	0.07±0.03	0.07±0.03	0.08±0.03	0.08±0.03	0.08±0.03	0.08±0.03
Sal A	Ce（μg）	0.23±0.12	0.35±0.16	0.42±0.23	2.52±1.81	4.26±2.75	5.29±2.45	5.72±2.56	6.40±2.50
	CR（%）	0.00±0.00	0.01±0.00	0.01±0.00	0.05±0.03	0.08±0.05	0.10±0.05	0.11±0.05	0.12±0.05
Sal B	Ce（μg）	0.93±0.49	1.11±0.52	1.20±0.56	4.68±3.76	8.64±6.49	11.10±6.97	12.96±8.30	16.01±7.98
	CR（%）	0.01±0.00	0.01±0.00	0.01±0.00	0.03±0.02	0.05±0.04	0.06±0.04	0.07±0.05	0.09±0.04

表 8-3　大鼠灌胃给药肾茶提取物后 9 种组分在粪便中的排泄情况（n=6）

化合物		0～4h	0～8h	0～12h	0～24h	0～36h	0～48h	0～60h	0～72h
PCA	Ce(μg)	9.60±19.05	35.24±35.19	47.61±39.58	80.40±85.49	98.24±78.11	105.77±76.64	106.19±76.41	107.06±75.97
	CR(%)	0.86±1.71	3.17±3.16	4.28±3.56	7.23±7.69	8.84±7.03	9.51±6.89	9.55±6.87	9.63±6.83
DSS	Ce(μg)	27.60±62.05	420.35±897.05	1693.39±2291.86	3843.22±6352.52	4187.54±6135.67	4352.86±6187.60	4355.08±6186.60	4384.02±6173.03
	CR(%)	0.09±0.21	1.42±3.03	5.72±7.74	12.99±21.47	14.15±20.73	14.71±20.91	14.72±20.91	14.81±20.86
CAA	Ce(μg)	11.84±14.73	49.40±58.99	52.75±59.30	149.88±225.31	165.78±217.17	174.22±216.17	175.15±215.90	177.80±215.35
	CR(%)	0.10±0.12	0.40±0.48	0.43±0.49	1.23±1.85	-1.36±1.78	1.43±1.77	1.44±1.77	1.46±1.77
RA	Ce(μg)	0.35±0.38	1.77±2.35	5.12±6.30	17.66±32.79	18.96±32.12	19.53±31.86	19.88±31.72	26.99±32.66
	CR(%)	0.00±0.00	0.01±0.01	0.02±0.02	0.06±0.11	0.06±0.11	0.07±0.11	0.07±0.11	0.09±0.11
SIN	Ce(μg)	1.64±1.43	2.50±1.44	3.50±1.81	8.88±8.58	9.54±8.58	9.80±8.45	9.81±8.44	10.17±8.30
	CR(%)	0.26±0.23	0.40±0.23	0.56±0.29	1.43±1.38	1.54±1.38	1.58±1.36	1.58±1.36	1.64±1.34
EUP	Ce(μg)	61.60±82.43	90.73±77.97	100.54±78.20	147.62±76.18	154.79±82.02	157.14±81.55	157.43±81.40	158.43±81.95
	CR(%)	7.25±9.70	10.67±9.17	11.83±9.20	17.36±8.96	-18.21±9.65	18.48±9.59	18.52±9.57	18.63±9.64
CA	Ce(μg)	0.23±0.35	0.23±0.35	0.26±0.40	0.62±0.73	0.62±0.73	0.87±0.86	1.14±0.90	2.09±1.42
	CR(%)	0.01±0.01	0.01±0.01	0.01±0.01	0.02±0.03	0.02±0.03	0.03±0.03	0.04±0.03	0.07±0.05
Sal A	Ce(μg)	1.23±2.43	96.73±223.78	358.72±511.97	361.84±512.68	490.79±492.72	535.85±527.65	536.31±527.53	538.98±524.88
	CR(%)	0.02±0.05	1.85±4.28	6.86±9.79	6.92±9.80	9.38±9.42	10.24±10.09	10.25±10.08	10.30±10.03
Sal B	Ce(μg)	2.59±4.72	16.18±31.68	73.53±104.21	184.70±327.78	187.38±326.15	191.43±326.31	191.76±326.19	230.34±326.69
	CR(%)	0.01±0.03	0.09±0.17	0.40±0.57	1.0±1.79	1.02±1.78	1.05±1.78	1.05±1.78	1.26±1.78

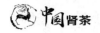

排泄数据表明，9 种分析物以原型药物的形式 72h 的累计排泄率在大鼠尿液中均小于 1.59%，在大鼠粪便中的累计排泄率相对尿液来说都比较高，除了 CA 的尿液排泄率稍大于粪便排泄率外，其余 8 种化合物的粪便排泄率均大于尿液排泄率；9 个分析物 72h 以原形药物经粪便排出的排泄率相对于尿液较高，其中 DSS、Sal A 和 EUP 72h 的粪便累计排泄率达到 10%，说明这几种化合物的吸收较差，但相对于总量来说仍较低，推测这 9 个分析物可能在体内经历了其他的代谢或者排泄途径，有待进一步去验证。此结果为中药肾茶的临床应用和进一步开发利用提供了科学依据。

第二节　肾茶主要活性成分体内和体外代谢物表征

药物代谢也称为生物转化，是指药物在药物代谢酶作用下，其化学结构及理化性质发生改变的过程。肝脏和胃肠道是药物代谢的主要场所，多数药物进入机体后主要经肝脏进行代谢，代谢产物由肾脏经尿液排出，一些吸收较差的药物主要由粪便排出。因此，研究药物的代谢产物和代谢途径对于阐明药物药理机制、明确药物发挥活性的物质基础、指导临床合理用药等方面具有重要意义。因此，本节总结了肾茶主要活性成分半齿泽兰素和迷迭香酸体内外的代谢产物和代谢途径，为肾茶的后续开发和深入研究提供实验依据。

目前，肾茶主要活性成分体内和体外代谢物表征的研究，仅涉及了半齿泽兰素的体内外的代谢产物和代谢途径，和迷迭香酸体内的代谢产物和代谢途径。半齿泽兰素共检测到 51 种体内代谢物并进行了结构表征，包括血浆中的 8 种代谢物，胆汁中的 5 种代谢物，尿液中的 36 种代谢物和粪便中的 32 种代谢物。同时，检测到 60 种体外代谢物并进行了结构表征，包括肝微粒体中的 22 种代谢物和肠道菌群中的 53 种代谢物。迷迭香酸在尿液、胆汁和粪便中共合理鉴定出 16 种代谢物，而血浆中几乎没有发现代谢物。迷迭香酸的代谢产物可以快速分布在肝和肾中。在心脏、脾脏和肺部均未发现代谢物。迷迭香酸代谢物主要通过尿液和胆汁排出，表明迷迭香酸的靶器官可能是肝脏和肾脏。

一、肾茶中半齿泽兰素体内和体外代谢物鉴别[3]

半齿泽兰素属于天然甲氧基黄酮化合物，是肾茶的主要生物活性成分，具有很强的抗癌和抗炎活性，以及血管舒张活性。它的抗癌活性已引起越来越多的关注，并有望被开发为癌症的化学预防剂和辅助化学治疗剂。半齿泽兰素的代谢研究对于探索半齿泽兰素的生物学活性和临床治疗效果是必要的。因此，为进一步了解其生物活性，对半齿泽兰素代谢物的鉴定研究至关重要。

Li 等利用 UPLC–MS 方法分别测定了半齿泽兰素在大鼠血浆、胆汁、尿液、粪便的代谢分布以及在肝微粒体、肠道菌群的体外代谢情况。该实验对于鉴定半齿泽兰素的代谢产物、了解母体药物（M0）的裂解具有重要意义。通过超高效液相色谱 – 串联四级杆飞行时间质谱联用技术（UHPLC–Q–TOF–MS）在负电喷雾离子源（electrospray ionization，ESI）扫描模式下探索了半齿泽兰素的色谱和质谱行为。半齿泽兰素的 MS/MS 谱及其主要裂解途径如图 8–1。

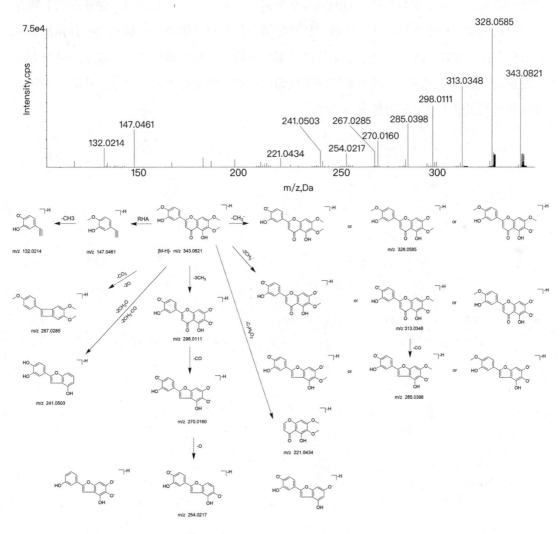

图 8–1　半齿泽兰素的 MS/MS 谱图及其主要的碎裂途径

有学者基于上述方法结合高效的在线数据采集和多数据处理方法，对半齿泽兰素体内

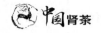

代谢物（大鼠血浆、胆汁、尿液和粪便）和体外代谢物（大鼠肝微粒体和肠道菌群）进行鉴定。共检测到 51 种体内代谢物并进行了结构表征，包括血浆中的 8 种代谢物，胆汁中的 5 种代谢物，尿液中的 36 种代谢物和粪便中的 32 种代谢物。同时，检测到 60 种体外代谢物并进行了结构表征。包括肝微粒体中的 22 种代谢物和肠道菌群中的 53 种代谢物。检测到的代谢物如表 8-4 所示。

　　$-CH_2$、$-CH_2O$、$-O$ 的丢失、氧化、葡萄糖醛酸化和酮的形成是初级代谢步骤，它产生了进一步的反应，例如硫酸盐结合，氢化，N- 乙酰化，甲基化，脱甲基，内部水解，甘氨酸结合，谷氨酰胺结合和葡萄糖结合是半齿泽兰素的主要代谢途径。此外，以上所有代谢变化都发生在体内和体外。然而，甘氨酸结合仅存在于体内，谷氨酰胺结合和葡萄糖结合仅存在于体外。图 8-2 显示了半齿泽兰素在体内、大鼠肝微粒体和大鼠肠道菌群中的代谢途径。这是首次对半齿泽兰素体内外代谢产物进行鉴定，为进一步开发新的药物和药理机制研究提供了参考和有价值的证据。

表8-4 半齿泽兰素在体内和体外代谢产物

代谢物 ID	组成	分子式	误差 (ppm)	R.T. (min)	MS/MS 片段	疏水常数	评分 (%)	血浆	胆汁	尿液	排泄物	RLMs	RIF
M1	Loss of CH_2 [M-H]⁻	$C_{17}H_{14}O_7$	−2.0	9.93	314.0427,313.0384,299.0188, 285.0371,207.7129	2.26422	83.3	-	-	+[a,b]	+[a,b]	+[I,II]	+[a,b]
M2	Loss of CH_2 [M-H]⁻	$C_{17}H_{14}O_7$	0.5	10.27	314.0423,313.0344,299.0189, 285.0393,133.0287	2.26434	91.8	-	-	+[a,b]	+[a,b]	+[I,II]	+[a,b]
M3	Loss of CH_2 [M-H]⁻	$C_{17}H_{14}O_7$	−1.4	10.79	314.0436,313.0357,299.0204, 285.0396,207.7166	2.51422	96.3	-	-	+[a,b]	+[a,b]	+[I,II]	+[a,b]
M4a	Loss of CH_2 and CH_2 [M-H]⁻	$C_{16}H_{12}O_7$	−3.3	7.26	300.0279,297.1740,269.1760, 251.1269,133.0270	1.82034	85.4	-	-	+[a,b]	+[a,b]	+[I]	−
M4b													
M5	Loss of CH_2 and CH_2 [M-H]⁻	$C_{16}H_{12}O_7$	−2.0	8.50	300.0275,297.0411,269.1755, 251.1658,147.0821	2.18513	93.3	-	-	+[a,b]	+[a,b]	+[I]	−
M6a	Loss of CH_2O [M-H]⁻	$C_{17}H_{14}O_6$	−1.4	13.86	298.0483,283.0250,221.0632, 147.0078,117.0364	2.86048	90.9	-	-	+[a,b]	+[a,b]	-	+[a,b]
M6b						3.08571							
M6c						3.33571							
M7	Loss of CH_2O and CH_2 [M-H]⁻	$C_{16}H_{12}O_6$	0.3	10.10	284.0326,281.1787, 251.1281,146.9687	2.74964	83.8	-	-	+[a]	-	+[I]	+[b]
M8	Loss of CH_2O and CH_2O [M-H]⁻	$C_{16}H_{12}O_5$	0.8	13.60	268.0379,240.0428,267.0306, 161.0025,146.9655	3.30833	93.5	-	-	+[a,b]	+[b]	+[I]	+[b]
M9	Loss of O [M-H]⁻	$C_{18}H_{16}O_6$	2.4	4.98	308.9931,299.1274,281.2489, 205.0025,146.9380	2.45814	75.3	-	-	-	-	-	+[b]
M10	Loss of O [M-H]⁻	$C_{18}H_{16}O_6$	−0.8	7.47	309.0800,299.0957,281.2493, 221.0452,130.9716	3.44497	83.5	-	-	-	-	-	+[b]

代谢物 ID	组成	分子式	m/z	误差 (ppm)	R.T. (min)	MS/MS 片段	疏水常数	评分 (%)	血浆	胆汁	尿液	排泄物	RLMs	RIF
M11	Loss of O and O [M-H]⁻	$C_{18}H_{16}O_5$	311.0930	1.5	9.55	250.9816,204.9868, 174.9556,130.9658	3.19475	75.7	-	-	-	-	-	+[b]
M12a M12b	Loss of O and CH₂O [M-H]⁻	$C_{17}H_{14}O_5$	297.0768	-0.2	7.33	267.1016,253.0865,175.0394, 147.0452,145.0305	2.78433	82.1	-	-	-	-	-	+[b]
M13	Loss of CO [M-H]⁻	$C_{17}H_{16}O_6$	315.0862	-3.8	12.74	300.0633,285.0401,270.0144, 193.0503,147.0445	2.84747	87.9	-	-	-	+[a,b]	-	+[a,b]
M14	Oxidation [M-H]⁻	$C_{18}H_{16}O_8$	359.0772	-0.2	10.01	344.0542,329.0304,314.0064, 220.9817,163.0384	1.79518	82.9	-	-	+[a,b]	+[a,b]	+[l]	+[a,b]
M15	Oxidation [M-H]⁻	$C_{18}H_{16}O_8$	359.0768	-1.3	10.50	344.0529,329.0306,314.0061, 221.0098,163.0368	1.84518	82.8	-	-	+[a,b]	+[a,b]	+[l]	+[a,b]
M16	Oxidation [M-H]⁻	$C_{18}H_{16}O_8$	359.0767	-1.6	11.47	344.0536,329.0296,314.0066, 221.0762,163.0019	1.86518	81.9	-	-	+[a,b]	+[a,b]	+[l]	+[a,b]
M17	Oxidation [M-H]⁻	$C_{18}H_{16}O_8$	359.0767	-1.4	12.23	344.0542,329.0315,314.0085, 237.0375,147.0130	1.87123	85.5	-	-	+[a,b]	+[a,b]	+[l]	+[a,b]
M18	Di-Oxidation [M-H]⁻	$C_{18}H_{16}O_9$	375.0709	-3.3	9.90	329.0669,314.0434,299.0191, 221.1216,178.9947	0.9644	91.2	-	-	-	+[a,b]	-	+[a]
M19	Tri-Oxidation [M-H]⁻	$C_{18}H_{16}O_{10}$	391.0673	0.5	12.26	345.0869,330.0636,315.0393, 221.0399,195.0289	0.25226	77.1	-	-	+[b]	-	-	+[a,b]
M20a M20b	Demethylation and Oxidation [M-H]⁻	$C_{17}H_{14}O_8$	345.0605	-3.0	9.43	330.0379,301.1825,221.1270, 149.0245,125.0237	1.29734	84.9	-	-	+[a,b]	+[b]	+[l]	+[b]

续表

代谢物 ID	组成	分子式	m/z	误差 (ppm)	R.T. (min)	MS/MS 片段	疏水常数	评分 (%)	血浆	胆汁	尿液	排泄物	RLMs	RIF
M21	Demethylation and Oxidation [M-H]$^-$	$C_{17}H_{14}O_8$	345.0606	−2.8	10.29	330.0384,301.0719,221.0028, 149.0234,125.0311	1.59734	87.1	-	-	+^{a,b}	+^{b}	+^{1}	+^{b}
M22	Methylation [M-H]$^-$	$C_{19}H_{18}O_7$	357.0972	−2.1	10.02	342.0740,327.0503,312.0266, 235.0434,147.0433	2.06632	80.6	-	-	+^{a,b}	+^{a,b}	-	+^{a,b}
M23	Methylation [M-H]$^-$	$C_{19}H_{18}O_7$	357.0969	−3.1	12.86	342.0737,327.0508,312.0266, 221.0766,161.0269	3.18323	78.6	-	-	+^{a,b}	+^{a,b}	-	+^{a,b}
M24	Loss of O+Methylation [M-H]$^-$	$C_{19}H_{18}O_6$	341.1025	−1.5	7.15	326.1073,311.0918,235.0607, 130.9906,107.0440	2.80306	82.8	-	-	-	-	-	+^{b}
M25	Loss of O+Methylation [M-H]$^-$	$C_{19}H_{18}O_6$	341.1027	−1.2	8.79	326.0798,311.0451,204.9196, 161.0595,137.0553	2.9313	82.1	-	-	-	-	-	+^{b}
M26	Loss of CH_2O and CH_2O+Demethylation [M-H]$^-$	$C_{15}H_{10}O_5$	269.0459	1.3	9.89	253.0124,241.0500,225.0555, 133.0298,117.0349	2.88784	95.6	+^{a,b}	-	+^{a,b}	-	-	+^{a,b}
M27	Loss of CH_2O and CH_2+Demethylation [M-H]$^-$	$C_{15}H_{10}O_6$	285.0402	−0.9	8.45	267.0130,241.0462,221.0063, 177.0189,133.0307	2.31115	90.2	-	-	-	-	-	+^{b}
M28	Glucuronidation [M-H]$^-$	$C_{24}H_{24}O_{13}$	519.1140	−0.8	7.10	397.0442,343.0822,328.0587, 313.0346,146.9662	−0.495	81.6	+^{a}	+^{b}	+^{a,b}	-	+^{II}	-
M29	Glucuronidation [M-H]$^-$	$C_{24}H_{24}O_{13}$	519.1151	1.3	8.14	343.0824,328.0588,323.0173, 313.0354,221.0262	0.62193	83.1	+^{a}	+^{b}	+^{a,b}	-	+^{II}	-
M30	Demethylation and Glucuronide Conjugation [M-H]$^-$	$C_{23}H_{22}O_{13}$	505.0979	−1.8	7.88	329.0669,309.0687,299.0165, 285.0735	0.14693	81.3	-	-	+$_{a,b}$	-	-	-

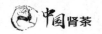

续表

代谢物 ID	组成	分子式	m/z	误差 (ppm)	R.T. (min)	MS/MS 片段	疏水常数	评分 (%)	血浆	胆汁	尿液	排泄物	RLMs	RIF
M31	Sulfate Conjugation [M-H]⁻	$C_{18}H_{16}O_{10}S$	423.0391	0.1	8.93	343.0830,328.0593,313.0355, 285.0413,147.0037	0.27032	86.1	-	+a,b	+a,b	-	-	+a,b
M32	Sulfate Conjugation [M-H]⁻	$C_{18}H_{16}O_{10}S$	423.0387	-0.9	9.20	343.0836,328.0606,313.0371, 285.0457,227.0084	1.38723	89.6	-	+a,b	+a,b	-	-	+a,b
M33	Loss of CH₂+Sulfate Conjugation [M-H]⁻	$C_{17}H_{14}O_{10}S$	409.0233	-0.4	9.01	329.0670,314.0432,299.0198, 212.0456,132.0208	0.81223	91.5	+a	+a,b	+a,b	-	-	-
M34	Loss of O+SulfateConjugation [M-H]⁻	$C_{18}H_{16}O_9S$	407.0434	-2.1	12.65	327.0826,301.0034, 220.9818,131.0573	1.00706	63.3	-	-	-	-	-	+b
M35	N-Acetylation [M-H]⁻	$C_{20}H_{18}O_8$	385.0917	-3.1	13.36	370.0729,355.0427,343.0846, 263.0551,147.0513	1.49632	74.4	-	-	-	-	-	+b
M36	N-Acetylation [M-H]⁻	$C_{20}H_{18}O_8$	385.0925	-0.9	13.90	370.0735,355.0492,343.0874, 221.0781,189.0551	2.61323	77.9	-	-	-	-	-	+b
M37	Loss of O+N-Acetylation [M-H]⁻	$C_{20}H_{18}O_7$	369.0987	2.1	13.02	327.2227,279.0680,263.1681, 237.1098,130.9934	2.23306	75.3	+a	-	+a,b	+a,b	+I	+a,b
M38	Loss of O+N-Acetylation [M-H]⁻	$C_{20}H_{18}O_7$	369.0975	-1.3	13.90	354.0755,339.0542,311.0594, 174.9586,164.9289	2.3613	76.7	+a	-	+a,b	+a,b	+I	+a,b
M39	Loss of CH2+N-Acetylation [M-H]⁻	$C_{19}H_{16}O_8$	371.0761	-3.2	11.45	329.0680,314.0439,299.0196, 220.9869,175.0389	2.13823	76.8	-	-	-	+a,b	+I	+b
M40	Loss of CH₂O+N-Acetylation [M-H]⁻	$C_{19}H_{16}O_7$	355.0813	-2.9	11.86	340.0587,325.0335,313.1107, 263.0361,117.0329	1.64857	78.2	-	-	+a,b	+a,b	+I	+a,b
M41	Loss of CH₂O+N-Acetylation [M-H]⁻	$C_{19}H_{16}O_7$	355.0814	-2.6	13.15	340.0589,325.0356,313.0337, 221.0027,159.1093	2.87497	78.1	-	-	+a,b	+a,b	+I	+a,b

代谢物 ID	组成	分子式	m/z	误差 (ppm)	R.T. (min)	MS/MS 片段	疏水常数	评分 (%)	血浆	胆汁	尿液	排泄物	RLMs	RIF
M42	Loss of CH$_2$O+Di-Acetylation of Amines [M-H]$^-$	C$_{21}$H$_{18}$O$_8$	397.0918	−2.6	15.21	382.0691,367.0426,313.2553, 263.0559,159.0462	1.66306	74.8	-	-	-	+[b]	-	+[b]
M43a	Loss of CH$_2$ and CH$_2$+-Di-Acetylation of Amines [M-H]$^-$	C$_{20}$H$_{16}$O$_9$	399.0704	−4.3	14.14	384.0497,357.0641,315.0523, 175.0034,147.0316	1.56823	71.8	-	-	-	+[b]	-	-
M43b	Loss of CH$_2$ and CH$_2$+-Di-Acetylation of Amines [M-H]$^-$	C$_{20}$H$_{16}$O$_9$	399.0704	−4.3	14.14	384.0497,357.0641,315.0523, 175.0034,147.0316	1.56823	71.8	-	-	-	+[b]	-	-
M43c	Loss of CH$_2$ and CH$_2$+-Di-Acetylation of Amines [M-H]$^-$	C$_{20}$H$_{16}$O$_9$	399.0704	−4.3	14.14	384.0497,357.0641,315.0523, 175.0034,147.0316	1.56823	71.8	-	-	-	+[b]	-	-
M44a	Loss of CH$_2$O and CH$_2$O+-Di-Acetylation of Amines [M-H]$^-$	C$_{20}$H$_{16}$O$_7$	367.0806	−4.8	15.24	283.0237,233.1253,202.9904, 189.0633,159.0348	2.05475	71.9	-	-	-	+[a,b]	-	-
M44b	Loss of CH$_2$O and CH$_2$O+-Di-Acetylation of Amines [M-H]$^-$	C$_{20}$H$_{16}$O$_7$	367.0806	−4.8	15.24	283.0237,233.1253,202.9904, 189.0633,159.0348	2.11133	71.9	-	-	-	+[a,b]	-	-
M44c	Loss of CH$_2$O and CH$_2$O+-Di-Acetylation of Amines [M-H]$^-$	C$_{20}$H$_{16}$O$_7$	367.0806	−4.8	15.24	283.0237,233.1253,202.9904, 189.0633,159.0348	2.40475	71.9	-	-	-	+[a,b]	-	-
M45	Loss of O+Hydrogenation [M-H]$^-$	C$_{18}$H$_{18}$O$_6$	329.1028	−0.8	4.57	314.0861,299.1136,283.2624, 223.0900,130.9874	1.71027	75.9	-	-	-	+[a,b]	-	+[a,b]

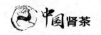

代谢物 ID	组成	分子式	m/z	误差 (ppm)	R.T. (min)	MS/MS 片段	疏水常数	评分 (%)	血浆	胆汁	尿液	排泄物	RLMs	RIF
M46	Loss of O+Hydrogenation [M-H]⁻	$C_{18}H_{18}O_6$	329.1029	− 0.5	5.14	314.0905,299.1189,283.1288, 207.0777,147.0535	1.7953	76.7	-	-	-	-	-	+[a,b]
M47	Loss of O+Hydrogenation [M-H]⁻	$C_{18}H_{18}O_6$	329.1029	− 0.3	5.43	314.0384,299.0986,283.2612, 207.0618,149.0538	2.28982	78.7	-	-	-	-	-	+[a,b]
M48	Loss of O+Hydrogenation [M-H]⁻	$C_{18}H_{18}O_6$	329.1029	− 0.6	9.69	314.0226,299.0298,283.0982, 223.0742,133.0731	2.89116	75.8	-	-	-	-	-	+[a,b]
M49	Loss of O and O+Hydrogenation [M-H]⁻	$C_{18}H_{18}O_5$	313.1080	− 0.3	7.61	298.0759,269.1191,239.1066, 206.9936,130.9677	2.5321	88.5	-	-	-	-	-	+[a,b]
M50	Loss of O and O+Hydrogenation [M-H]⁻	$C_{18}H_{18}O_5$	313.1086	1.6	7.88	298.0767,269.1189,239.1061, 207.0818,133.0654	3.02662	90.7	-	-	-	-	-	+[a,b]
M51	Demethylationand Hydrogenation [M-H]⁻	$C_{17}H_{16}O_7$	331.0824	0.3	10.05	316.0595,313.1396,301.0343, 223.1657,135.0450	1.70816	90.5	-	-	+[a,b]	-	-	+[a]
M52	Di-Hydrogenation [M-H]⁻	$C_{18}H_{20}O_7$	347.1140	1.0	12.78	332.0913,317.0676,225.0074, 149.0591,123.0079	0.81747	60.2	-	-	+[a,b]	-	-	+[b]
M53	Loss of O+Di-Hydrogenation [M-H]⁻	$C_{18}H_{20}O_6$	331.1186	− 0.2	3.60	301.1097,299.1257,285.1728, 225.0501,133.0325	1.55427	53.1	-	-	+[b]	-	-	+[b]
M54	Loss of O+Di-Hydrogenation [M-H]⁻	$C_{18}H_{20}O_6$	331.1185	− 0.7	4.07	301.1088,299.1304,285.0945, 209.0813,149.0680	1.6393	52.8	-	-	+[b]	-	-	+[b]
M55	Loss of O and O+Di-Hydrogenation [M-H]⁻	$C_{18}H_{20}O_5$	315.1214	− 1.6	6.36	285.1155,271.1557,269.1318, 241.1035,133.0693	2.3761	83.6	-	-	+[a]	-	-	+[a,b]
M56	Loss of CH₂+Di-Hydrogenation [M-H]⁻	$C_{17}H_{18}O_7$	333.0972	− 2.3	10.18	318.0813,317.1125,303.0579, 211.0624,149.0642	0.32475	94.4	-	-	+[a,b]	-	-	-

续表

代谢物 ID	组成	分子式	m/z	误差 (ppm)	R.T. (min)	MS/MS 片段	疏水常数	评分 (%)	血浆	胆汁	尿液	排泄物	RLMs	RIF
M57	Loss of CH_2+Di-Hydrogenation [M-H]$^-$	$C_{17}H_{18}O_7$	333.0982	0.6	10.24	315.0034,225.2199,179.1064,135.1164,109.0679	0.37127	63.2	-	-	+[a,b]	-	-	-
M58	Loss of CH_2+Di-Hydrogenation [M-H]$^-$	$C_{17}H_{18}O_7$	333.0979	−0.3	10.80	315.0884,300.0638,285.0374,211.0614,149.0693	0.64475	90.6	-	-	+[a,b]	-	-	-
M59a M59b M59c	Loss of CH_2 and CH_2+Di-Hydrogenation [M-H]$^-$	$C_{16}H_{16}O_7$	319.0815	−2.6	8.47	301.0701,211.0353,197.0452,149.0269,135.0443	0.22768	89.0	-	-	-	+[a,b]	-	-
M60	Loss of CH_2O and CH_2O+Di-Hydrogenation [M-H]$^-$	$C_{16}H_{16}O_5$	287.0923	−0.8	9.97	272.0689,241.0875,195.0653,119.0500,93.0325	1.35527	80.7	-	-	-	-	-	+[b]
M61	Loss of CH_2O and CH_2O+Di-Hydrogenation [M-H]$^-$	$C_{16}H_{16}O_5$	287.0927	0.5	11.07	272.0695,241.2138,165.0166,149.0683,123.0117	1.4214	85.8	-	-	-	-	-	+[b]
M62a M62b	Loss of O and CH_2O+Di-Hydrogenation [M-H]$^-$	$C_{17}H_{18}O_5$	301.1078	−1.2	7.37	271.1359,255.0541,241.0814,179.0711,149.0605	1.9972	87.9	+[a]	-	-	+[a,b]	-	-
M63	Loss of CH_2O and CH_2O+Loss of Hydroxymethylene [M-H]$^-$	$C_{15}H_{10}O_4$	253.0512	2.1	7.81	225.0558,209.0606,161.0249,117.0351,101.0246	3.4753	70.9	+[b]	-	+[a,b]	-	-	+[b]
M64	Ketone Formation [M-H]$^-$	$C_{18}H_{14}O_8$	357.0607	−2.5	10.79	342.0374,327.0132,313.0304,221.0224,161.0174	2.17223	79.1	-	-	-	-	+[I]	-
M65	Ketone Formation [M-H]$^-$	$C_{18}H_{14}O_8$	357.0609	−1.8	10.81	342.0379,327.0146,313.0349,235.0241,147.0012	2.27223	76.1	-	-	-	+[b]	+[I]	-
M66	Ketone Formation [M-H]$^-$	$C_{18}H_{14}O_8$	357.0610	−1.6	12.99	342.0385,327.0198,313.0421,235.0267,147.0503	2.52223	77.4	-	-	-	+[b]	+[I]	-

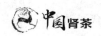

续表

代谢物 ID	组成	分子式	m/z	误差 (ppm)	R.T. (min)	MS/MS 片段	疏水常数	评分 (%)	血浆	胆汁	尿液	排泄物	RLMs	RIF
M67	Oxidationand Internal Hydrolysis [M-H]⁻	$C_{18}H_{18}O_9$	377.0875	-0.8	12.29	362.0508,349.0873,239.0435,181.0136,139.0054	0.21452	83.4	-	-	-	+[a,b]	-	+[a,b]
M68a M68b	Loss of CH₂+Glycine Conjugation [M-H]⁻	$C_{19}H_{17}NO_8$	386.0865	-4.2	10.00	329.0662,314.0421,299.0189,264.1192,147.0973	2.15391	80.8	-	-	-	+[b]	-	-
M69a M69b	Loss of O and CH₂O+Glycine Conjugation [M-H]⁻	$C_{19}H_{17}NO_6$	354.0992	2.5	6.09	324.2008,250.9077,221.0751,204.0387,174.9553	2.66894	73.9	-	+[a]	-	-	-	-
M70	Loss of CH₂O+Glutamine Conjugation [M-H]⁻	$C_{22}H_{22}N_2O_8$	441.1302	-0.2	5.07	312.8496,245.1021,221.5883,117.2304	0.99254	50.9	-	-	-	-	+[b]	-
M71	Loss of CH₂ and CH₂+Glucose Conjugation [M-H]⁻	$C_{22}H_{22}O_{12}$	477.1036	-0.6	5.49	355.0661,315.6277,192.9548,146.9654,123.0795	-0.3982	52.9	-	-	-	-	+[b]	-

注：+，检测到；—，未检测到。RLMs，大鼠肝微粒体；RIF，大鼠肠道菌群。（a）通过甲醇沉淀蛋白获得的代谢物；（b）通过乙酸乙酯萃取获得的代谢物。（Ⅰ）从肝微粒体获得的Ⅰ期代谢物；（Ⅱ）从肝微粒体获得的Ⅱ期代谢物。a+b通过甲醇沉淀蛋白和乙酸乙酯萃取获得代谢产物。

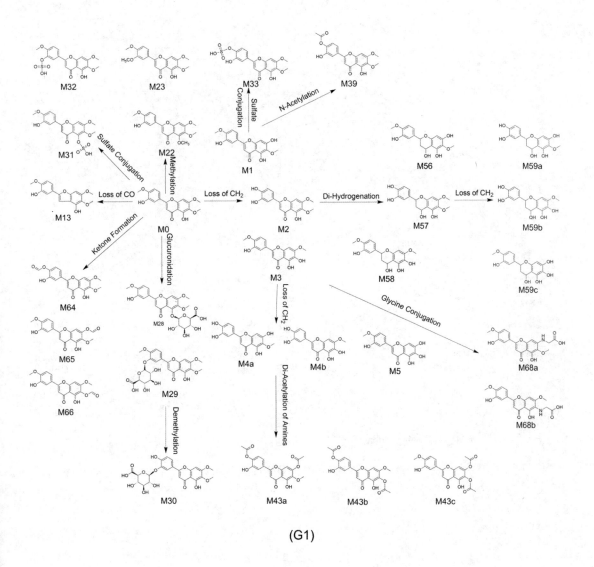

(G1)

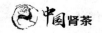

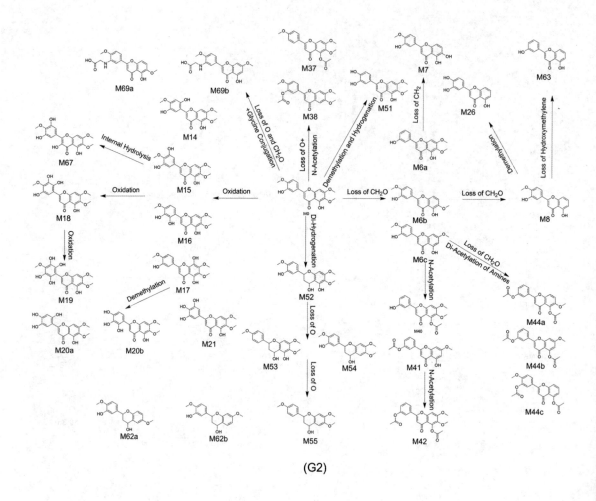

(G2)

(H)

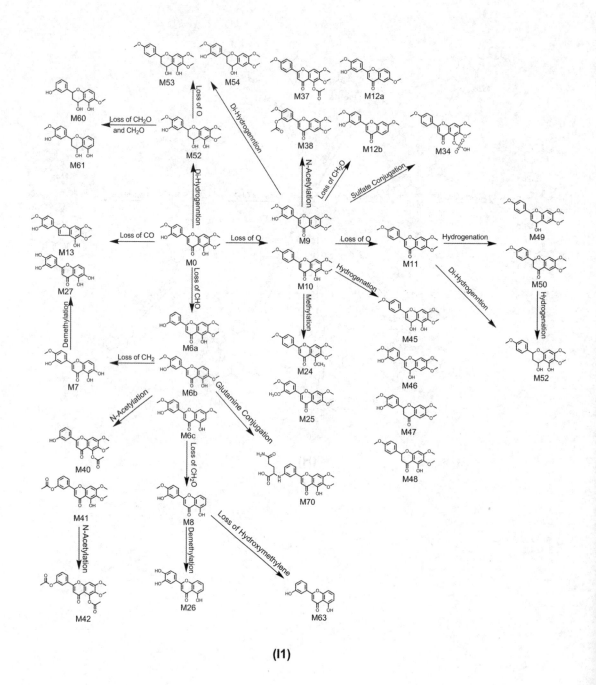

(I1)

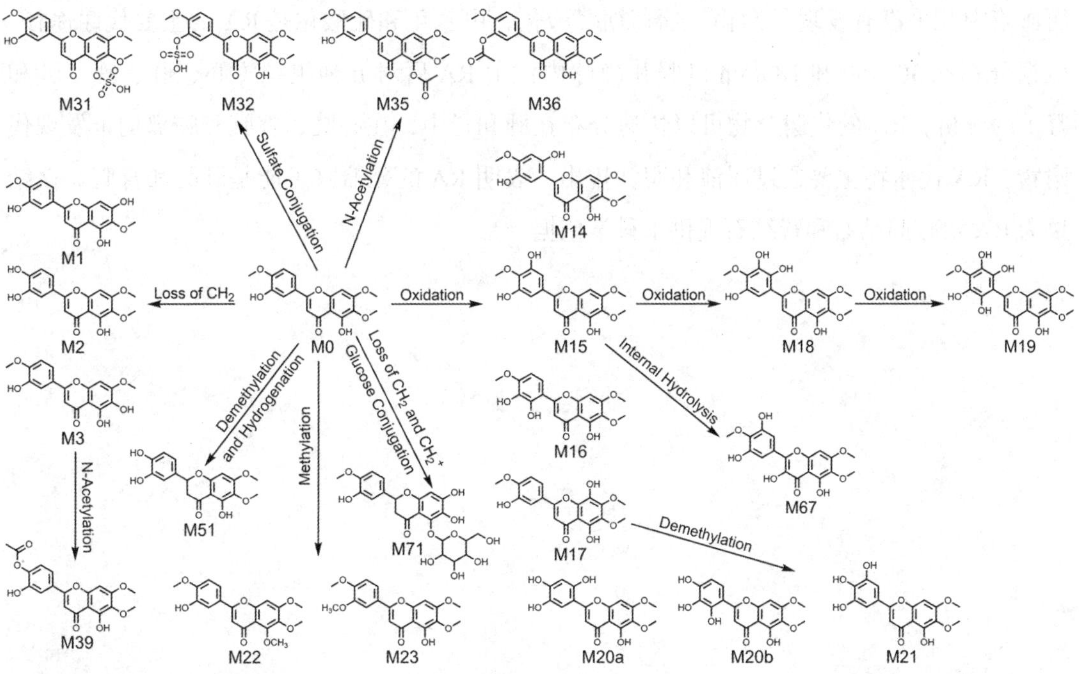

(I2)

图 8-2　半齿泽兰素在体内和体外的代谢途径（体内 G1，G2，大鼠肝微粒体 H，大鼠肠道菌群 I1，I2）

二、肾茶中迷迭香酸体内代谢物鉴定[6]

迷迭香酸（RA）是一种咖啡酸衍生物，是肾茶中含量最丰富且有生物活性的成分之一。它具有重要的生物学活性，例如抗肾草酸钙结石，抗糖尿病，抗癌，抗炎和抗菌。研究迷迭香酸的体内代谢，对于探索其活性及其临床治疗效果非常重要。ZHANG 等采用 UHPLC-Q-TOF-MS/MS 并结合三步数据挖掘策略来研究 RA 体内代谢谱。该实验制备了血浆、组织、尿液、胆汁样本，为分析 RA 的代谢特征，首先将空白生物样品和药物生物样品经 UHPLC-Q-TOF-MS/MS 分析后的数据导入到 Marker View 软件，设置方法生成数据矩阵，然后将数据矩阵导出到 Microsoft Office 软件中的 Excel。当离子在 RA 处理过的生物样品中存在但在空白生物样品中不存在时，它们被标记为外源性离子，此背景扣除程序可以自动去除＞70%的干扰离子。其次，通过 MMDF 数据挖掘技术进一步筛选出候选的外源性离子，RA 被作为定义的质量缺陷窗口的模板，以形成用于鉴定代谢物的两个域。第三，用诊断产物离子（DPIs）和中性损失（NL）过滤方法鉴定 RA 的代谢产物。最后，总结了拟议的 RA 代谢途径。

实验结果表明，在尿液、胆汁和粪便中共合理鉴定出 16 种 RA 的代谢物（表 8-5），

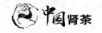

而血浆中几乎没有发现代谢物。葡萄糖醛酸化、甲基化和硫酸化是 RA 的主要代谢途径。根据分别在 30、60 和 180min 口服和静脉内注射 RA 后对五种组织（心、肝、脾、肺和肾）的分析，RA 的代谢产物可以快速分布在肝和肾中，在心脏、脾脏和肺部均未发现代谢物。RA 代谢物主要通过尿液和胆汁排出，表明 RA 的靶器官可能是肝脏和肾脏。该结果为 RA 治疗胆结石和肾结石提供了科学依据。

表 8-5　迷迭香酸（RA）代谢物的 UHPLC-Q-TOF-MS/MS 数据

代谢物	保留时间（min）	分子式	观测值[M-H]-	误差（ppm）	碎片离子（% 基峰）	描述
M1	12.16	$C_{24}H_{24}O_{14}$	535.1113	3.7	359.0760(55%),355.0650(10%),329.1379(20%),314.1134(10%),197.0451(40%),161.0250(100%)	Glucuronidation
M2	14.36	$C_{18}H_{16}O_{11}S$	439.0341	0.3	359.0781(20%),258.9918(25%),197.0450(30%),161.0240(100%),135.0453（10%)	Sulfation
M3	15.57	$C_{18}H_{16}O_8$	359.0776	-3.9	197.0457(25%),179.0357(18%),161.0259(50%),135.0468(35%),133.0315(16%),123.0473(5%)	Parent isomer
M0	16.09	$C_{18}H_{16}O_8$	359.0776	0.9	197.0457（20%）,179.0357（15%）,161.0259（100%）,135.0468(15%),133.0315(16%),123.0473(5%)	Parent
M4	18.31	$C_{25}H_{26}O_{14}$	549.1250	-5.0	373.0905(20%),335.0671(10%),337.0540(28%),211.0590(20%),179.0330(10%),161.0229(100%)	Methylation +glucuronidation
M5	19.98	$C_{19}H_{18}O_{11}S$	453.0500	0.7	373.0930(20%),258.9928(10%),211.0602(40%),161.0238(100%),135.0443(8%),134.0370(4%)	Methylation +sulfation
M6	20.07	$C_{26}H_{28}O_{14}$	563.1406	0.8	387.1070(10%),369.0807(25%),211.0630(10%),193.0487（100%）,149.0596（35%）,113.0242(40%),85.0302(10%)	Dimethylation +glucuronidation
M7	20.62	$C_{20}H_{20}O_{11}S$	467.0657	0.8	387.1105（15%）,273.0073（100%）,211.0602（10%）,193.0502(75%),149.0603(25%),134.0374(20%)	Dimethylation +sulfation
M8	21.05	$C_{20}H_{20}O_{11}S$	467.0664	2.2	387.1105(15%),273.0076(5%),211.0613(100%),193.0505（18%）,175.0400（95%）,160.0163(12%),149.0601(2%),134.0370(4%)	Dimethylation +sulfation

代谢物	保留时间(min)	分子式	观测值[M-H]-	误差(ppm)	碎片离子(% 基峰)	描述
M9	21.25	$C_{20}H_{20}O_{11}S$	467.0664	2.2	387.1105（15%）,273.0073（100%）,211.0602（10%）,193.0502（75%）,149.0603（25%）,134.0374（20%）	Dimethylation +sulfation
M10	21.36	$C_{19}H_{18}O_8$	373.0924	-1.3	197.0456（100%）,179.0348（40%）,175.0398（65%）,193.0499（55%）,135.0454（50%）,134.0369（15%）,132.0213（10%）	Methylation
M11	21.47	$C_{19}H_{18}O_8$	373.0924	-1.3	211.0607（2%）,197.0456（50%）,179.3348（40%）,175.0398（60%）,160.0163（40%）,135.0450（100%）,72.9951（10%）	Methylation
M12	21.80	$C_{19}H_{18}O_8$	373.0927	-0.5	387.2409（15%）,197.0456（100%）,179.0348（40%）,193.0499（55%）,149.0599（45%）,134.0371（100%）	Methylation
M13	25.46	$C_{20}H_{20}O_8$	387.1087	0.3	211.0615（100%）,193.0510（40%）,175.0406（70%）,165.0563（15%）,160.0177（40%）,150.0336（10%）,134.0386（20%）,132.0230（5%）	Dimethylation
M14	25.72	$C_{20}H_{20}O_8$	387.1087	0.3	211.0614（15%）,193.0499（55%）,149.0599（45%）,134.0371（100%）	Dimethylation
M15	26.10	$C_{20}H_{20}O_8$	387.1077	-2.2	211.0614（100%）,193.0505（50%）,175.0400（75%）,160.0166（45%）,134.0374（30%）,132.0215（10%）	Dimethylation
M16	26.50	$C_{20}H_{20}O_8$	387.1077	-0.7	211.0610（5%）,193.0506（35%）,178.0268（10%）,149.0608（45%）,134.0375（100%）	Dimethylation

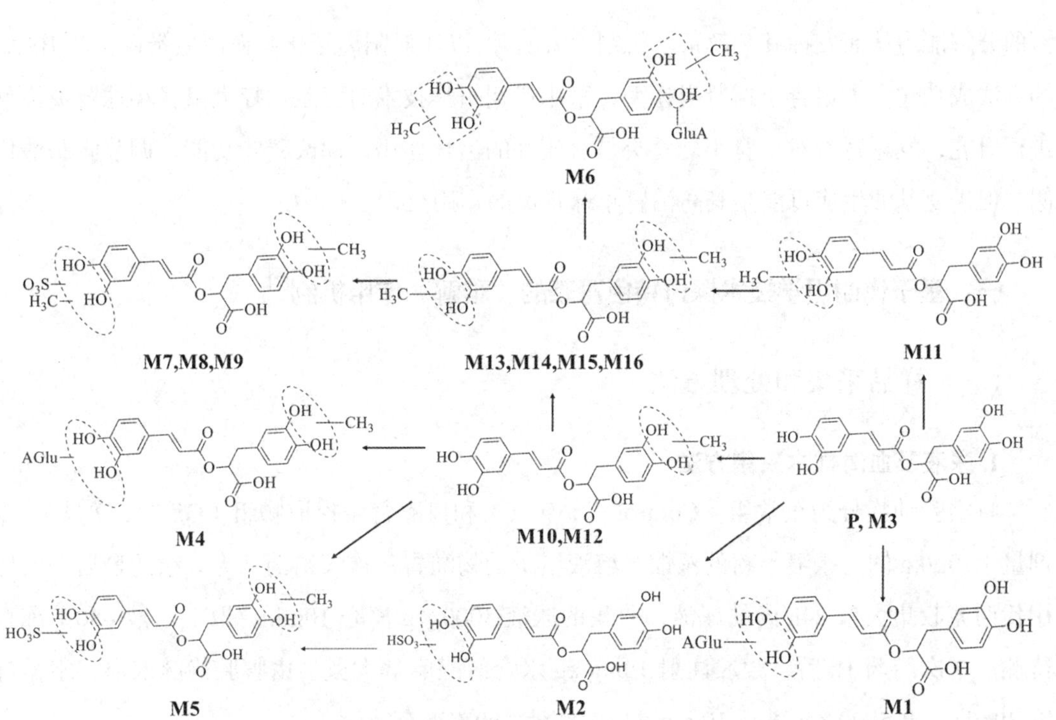

图 8-3　迷迭香酸在大鼠生物样品（尿液、胆汁、血浆和粪便）中的代谢途径

第三节　肾茶代谢组学研究

中药具有多组分、多靶点、多途径发挥整体调节作用的药效特点，传统的单一研究模式难以揭示中药复杂的体内过程与作用机制。近年来，代谢组学等系统生物学技术的引入和发展为中药药效评价与药效物质基础研究提供了新思路。代谢组学是 20 世纪 90 年代末继基因组学、转录组学、蛋白质组学后发展起来的一门组学技术。其建立在分子生物学基础之上，致力于系统研究生物体在不同状态（生理病理状态、药物干预等）下其代谢产物（内源性代谢物质）的种类、数量及变化规律。代谢组学具有放大基因和蛋白表达的微小差异、综合反映机体系统的生理和病理状态、代谢物谱广泛适用于人和多种动物的生物样本、便于模型向临床转化以及时空动态性等诸多特点。这些特点对于解释肾茶药效整体性和动态性的规律性和系统阐明肾茶作用机制发挥了巨大作用。

目前采用代谢组学技术研究了正常大鼠给予肾茶水提取物后大鼠尿液和血清中代谢物的变化，以及肾小球肾炎模型大鼠给予肾茶水提取液和醇提取液后大鼠血清中代谢物的变化。李光等 [7] 发现口服肾茶水提取物后引起机体三羧酸循环、氨基酸代谢、脂肪酸代谢、能量代谢等代谢途径的改变，可能提高机体基础代谢水平及免疫能力，同时提高机体对毒

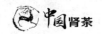

素的分解能力从而发挥其"解毒"机制。方衡[21]以注射阳离子化牛血清白蛋白（C–BSA）的方法成功建立大鼠肾小球肾炎模型，采用代谢组学技术对肾茶治疗大鼠肾小球肾炎模型进行研究，发现肾茶对于肾小球肾炎具有较好的治疗作用，而改善肾功能、调节脂肪酸代谢、促进氨基酸生成可能是其防治肾小球肾炎的作用机理。

一、基于代谢组学技术探讨特色肾茶的"雅解"作用机制[7]

（一）样品采集和处理方法

1. 尿液及血清样本采集方法

将实验动物分为正常组（Control组，9只）和口服肾茶提取物组（OS组，9只），以剂量1.10g/kg的肾茶喷干粉的蒸馏水溶液给予动物灌胃，连续给药7天。给药最后一天使用代谢笼收集大鼠24h内的尿液，收集的尿液3000×g离心10min，取上清液 –80℃冻存待测。末次给药1h后，腹腔注射10mg/kg水合氯醛麻醉大鼠，由腹腔静脉取血，室温静置30min，再5000×g离心10min，取上清液 –80℃冻存待测。

2. 尿液及血清样本处理方法

样本在4℃下融化，取100μL于1.5mL离心管中加100μL双蒸水（ddH$_2$O），振荡5min，10000×g 4℃离心10min；上清液使用0.22μm膜过滤，得到待测样本。

（二）色谱及质谱条件

色谱仪器采用Waters ACQUITY UPLC，使用ACQUITY UPLC® HSST3 1.8μm（2.1mm×150mm）色谱柱，自动进样器温度设为4℃，以0.25mL/min的流速，40℃的柱温，进样3μL进行梯度洗脱，流动相为0.1%甲酸水（A）–0.1%甲酸乙腈（B）。梯度洗脱程序为0～1min，2% B；1～9.5min，2%～50% B；9.5～14min，50%～98% B；14～15min，98% B；15～15.5min，98%～2% B；15.5～17min，2% B。

质谱仪器使用Thermo LTQ Orbitrap XL，电喷雾离子源（ESI），正负离子电离模式，正离子喷雾电压为4.80kV，负离子喷雾电压为4.50kV，鞘气40arb，辅助气15arb。毛细管温度325℃，毛细管电压35V/ – 15V，管透镜电压50V/ – 50V，以分辨率60000amu进行全扫描，扫描范围50～1000M/Z，并采用CID进行二级裂解，碰撞电压为30eV，同时采用动态排除（重复计数为2）去除无必要的MS/MS信息，动态排除时间设置为15s。

（三）数据处理与分析

通过 Proteowizard 软件（v3.0.8789）进行色谱峰识别和匹配，利用正交偏最小二乘法（OPLS-DA）进行数据的模式识别。通过 OPLS-DA 模型的 S-plot 筛选出载荷图上远离远点的化合物为差异代谢物，以 VIP ≥ 1 和 t 检验 $p \leq 0.05$ 为标准筛选导致组间差异的尿液代谢产物，而血清的差异代谢物筛选阈值为 $p \leq 0.05$，并根据精确相对分子量（分子量误差为 $< 1 \times 10^{-5}$），和 MS/MS 碎片模式，结合 HMDB（Human Metabolome Database）（http://www.hmdb.ca），Metlin（http://metlin.scripps.edu），massbank（http://www.massbank.jp/），LipidMaps（http://www.lipidmaps.org），mzclound（https://www.mzcloud.org）数据库进行检索，对各差异代谢物进行鉴定表征，将表征后差异代谢物导入 MetPA metaboanalyst（www.metaboanalyst.ca）网站中进行代谢通路分析，将通路影响值大于 0 定义为相关代谢通路。随后利用皮尔森相关系数计算差异代谢物之间的相关性，采取筛选条件为：相关系数 $r^2 \geq 0.7$ 和 FDR $p \leq 0.05$，并利用 Cytoscape（2.8.1）软件可视化代谢物关联网络。

（四）代谢组学药效评价及作用机制的研究

在正负离子模式下，对 Control 组和 OS 组的大鼠尿样、血清样品进行 LC-MS 分析检测获得了各组大鼠尿液、血清代谢轮廓数据，总离子流基峰谱图见附图 8-2，并进行了代谢组学分析。在同一保留时间段内，Control 组和 OS 组基峰谱图中峰数量及面积存在较大差异，表明肾茶对大鼠的内源性代谢物有一定的影响。

采用有监督的正交-偏最小二乘法判别分析（OPLS-DA）方法分别对大鼠尿液和血清正负离子代谢组学数据进行模式识别，模型评价指标见表 8-6，说明该模型的建模能力和预测能力均较好。由 Control 组和 OS 组的 OPLS-DA 得分图（附图 8-3）可以看出，在正、负离子模式下，两组均可显著区分，无交叉和重叠，表明肾茶水提物可使大鼠尿液和血清中部分代谢产物指纹图谱发生显著变化。

表 8-6　OPLS-DA 模型验证参数

样品	组别	主成分数	R2X	R2Y	Q2
尿液	Control vs OS（正离子）	1+3+0	0.542	0.998	0.916
	Control vs OS（负离子）	1+2+0	0.513	0.993	0.917
血清	Control vs OS（正离子）	1+1+0	0.17	0.985	0.473
	Control vs OS（负离子）	1+4+0	0.423	1	0.985

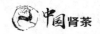

注：R2X，模型（对 X 变量数据集）可解释度；R2Y，模型（对 Y 变量数据集）可解释度；Q2，模型可预测度。

采用 OPLS-DA 模式对 Control 组和 OS 组分组贡献的离子进行识别。以 VIP ≥ 1，和 t 检验 p ≤ 0.05 的原则筛选尿液的差异代谢产物，共筛选 181 个（正离子 94 个，负离子 87 个）差异代谢物，血清的差异代谢物筛选标准是 t 检验 p ≤ 0.05，共筛选 47 个（正离子 23 个，负离子 24 个）差异代谢物。将差异代谢物根据精确分子量进行确认（分子量误差为 < 10ppm），后续根据 MS/MS 碎片模式对数据库 HMDB、Metlin、Massbank、LipidMaps、Mzclound 中进行检索和确认，分别鉴定出 39 个（正离子 17 个，负离子 22 个）尿液的潜在生物标记物（表 8-7 和附图 8-4），和 26 个（正离子 18 个，负离子 8 个）血清的潜在生物标记物（表 8-8 和附图 8-5）。结合表 8-7 和附图 8-4 中颜色变化可以清晰看到，给予肾茶水提物后，各个差异代谢物在尿液和血清中的含量与 Control 组相比出现较明显变化，说明肾茶水提物对大鼠代谢水平具有显著的调节作用。

表 8-7　尿液样品中的潜在生物学标记物

名称	化学式	加合物	保留时间	质核比	VIP	P 值	趋势
α-（Methylenecyclopropyl）glycine	$C_6H_9NO_2$	$[M+H]^+$	252.4950	128.07030	5.491	9.75×10^{-14}	↑
4-acetamidobutanoate	$C_6H_{11}NO_3$	$[M+H]^+$	252.3120	146.08087	14.2219	1.54×10^{-13}	↓
N4-Acetylaminobutanal	$C_6H_{11}NO_2$	$[M+H]^+$	276.5950	130.08580	3.93973	3.76×10^{-11}	↑
t-4-Aminocrotonic acid（TACA）	$C_4H_7NO_2$	$[M+H]^+$	151.7350	102.05478	2.0729	1.28×10^{-7}	↑
L-2,3-Dihydrodipicolinate	$C_7H_7NO_4$	$[M+H]^+$	311.2850	170.04428	2.2308	1.41×10^{-5}	↑
12-oxo-10E-dodecenoic acid	$C_{12}H_{20}O_3$	$[M+H]^+$	597.9200	213.14797	1.3769	0.00085	↓
4-Aminobutyraldehyde	C_4H_9NO	$[M+H]^+$	59.9598	88.07543	1.07252	0.002231	↓
3-Dehydrocarnitine	$C_7H_{13}NO_3$	$[M+H]^+$	294.6350	160.09629	1.07793	0.002242	↑
4-Pyridoxic acid	$C_8H_9NO_4$	$[M+H]^+$	254.8550	184.06004	1.68219	0.002726	↓
N-Acetyl-L-glutamic acid	$C_7H_{11}NO_5$	$[M+H]^+$	207.6450	190.07044	1.24358	0.005364	↑
trans-Aconitate	$C_6H_6O_6$	$[M+H]^+$	167.5820	175.02325	1.91314	0.008477	↑

名称	化学式	加合物	保留时间	质核比	VIP	P 值	趋势
Citric acid	$C_6H_8O_7$	$[M+H]^+$	167.5955	193.03381	2.0957	0.018182	↓
Hydroxyphenylacetyl-glycine	$C_{10}H_{11}NO_4$	$[M+H]^+$	348.3210	210.07546	1.24964	0.02091	↑
L-Tyrosine	$C_9H_{11}NO_3$	$[M+H]^+$	228.4960	182.08069	1.12499	0.034519	↓
Spermidine	$C_7H_{19}N_3$	$[M+H]^+$	82.7678	146.16472	1.88884	0.046464	↑
PGD2	$C_{20}H_{32}O_5$	$[M+H]^+$	649.0000	353.22882	1.84242	0.047815	↓
N-Methyl-2-pyri-done-5-carboxamide（Nudifloramide）	$C_7H_8N_2O_2$	$[M+H]^+$	248.0390	153.06554	3.65975	0.048721	↓
Tartaric acid	$C_4H_6O_6$	$[M-H]^-$	98.6985	149.00852	19.1166	6.16×10^{-11}	↑
（S）-2-Hydroxyglutarate	$C_5H_8O_5$	$[M-H]^-$	109.7590	147.02973	1.56952	1.71×10^{-7}	↑
Deoxyinosine	$C_{10}H_{12}N_4O_4$	$[M-H]^-$	255.1890	251.07853	1.10594	2.19×10^{-7}	↑
2-Furoylglycine	$C_7H_7NO_4$	$[M-H]^-$	311.5010	168.02961	2.58331	3.98×10^{-6}	↑
Allantoin	$C_4H_6N_4O_3$	$[M-H]^-$	98.1056	157.03611	4.31837	4.33×10^{-6}	↓
Threonate	$C_4H_8O_5$	$[M-H]^-$	94.8972	135.02972	4.9508	6.49×10^{-6}	↓
myo-Inositol	$C_6H_{12}O_6$	$[M-H]^-$	104.7220	179.05538	2.69133	3.16×10^{-5}	↓
Salicyluric acid	$C_9H_9NO_4$	$[M-H]^-$	462.7460	194.04494	2.04045	9.32×10^{-5}	↓
Gluconic acid	$C_6H_{12}O_7$	$[M-H]^-$	92.9132	195.05000	3.67987	0.000151	↑
2-Hydroxyphenylacetic acid	$C_8H_8O_3$	$[M-H]^-$	417.5685	151.03956	1.47647	0.000439	↓
Uric acid	$C_5H_4N_4O_3$	$[M-H]^-$	157.8240	167.02051	2.72131	0.00049	↓
Dihydro-3-coumaric acid	$C_9H_{10}O_3$	$[M-H]^-$	469.9950	165.05532	5.70947	0.000587	↑
2-Keto-3-deoxy-D-glu-conic acid	$C_6H_{10}O_6$	$[M-H]^-$	102.3135	177.03979	1.08929	0.002168	↓
L-Erythrulose	$C_4H_8O_4$	$[M-H]^-$	117.4860	119.03570	1.89124	0.009189	↓
Citraconic acid	$C_5H_6O_4$	$[M-H]^-$	190.7240	129.01922	2.08349	0.020578	↑
Taurine	$C_2H_7NO_3S$	$[M-H]^-$	89.0341	124.00743	2.4092	0.024776	↓

名称	化学式	加合物	保留时间	质核比	VIP	P 值	趋势
Dodecanedioic acid	$C_{12}H_{22}O_4$	$[M-H]^-$	599.0310	229.14317	1.64815	0.028628	↓
3-Furoic acid	$C_5H_4O_3$	$[M-H]^-$	190.5810	111.00895	1.46232	0.031789	↓
Succinic acid semialdehyde	$C_4H_6O_3$	$[M-H]^-$	131.7545	101.02538	2.08814	0.032056	↑
Pantothenic Acid	$C_9H_{17}NO_5$	$[M-H]^-$	298.6400	218.10211	1.57646	0.035065	↓
Fumaric acid	$C_4H_4O_4$	$[M-H]^-$	200.0575	115.00345	1.07164	0.036464	↑
p-Salicylic acid	$C_7H_6O_3$	$[M-H]^-$	380.6860	137.02409	1.6178	0.049429	↑

注：在 OS 组和 control 组比较中，↑和↓分别代表上调和下调。

表 8-8　血清样品中的潜在生物标记物

名称	化学式	加合物	保留时间	质核比	P 值	趋势
beta-Alanine	$C_3H_7NO_2$	$[M+H]^+$	90.5694	90.05428	9.75×10^{-14}	↓
Hexanone	$C_6H_{12}O$	$[M+H]^+$	125.985	101.0953	1.54×10^{-13}	↓
Cytosine	$C_4H_5N_3O$	$[M+H]^+$	107.301	112.0497	3.76×10^{-11}	↓
L-Proline	$C_5H_9NO_2$	$[M+H]^+$	104.566	116.0702	1.28×10^{-7}	↓
L-Threonine	$C_4H_9NO_3$	$[M+H]^+$	91.8218	120.0646	1.41×10^{-5}	↑
DL-pipecolic acid	$C_6H_{11}NO_2$	$[M+H]^+$	110.9265	130.0852	0.00085	↑
L-Isoleucine	$C_6H_{13}NO_2$	$[M+H]^+$	247.905	132.1005	0.002231	↓
L-Methionine	$C_5H_{11}NO_2S$	$[M+H]^+$	160.482	150.0569	0.002242	↓
L-Theanine	$C_7H_{14}N_2O_3$	$[M+H]^+$	104.709	175.1064	0.002726	↓
C16 Sphinganine	$C_{16}H_{35}NO_2$	$[M+H]^+$	704.429	274.2719	0.005364	↑
Sphingosine	$C_{18}H_{37}NO_2$	$[M+H]^+$	776.467	300.2873	0.008477	↑
Sphinganine	$C_{18}H_{39}NO_2$	$[M+H]^+$	759.9165	302.3029	0.018182	↑
3-Buten-1-amine	C_4H_9N	$[M+H]^+$	149.142	72.08	0.02091	↓
Pyridine	C_5H_5N	$[M+H]^+$	687.82	80.04863	0.034519	↑
Piperidine	$C_5H_{11}N$	$[M+H]^+$	247.898	86.09566	0.046464	↓

续表

名称	化学式	加合物	保留时间	质核比	P 值	趋势
delta-Valerolactam	C_5H_9NO	$[M+H]^+$	63.1996	100.075	0.047815	↓
Serotonin	$C_{10}H_{12}N_2O$	$[M+H]^+$	274.3745	177.1009	0.048721	↑
Deoxycytidine	$C_9H_{13}N_3O_4$	$[M+H]^+$	108.479	228.0959	6.16×10^{-11}	↓
Salicylic acid	$C_7H_6O_3$	$[M-H]^-$	550.6895	137.024	1.71×10^{-7}	↑
Tartaric acid	$C_4H_6O_6$	$[M-H]^-$	100.829	149.0084	2.19×10^{-7}	↑
4-Hydroxybenzenesulfonic acid	$C_6H_6O_4S$	$[M-H]^-$	375.339	172.9904	3.98×10^{-6}	↑
Benzoic acid	$C_7H_6O_2$	$[M-H]^-$	440.2265	121.0295	4.33×10^{-6}	↓
Creatine	$C_4H_9N_3O_2$	$[M-H]^-$	102.4545	130.062	6.49×10^{-6}	↓
Oxoglutaric acid	$C_5H_6O_5$	$[M-H]^-$	110.0585	145.0135	3.16×10^{-5}	↑
Citrulline	$C_6H_{13}N_3O_3$	$[M-H]^-$	95.4544	174.0875	9.32×10^{-5}	↓
Phenylacetylglycine	$C_{10}H_{11}NO_3$	$[M-H]^-$	431.575	192.0651	0.000151	↑

为研究肾茶干预正常大鼠机体相关生物标志物涉及的代谢途径，以及标志物间可能的相互作用关系，使用 MetPA 分析研究尿液和血液潜在的生物标记物的代谢相关通路（附图 8-6、表 8-9 和表 8-10）。结果显示大鼠尿液代谢主要与精氨酸和脯氨酸代谢，三羧酸循环，苯丙氨酸、酪氨酸和色氨酸生物合成，丙氨酸、阿斯帕特酸和谷氨酸酯代谢，牛磺酸和亚牛磺酸代谢，络氨酸代谢，泛酸盐和辅酶 A 生物合成，乙醛酸和二甲酸代谢，丁酸甲酯的代谢，谷胱甘肽代谢，磷酸肌醇代谢，嘌呤代谢，初级胆汁酸合成等 13 条代谢通路有关；而大鼠血清代谢主要与缬氨酸、亮氨酸和异亮氨酸生物合成，β- 丙氨酸代谢，鞘脂类代谢，精氨酸和脯氨酸代谢，半胱氨酸和蛋氨酸代谢 5 条代谢通路有关。

表 8-9　尿液样品中 MetPA 独特代谢通路分析结果

通路名称	Total	Hits	compounds	Raw p	Impact
精氨酸和脯氨酸代谢	44	6	4-Aminobutyraldehyde，Spermidine，N4-Acetylaminobutanal，Fumaric acid，N-Acetyl-L-glutamic acid，4-acetamidobutanoate	0.000553	0.06936

通路名称	Total	Hits	compounds	Raw p	Impact
苯丙氨酸代谢	9	2	2-Hydroxyphenylacetic acid, L-Tyrosine	0.019531	0
泛醌和其他萜类 - 醌的生物合成	3	1	L-Tyrosine	0.07309	0
β - 丙氨酸代谢	19	2	4-Aminobutyraldehyde, Spermidine	0.079405	0
三羧酸循环	20	2	Citric acid Fumaric acid	0.086878	0.08044
苯丙氨酸、酪氨酸和色氨酸的生物合成	4	1	L-Tyrosine	0.096279	0.5
丙氨酸、天冬氨酸和谷氨酸代谢	24	2	Succinic acid semialdehyde, Fumaric acid	0.11868	0.06645
牛磺酸和次牛磺酸代谢	8	1	Taurine	0.18353	0.42857
抗坏血酸和醛酸代谢	9	1	myo-Inositol	0.20403	0
维生素 B_6 代谢	9	1	4-Pyridoxic acid	0.20403	0
烟酸盐和烟酰胺代谢	13	1	N-Methyl-2-pyridone-5-carboxamide（Nudifloramide）	0.28114	0
酪氨酸代谢	42	2	Fumaric acid, L-Tyrosine	0.28239	0.14045
泛酸和辅酶 A 生物合成	15	1	Citric acid	0.31692	0.02041
乙醛酸和三羧酸循环	16	1	Succinic acid semialdehyde	0.33416	0.2963
丁酸代谢	20	1	myo-Inositol	0.39898	0.02899
半乳糖代谢	26	1	Spermidine	0.48486	0
谷胱甘肽代谢	26	1	myo-Inositol	0.48486	0.01145
肌醇磷酸代谢	26	1	Deoxyinosine	0.48486	0.13525
嘌呤代谢	68	2	Deoxyinosine, Uric acid	0.51402	0.02557
花生四烯酸代谢	36	1	PGD2	0.60221	0

通路名称	Total	Hits	compounds	Raw p	Impact
初级胆汁酸生物合成	46	1	Taurine	0.69342	0.02976
氨酰基-tRNA生物合成	67	1	L-Tyrosine	0.8237	0

注：Total，目标代谢通路中代谢物的总数；Hits，目标代谢通路中差异代谢物数量；compounds，差异代谢物；Raw p，超几何分布检验的 p 值；Impact，代谢通路影响值，越大越好。

表 8-10　血清样品中 MetPA 独特代谢通路分析结果

通路名称	Total	Hits	compounds	Raw p	Impact
氨酰基-tRNA生物合成	67	2	L-Methionine，L-Isoleucine，L-Proline	0.052287	0
缬氨酸、亮氨酸和异亮氨酸生物合成	11	1	L-Isoleucine	0.061219	0.33333
泛酸和辅酶A生物合成	15	1	beta-Alanine	0.082653	0
β-丙氨酸代谢	19	1	beta-Alanine	0.10366	0.44444
丙酸代谢	20	1	beta-Alanine	0.10884	0
鞘脂代谢	21	1	Sphinganine	0.114	0.14286
缬氨酸、亮氨酸和异亮氨酸降解	38	1	L-Isoleucine	0.19779	0
嘧啶代谢	41	1	beta-Alanine	0.21183	0
精氨酸和脯氨酸代谢	44	1	L-Proline	0.22566	0.064
半胱氨酸和蛋氨酸代谢	28	1	L-Methionine	0.21577	0.09464

注：Total，目标代谢通路中代谢物的总数；Hits，目标代谢通路中差异代谢物数量；compounds，差异代谢物；Raw p，超几何分布检验的 p 值；Impact，代谢通路影响值，越大越好。

采用皮尔森相关系数分别计算 39 个尿液和 26 个血清的差异代谢物之间的相关性。筛选条件为：相关系数 $r^2 \geqslant 0.7$ 和 FDR p 值 $\leqslant 0.05$。利用 Cytoscape 软件可视化代谢物关联网络（附图 8-7），通过网络分析发现，差异代谢物酒石酸（Tartaric acid）、牛磺酸（Taurine）、苏糖酸盐和反式乌头酸盐在网络中度为 11，说明这 4 个代谢物在网络中处于较为核心的位置。分析 4 个代谢物结合通路发现，Taurine 富集在通路影响值为 0.06936 的

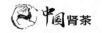

精氨酸和脯氨酸代谢通路中。

傣族人民将肾茶作为"解药"长期代茶饮。肾茶发挥"解毒"作用过程中人体也并无器质性病变，因此本部分应用基于质谱的代谢组学技术从机体基础代谢层面解释傣药肾茶的"雅解"机制。通过分析差异代谢物的表达及其相关代谢通路发现，给予肾茶提取物后，会引起机体三羧酸循环、氨基酸代谢、脂肪酸代谢、能量代谢等代谢途径的改变。代谢通路的示意图如附图 8-8 所示。参与本研究机体代谢通路中，柠檬酸是三羧酸循环的中间产物，三羧酸循环是机体获得能量的主要方式，三羧酸循环缺陷可能会引起机体肿瘤形成 [8]；丙氨酸参与了多种代谢途径，也是能量来源之一，还是糖代谢和免疫系统的重要氨基酸，为机体提供能量。随着研究的深入，学者发现丙氨酸代谢参与多种代谢类疾病的发生，例如谷丙转氨酶可能是 2 型糖尿病的代谢标志物。精氨酸可有效提高免疫力，促进免疫系统分泌自然杀伤细胞、吞噬细胞、白介素 –1（interleukin–1）等内生性物质，还可通过作用于 mTOR 复合体 1（mTORC1）[9,10] 参与对抗癌细胞及预防病毒感染，精氨酸代谢在调节先天免疫和适应性免疫中同样具有重要作用 [11]。辅酶 A 是体内 70 多种酶反应通路的辅助因子，包括糖类的分解，脂肪酸的氧化，氨基酸的分解，丙酮酸的降解，激发三羧酸循环，提供机体生命所需 90% 的能量，参与机体大量必需物质的合成。除此之外，辅酶 A 代谢还参与自噬 [12,13]，2 型糖尿病发病，发挥减肥作用 [14]，并参与神经递质生成提高大脑学习能力等 [15]。

辅酶 A 支持机体免疫系统对有害物质的分解、激活白细胞、促进血红蛋白的合成、参与抗体的合成，减轻抗生素及其他药物引起的毒副作用，同时可通过蛋白乙酰化起到抗衰老作用 [16]。谷胱甘肽代谢能够促进机体对毒素的排泄，能够有效清除体内自由基，可预防帕金森疾病 [17]，提高机体免疫力。嘌呤代谢参与阿尔茨海默病 [18]、帕金森 [19]、痛风等疾病 [20]，能够有效降低尿酸的形成，这也是解释肾茶在临床中功效的有力证据。

二、肾茶对大鼠肾小球肾炎模型干预作用的代谢组学研究[21]

方衡应用 Agilent GC–MS 系统采集血清代谢轮廓数据。总离子流图中各色谱峰面积积分后，导出一个 AIA 格式包含峰质荷比、保留时间以及峰面积的列表，代谢物的含量用相对峰面积（与内标物二十二烷）表示，采用 Mzmine 2.10 软件对原始色谱数据进行处理：主要包括数据格式转换、图谱对比查看、质谱峰检出、去噪音、缝隙填补处理、峰排列、对齐、合并、峰匹配、标准化、归一化等。处理数据以 CSV 格式导入 SIMCA–P（版本 13，UmetricsAB，Umea，Sweden）软件进行偏最小二乘判别分析（Partial least square discriminant analysis，PLSDA），同时结合载荷矩阵图、S 图及变量重要性投影（VIP）参数对分组差异贡献大的变量进行分析，寻找代谢物谱差异的生物标记物，以 SPSS 12.0 软件分析组间变化差异，利用 NIST 05a 质谱库对血清中的代谢物进行鉴定。

实验结果表明，第 63d 肾茶水提取组与肾茶醇提取组在空白组与模型组之间且均与雷公藤多苷分布相近，说明肾茶对大鼠肾小球肾炎具有良好的治疗作用；肾茶水提取组与肾茶醇提取组更趋近空白组，表明肾茶经水提取后疗效更佳（见附图 8-9）。

通过对空白组、模型组、肾茶水提取组和肾茶醇提取组识别，最终得到 20 个差异代谢产物，如表 8-11。与空白组比较，模型组血清花生四烯酸含量升高，具有显著差异（$p < 0.05$），肌酐、胆固醇、十六烷酸、赖氨酸、乳糖、甘氨酸、琥珀酸、单棕榈酸甘油、亚油酸、乙酸铵、甘油、乙二酸、环戊酮、丙氨酸、脯氨酸含量升高，具有极显著差异（$p < 0.01$）。缬氨酸含量降低，具有显著差异（$p < 0.05$）。与模型组比较，肾茶水提取组和肾茶醇提取组血清中花生四烯酸含量降低，具有显著差异（$p < 0.05$），其余各项指标含量降低，具有极显著差异（$p < 0.01$），赖氨酸含量降低，具有极显著差异（$p < 0.01$）。

表 8-11　大鼠血清代谢标记物 $t-$ 检验

化合物名称	空白组	肾茶水提物组	肾茶醇提物组	模型组
胆固醇	0.340 ± 0.078	$0.399 \pm 0.089^{**}$	$0.403 \pm 0.063^{**}$	$0.460 \pm 0.066 \uparrow \uparrow$
谷氨酸	0.117 ± 0.034	$0.187 \pm 0.004^{**}$	$0.134 \pm 0.024^{**}$	$0.209 \pm 0.009 \uparrow \uparrow$
十六烷酸	0.923 ± 0.035	$0.870 \pm 0.024^{**}$	$0.809 \pm 0.011^{**}$	$1.869 \pm 0.008 \uparrow \uparrow$
缬氨酸	0.506 ± 0.072	$0.464 \pm 0.004^{**}$	$0.304 \pm 0.042^{**}$	$0.599 \pm 0.082 \downarrow$
乳糖	0.564 ± 0.111	$0.626 \pm 0.138^{**}$	$0.664 \pm 0.009^{**}$	$0.742 \pm 0.192 \uparrow \uparrow$
赖氨酸	0.209 ± 0.006	$0.391 \pm 0.006^{**}$	$0.417 \pm 0.036^{**}$	$0.323 \pm 0.006 \uparrow \uparrow$
甘氨酸	1.090 ± 0.090	$1.643 \pm 0.043^{**}$	$1.532 \pm 0.524^{**}$	$1.894 \pm 0.009 \uparrow \uparrow$
琥珀酸	2.455 ± 0.005	$2.523 \pm 0.045^{**}$	$2.856 \pm 0.001^{**}$	$2.993 \pm 0.924 \uparrow \uparrow$
单棕榈酸甘油	0.110 ± 0.001	$0.118 \pm 0.043^{**}$	$0.122 \pm 0.051^{**}$	$0.143 \pm 0.031 \uparrow \uparrow$
花生四烯酸	0.117 ± 0.034	$0.187 \pm 0.015^{*}$	$0.184 \pm 0.043^{*}$	$0.147 \pm 0.646 \uparrow$
亚油酸	1.071 ± 0.630	$1.973 \pm 0.066^{**}$	$2.024 \pm 0.003^{**}$	$2.147 \pm 0.855 \uparrow \uparrow$
乙酸铵	3.009 ± 0.018	$4.001 \pm 0.001^{**}$	$4.030 \pm 0.009^{**}$	$4.069 \pm 0.245 \uparrow \uparrow$
甘油	1.356 ± 0.008	$1.091 \pm 0.083^{**}$	$1.264 \pm 0.004^{**}$	$2.997 \pm 0.037 \uparrow \uparrow$

续表

化合物名称	空白组	肾茶水提物组	肾茶醇提物组	模型组
乙二酸	0.017 ± 0.009	0.073 ± 0.004**	0.121 ± 0.006**	0.218 ± 0.002 ↑↑
环戊酮	0.724 ± 0.004	0.984 ± 0.008**	1.535 ± 0.009**	2.253 ± 0.002 ↑↑
丙氨酸	0.077 ± 0.008	0.584 ± 0.009**	0.806 ± 0.027**	0.890 ± 0.024 ↑↑
脯氨酸	2.417 ± 0.009	3.009 ± 0.052**	3.956 ± 0.063**	4.009 ± 0.001 ↑↑
肌酐	0.217 ± 0.044	0.245 ± 0.064**	0.244 ± 0.093**	0.306 ± 0.122 ↑↑

注：代谢物含量在空白组和模型组之间的显著性差异，上升：↑，$p < 0.05$；↑↑，$p < 0.01$；下降：↓，$p < 0.05$；↓↓，$p < 0.01$。代谢物含量在肾茶水提物组和肾茶醇提物组与模型组之间的显著性差异：*，$p < 0.05$；**，$p < 0.01$。

通过对潜在生物标记物的研究，能更深入地了解肾小球肾炎的发病机制和肾茶的治疗作用机理。其影响的相关代谢通路主要有：

（1）脯氨酸代谢　肾脏的基本功能之一是调节体内水、电解质平衡及维护酸碱平衡，保证内环境稳定，使新陈代谢得以正常进行。当血液某些电解质物质含量长期过高时，会加重肾脏负担，使肾脏细胞内线粒体代谢功能受阻，三羧酸循环发生障碍[22]，脂肪代谢利用增加，大量酮体生成，此时支链氨基酸参与供能，部分丙酮酸在硫辛酸辅酶作用下形成辅基的二氢硫辛酰胺，用以消除体内氧自由基[23]，使线粒体核结构与功能的损伤导致肾脏的病变，甚至发生肾细胞癌。

（2）花生四烯酸代谢　花生四烯酸广泛分布于动物的中性脂肪中，特别是肾上腺磷脂混合脂肪酸中该成分的含量占15%左右。同时花生四烯酸是人体含量最高、分布最广的多不饱和脂肪酸。在生物体内大多以磷脂的形式存在于细胞膜上，当免疫复合物在肾小球基膜和脏层上皮之间沉积后，膜系肾病逐渐形成，细胞膜功能和结构紊乱，部分花生四烯酸释放入血液，使血液中含量大幅增加。现代成分研究表明肾茶中含有丰富的迷迭香酸，而迷迭香酸在抗炎、抗血栓和抗血小板凝集、抗花生四烯酸代谢、免疫调节、抗氧化抗病毒和抑制肾小球系膜细胞的增殖等方面均有显著作用。

（3）胆固醇代谢　胆固醇是构成细胞膜的重要组成成分，占质膜脂类的20%以上。当肾小球发生病变后，细胞膜通透性增加，大量胆固醇从膜中释放，高胆固醇又会引起肾脏的进一步损伤。血液中的低密度脂蛋白可改变内皮细胞膜胆固醇、磷脂蛋白比例，使细胞脆性增加，内皮细胞受损时，大量低密度脂蛋白和极低密度脂蛋白与肾小球基底膜上的氨基葡萄糖结合损伤基底膜,增加膜的通透性。肾茶含有的 β- 谷甾醇有止咳、祛痰及抑制肿瘤和修复组织作用。同时含有的黄酮类化合物,如橙黄酮具有抗动脉粥样硬化、降低胆固醇等明显作用。

(4)氨基酸代谢 氨基酸代谢中,主要包括两大方面:一方面主要用以合成机体自身所特有的蛋白质、多肽及其他含氮物质;另一方面可通过脱氨作用、转氨作用、联合脱氨或脱羧作用,分解成 α- 酮酸、胺类及二氧化碳。氨基酸分解所生成的 α- 酮酸可以转变成糖、脂类或再合成某些非必需氨基酸,也可以经过三羧酸循环氧化成二氧化碳和水,并放出能量,是人体主要的代谢途径之一。肾脏发生病变,肾小球细胞对非必需氨基酸,特别是支链氨基酸需求增大,通过代谢转化为能量,所以肾衰竭后期临床常注射支链氨基酸用以供给能量。肾茶中含有 17 种氨基酸,并能有效激活肾细胞,修复受损肾功能,改善氨基酸代谢异常,起到治病防病的作用。通过以上四个主要代谢通路的描述,可以了解肾小球肾炎体内代谢异常的主要通路和肾茶对这些通路的影响。肾茶对于肾小球肾炎有良好的保护作用,为肾茶多靶点的深入研究提供了新的线索。

参考文献

[1] Guo Z, Li B, Gu J, et al. Simultaneous Quantification and Pharmacokinetic Study of Nine Bioactive Components of *Orthosiphon stamineus* Benth. Extract in Rat Plasma by UHPLC-MS/MS[J]. Molecules, 2019, 24(17): 3057.

[2]郭子立 . 基于液质联用技术的猫须草多组分分析与酚类成分的药代动力学研究 [D]. 杭州:浙江工业大学,2020.

[3] Li L, Chen Y, Feng X, et al. Identification of Metabolites of Eupatorin in Vivo and in Vitro Based on UHPLC-Q-TOF-MS/MS[J]. Molecules, 2019, 24(14): 2658.

[4] Yisimayili Z, Guo X, Liu H, et al. Metabolic profiling analysis of corilagin in vivo and in vitro using high-performance liquid chromatography quadrupole time-of-flight mass spectrometry[J]. Journal of Pharmaceutical and Biomedical Analysis, 2019, 165: 251-260.

[5] JIA P, ZHANG Y, ZHANG Q, et al. Metabolism studies on prim-O-glucosylcimifugin and cimifugin in human liver microsomes by ultra-performance liquid chromatography quadrupole time-of-flight mass spectrometry[J].Biomedical Chromatography: BMC, 2016, 30(9): 1498-1505.

[6] ZHANG J, WEN Q, QIAN K, et al. Metabolic profile of rosmarinic acid from Java tea (Orthosiphon stamineus) by ultra - high - performance liquid chromatography coupled to quadrupole - time - of - flight tandem mass spectrometry with a three - step data mining strategy[J]. Biomedical Chromatography:BMC, 2019, 33(9):e4599.

[7]李光,李宜航,吕亚娜,等 . 基于代谢组学技术探讨特色傣药肾茶的“雅解”作用机制 [J]. 中国科学:生命科学,2018(4):455–468.

[8] SELAK M A, ARMOUR S M, MACKENZIE E D, et al. Succinate links TCA cycle dysfunction to on-cogenesis by inhibiting HIF-alpha prolyl hydroxylase[J].Cancer Cell, 2005, 7(1): 77-85.

[9] WANG S, TSUN Z Y, WOLFSON R L, et al. Metabolism lysosomal amino acid transporter SLC38A9 signals arginine sufficiency to mTORC1[J]. Science, 2015, 347(6218): 188-194.

[10] CHANTRANUPONG L, SCARIA S M, SAXTON R A, et al. The CASTOR Proteins Are Arginine Sensors for the mTORC1 Pathway[J].Cell, 2016, 165(1): 153-164.

[11] RODRIGUEZ P C, OCHOA A C, AL-KHAMI A A. Arginine Metabolism in Myeloid Cells Shapes Innate and Adaptive Immunity[J].Frontiers in Immunology, 2017, 8: 93.

[12] EISENBERG T, SCHROEDER S, ANDRYUSHKOVA A, et al. Nucleocytosolic depletion of the energy metabolite acetyl-coenzyme a stimulates autophagy and prolongs lifespan[J]. Cell Metabolism, 2014, 19(3): 431-444.

[13] MARINO G, PIETROCOLA F, EISENBERG T, et al. Regulation of autophagy by cytosolic acetyl-coenzyme A[J]. Molecular Cell, 2014, 53(5): 710-725.

[14] SWERDLOWDI PREISS D,KVCHENBAECKER K B, et al. HMG-coenzyme a reductase inhibition, type 2 diabetes, and bodyweight: Evidence from genetic analysis and randomised trials[J].Lancet, 2015, 385(9965): 351-361.

[15] PUGLIELLI L, KONOPKA G, PACK-CHUNG E, et al. Acyl-coenzyme A: cholesterol acyltransferase modulates the generation of the amyloid beta-peptide[J].Nature Cell Biology, 2001, 3(10): 905-912.

[16] SCHROEDER S, PENDL T, ZIMMERMANN A, et al. Acetyl-coenzyme A: a metabolic master regulator of auto phagy and longevity [J]. Autophagy, 2014, 10(7): 1335-1337.

[17] SMEYNE M, SMEYNE R J. Glutathione metabolism and Parkinson's disease[J].Free Radical Biology & Medicine, 2013, 62: 13-25.

[18] Xiang Z, Xu M, Liao M, et al. Integrating Genome-Wide Association Study and Brain Expression Data Highlights Cell Adhesion Molecules and Purine Metabolism in Alzheimer's Disease.[J].Molecular Neurobiology, 2015, 52(1): 514-521.

[19] GARCIA-ESPARCIA P, HERNÁNDEZ-ORTEGA K, ANSOLEAGA B, et al. Purine metabolism gene deregulation in Parkinson's disease[J]. Neuropathology & Applied Neurobiology, 2015, 41(7): 926-940.

[20] BALASUBRAMANIAM S, DULEY J A, CHRISTODOULOU J. Inborn errors of purine metabolism: clinical update and therapies[J].Journal of Inherited Metabolic Disease, 2014, 37(5): 669-686.

[21]方衡 . 肾茶的挥发性成分 GC–MS 分析及其对肾小球肾炎大鼠干预作用的代谢组学研究 [D]. 佳木斯：佳木斯大学，2014.

[22]史红超，苏铁柱 . 三羧酸循环及其影响因素对运动能力的影响 [J]. 辽宁体育科技，2011, 33（3）：45–47，50.

[23]冯波，颜新凤，薛俊丽，等 . 2 型糖尿病大鼠肾脏病变与线粒体功能变化关系 [J]. 同济大学学报（医学版），2009，30（5）：29–31.

第九章 开发利用

肾茶为我国常用民族药，在东南亚地区也十分常用，目前在我国福建、香港、海南、广东、台湾、云南、广西、四川等地均有分布。在我国南方，肾茶的应用也有较长的历史，特别是傣族，应用已有 2000 多年 [1]，它具有利尿、排石、抗菌、消炎、改善慢性肾功能衰竭和提高免疫力等医疗保健作用，单用或与其他药物配伍常用于清火利水等。

近年来，对肾茶成分、药理作用已有较深入研究，其具有多种重要的药理活性，毒性很小，使用安全。市场上已经有其提取物用于利尿、排毒的保健品。国内以肾茶为原料的中成药已有 4 种，包括沙梅消渴胶囊，肾安胶囊，肾茶袋泡茶，血尿安胶囊，以及具有药用保健功能的彝仙草肾茶［批准文号为卫食健字（1997）第 074 号］和天夏肾茶（批准文号为鄂孝卫食证字 2007 第 0606 号）。此外，国家市场监督管理总局批准肾茶的提取物可作为化妆品原料药。由此可见，肾茶具有潜在的开发利用价值。目前肾茶相关专利文献就有 383 余件，这些专利涉及医药、茶、食品、饲料、保健品、化妆品等不同的领域。专利分析能较为直观地反映其应用，发现肾茶的新价值以及新的研究趋势。因此，主要通过检索肾茶相关的专利文献，对肾茶相关领域进行深入分析，结合肾茶资源的开发现状和相关技术瓶颈问题进行深入分析，并提出策略及展望，为肾茶资源的可持续开发提供参考。

第一节 基于专利文献的肾茶产业发展态势分析

一、我国肾茶产业专利申请趋势

通过对 1995 ～ 2020 年肾茶（猫须草）的专利文献进行检索，得到有效专利文献共计 383 件。从 1995 年起，肾茶相关知识产权逐渐受到关注，进入技术萌芽阶段，但受到历史、信息流通等因素的局限，不能及时将肾茶研究成果转化为知识产权，导致在 2006 年

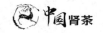

之前，肾茶年均相关专利申请量不超过 5 件，没有明显增长趋势。2007 ～ 2011 年年申请量呈现缓慢增长趋势，该期间对肾茶的研究多为肾茶中活性成分提取与制备、配伍等较为基础的方面。随后进入高速发展期，该阶段专利申请呈现出大幅度增长的态势，2016 年肾茶申请量 74 件，为年申请的肾茶相关专利数量的峰值（如附图 9-1）。这得益于互联网等新科技的高速发展，使肾茶的开发领域更广泛，人们对知识产权保护更重视，让研究成果及时转化为知识产权。而 2016 年以后，肾茶相关专利出现了明显回落的态势，一方面可能与专利申请公开时间滞后有关，如在 2016 ～ 2017 年，南宁多灵生物科技有限公司共申请肾茶组方专利 6 件，到目前为止，无权 2 件，4 件处于实质审查阶段[2-7]。另一方面从肾茶相关专利可以反映出，中药组方专利申请泛滥问题突出，与肾茶产业无关企业（主营业务无关或无产品企业）或个人申请初期通过广撒网的形式进行申请，为了增加专利数量而申请，而此类申请多为中药复方组方专利。如青岛智通四海家具设计研发有限公司和青岛海之源智能技术有限公司主营业务都与肾茶产业无关，反而发明了肾茶组方中药专利，这无法保证其质量[8-10]。近年来，我国知识产权管理部门规范了中药组方专利的审核工作，中药组方申请不再成为垃圾专利的"避风港"。随着对中药组方专利有效性要求的不断提升，此类专利授权率大幅下降，个人申请及与主营业务无关的企业申请数量下降，中药专利的整体质量正稳步提升[11]。虽然申请量在增长过程中有回落的现象，但整体上是不断增长的，可以预见的是，今后肾茶产业的专利申请数量还是会不断增长，这种增长可能并不是持续快速增长，发展过程会出现降低的可能，但总体趋势必然是稳步向前。

二、国内各省市专利分布情况

由于专利具有区域特性，因此在某国境内只保护在该国申请并获得专利权的发明创造。专利的地域分布表示受某个国家或地区法律保护的专利数量分布，所以专利的区域分布数量代表了该区域研究水平和领先程度。肾茶相关专利在国内各省市的分布情况如附图 9-2 所示。申请区域涉及国内 25 个省，研究范围较广，说明肾茶产业价值受到了国内各企业和科研单位普遍重视。专利数超过 50 件的省（直辖市）有山东省和安徽省，专利数分别为 84 件、51 件，占据相关专利总数的 21.93%、13.32%。相比于山东和安徽两省，其他区域申请数较少，表明在肾茶研究领域，山东和安徽的研究技术较为领先，核心技术主要被山东和安徽所掌握。由于我国肾茶属药材种类唯一，我国亚热带地区，如广东，海南，广西南部，云南南部，台湾及福建等都有引种栽培，分布较为广泛而不均匀，而广东、云南、广西、福建以及海南，专利数分别为 31 件、38 件、36 件、11 件和 5 件，共申请专利 121 件，占相关专利申请总数的 31.6%，与资源分布不十分一致。肾茶的研究与开发不仅与资源分布有着密不可分的关系，且与当地经济发展水平息息相关。由此可见，肾茶开发不能仅停留在传统的用药配伍方面，而应向着化学成分分析和药理学等更深层次领域迈进。

三、我国肾茶的专利申请人情况分析

研究肾茶的申请人共计 311 位，可分为 5 类，个人申请专利 184 件，各类企业共申请专利 75 件，科研单位申请专利 30 件，院校申请专 23 件，医院申请专利 11 件。由此可知，企业和个人是开发肾茶的主力申请人，各大高校、科研单位及机关团体对肾茶研究的热情度整体较低。分析出现此种情况的原因可能是个人更倾向于肾茶的共性研究，而高校、科研单位及机关团体更倾向于某种具体的个性研究，包括药理活性成分提取与制备、活性成分相关药效学及药动学等研究，这将大大增加该类中药开发难度和研究成本，而企业能弥补这一短板，使其成为研究的主力申请人。另外排名前 7 位的肾茶专利申请人（如附图 9-3 所示），累计申请专利 35 件，占申请专利总数的 9.12%。其中前三名以中国医学科学院药用植物研究所云南分所，南宁多灵生物科技有限公司和广西中医药大学申请专利数量一样多，共 18 件，占相关专利申请总数的 1.57%，中国医学科学院药用植物研究所云南分所专利涉及肾茶的种植[12]，鉴定[13]，活性成分提取制备与应用[14,15]。南宁多灵生物科技有限公司专利主要涉及肾茶组合物在膀胱癌，消炎，宫颈癌，痛风，保肝解酒和糖尿病中的应用[2-7]。广西中医药大学主要涉及肾茶保健茶，肾茶单体和组合物在痛风和产后小便不通的应用[16-21]。这三家申请的专利均主要集中在中医药领域，数量达到 15 件。作为创新的重要来源，高校 / 研究所的专利申请一直受到广泛关注。由此可说明高校和企业对相关技术的研究和知识产权保护较为重视。此外，进一步对主要申请人的年度肾茶专利的分布分析，中国医学科学院药用植物研究所云南分所，南宁多灵生物科技有限公司和广西中医药大学所在省份是肾茶主要分布区域，云南和广西具有或部分具有特殊的地理位置和典型亚热带气候，孕育出了丰富多彩的具有更强生命力、更高活性的动植物资源，这些地区具有发展肾茶产业的天然优势，同时这也为肾茶的可持续性研究提供了有利的条件。

四、我国肾茶专利法律状态分析

对 383 件肾茶专利的最新法律状态进行分析（如附图 9-4 所示），其中 153 件（40%）

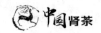

的专利处于审中阶段，即目前处于审查和审批过程中，还处于不稳定状态，其中131件（34%）的专利处于实质审查阶段，公开发明专利22件（6%）。与初步审查相比，发明专利的实质审查的内容更多，要求更加严格，在新颖性、创造性和实用性、说明书公开程度、权利要求撰写是否符合要求等方面设立了更高的标准[22]。符合标准则获得授权，不符合标准则被驳回。由于专利从申请到公开有18个月的滞后期，因此目前公开的专利数量较少。其中无权专利也是无效专利158件（41.3%）不再有法律约束力，又可分为视为放弃2件（0.5%）、视为撤回73件（19%）、期满终止1件（0.3%）、驳回63件（16.4%）、主动撤回19件（5%）。此外，未交年费专利30件（8%）。约1/5件的失效专利是因为撤回，撤回有视为撤回和主动撤回2种情况。视为撤回一般都是实务流程上的原因所致，比如没有按时提交程序所需的文件、费用等[23,24]。发现专利申请被视为撤回后，申请人如果不想失去该专利申请，可以在恢复期限内及时办理恢复手续。主动撤回由申请人向专利局提出要求撤回专利申请，可能由于专利存在缺陷或者保密需要等原因，主动提出撤回专利申请。目前依然处于审定授权专利（有效状态）42件（11%），表明这些发明专利还处于法定保护期限内，且按规定缴纳了年费。造成专利授权率少的原因有以下几点：第一，申请人自身专利质量有待提升；第二，近年我国专利审查尺度缩紧；第三，由于我国发明专利的审查授权一般需要2～5年，致使仍有部分专利处于审查中。此外，专利审定授权平均维持年限越高，表明专利产生经济效益的时间越长，专利价值越高，肾茶相关专利平均维持年限为6.5年。多数专利维持年限不高，所以也较难出现能够持续带来产业效益的高价值专利。

五、我国肾茶专利应用领域分析

通过分析专利申请的用途，可以折射出肾茶产业的技术发展方向和产业关注要点。外观设计专利于2004年开始申请，截至2020年共申请7件专利。都是肾茶的包装盒的外观设计，审定授权2项[25,26]，无权5项[27-30]。实用新型专利于2016年开始第一件申请，截至2019年共申请4件专利。云南省3项，福建省1项，如西双版纳佛鑫药业有限公司发明一种肾茶种植用除草装置，该实用新型通过草铲铲起肾茶园/田内的杂草，板结的土块、草根与土形成的土块通过压解轮压碎分解，挂板下的挂钩钩起杂草进行收集，除草效率高，省时省力[31]。发明专利最早于1995年开始第一件申请，截至2019年共申请372件专利。由此可知，肾茶产业注重发明专利，外观设计和实用新型专利虽然具有审批周期短、费用低等优点，但由于其保护期限较发明专利短，因此，大部分申请人仍然青睐发明专利。从专利分布产业领域来看，肾茶发明相关专利申请主要集中分布于中医药领域，数量达到 250 件，表明肾茶产业技术关注度最高的依然是中医药领域。

近年来，随着肾茶全产业链综合开发，肾茶发明专利从传统的中医药领域扩展到茶、食品、饲料、保健品、化妆品等日用生活领域（附图 9-5）。在中医药领域内（如附图 9-6），包括 1 件中国医学科学院药用植物研究所发现的 11 个具有抗临床泌尿系耐药菌活性的新型酚酸类化合物 [32]，和 35 件关于药物生产及制造方法，例如西双版纳版纳药业有限责任公司公开了一种傣药肾茶酚类提取物的制备方法及其用途 [33]。剩余 214 件肾茶相关发明专利主要分布在治疗代谢类疾病 67 件（31%）、结石类疾病 65 件（30%）、炎症类疾病 51 件（24%）、抗肿瘤 5 件（2%）、皮肤类疾病 3 件（1%）、心脑血管疾病 2 件（1%）、其他类疾病 21 件（10%）等。代谢类疾病包括痛风、糖尿病、糖尿病肾病、肾积水、痛风性关节炎、高脂血症、高血压、高尿酸血症、肝硬化、尿毒症、脂肪肝等。结石类疾病包括膀胱结石、胆结石、尿路结石、肾结石、输尿管结石等。炎症类疾病包括肾炎、膀胱炎、前列腺炎、类风湿关节炎、胆囊炎、痛风性关节炎、急性阑尾炎等。肿瘤疾病包括嗜铬细胞瘤、宫颈癌、骨肉瘤、脑癌和膀胱癌等。皮肤类疾病包括痤疮和皮肤脓包疮等。心脑血管疾病包括甲亢性心脏病和中风。其他类疾病包括神经性耳聋、中老年视物模糊、痔疮、腺样体肿大、湿疹、褥疮、气虚水肿、淋巴结核、骨质增生、肛门瘙痒症、产后小便不通、鼻白喉等。可以看出，随着肾茶研究的不断深入，对肾茶作用的认识逐渐加深，肾茶的临床应用领域不断拓展，肾茶应用主要关注点已经从传统的治急性肾炎、膀胱炎、尿路结石、风湿性关节炎，转移到代谢类疾病领域；近年来，肾茶的临床治疗领域有进一步扩大的趋势，在心脑血管、肿瘤、皮肤及其他类疾病等领域都有一定应用。此外，剂型方面主要是胶囊剂和丸剂、片剂，剂型比较原始简单，说明该领域现代化的制剂手段和种类运用不够。综上，肾茶的现代研究在剂型改进、提高药物生物利用度、方便使用等方面仍有很大的发展空间。

第二节　肾茶的应用与开发情况

通过检索药智数据库（https://db.yaozh.com/）发现，目前国内以肾茶为原料的中成药有 4 种（见表 9-1）。沙梅消渴胶囊用于治疗阴虚内热所致的消渴，肾安胶囊用于治疗小便不利、淋沥涩痛，肾茶袋泡茶用于治疗膀胱湿热所致的尿急、尿热、尿痛，血尿安胶囊用于治疗尿血、尿频、尿急、尿痛。彝仙草肾茶作为保健食品，批准文号为卫食健字

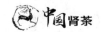

（1997）第 074 号，该品具有免疫调节作用，适用于青少年及中老年，婴幼儿不适宜，一般每日 2 包（每包 3g），早上及午后各 1 包，第一次用 200mL 左右开水冲泡 3 分钟后饮用，可连续冲饮数次，本品不能代替药物。天夏肾茶是马来西亚天夏医疗集团和湖北天夏生物工程有限公司联合出品的药茶，批准文号为鄂孝卫食证字 2007 第 0606 号，主要原料是肾茶、玉米花粉、葛根等，适用于肾功能衰退、糖尿病、血脂血压偏高等人群，开水或沸水浸泡 5 ～ 10 分钟后即可饮用，每日 2 ～ 3 次，每次 1 ～ 2 包，可反复冲泡。此外，CFDA 批准肾茶的提取物可作为化妆品原料药。

表 9-1　中成药处方

药品名称	处方来源	处方	功能主治	用法用量
沙梅消渴胶囊	国家中成药标准汇编内科气血津液分册	牛蒡子 1660g，肾茶 1660g，沙参 830g，知母 830g，白芍 830g，乌梅 830g，僵蚕 830g	彝医依补，拾补，希让诺，握尼依。中医养阴润燥，生津止渴。用于阴虚内热所致的消渴以及 2 型糖尿病见上述证候者	口服，一次 2 粒，一日 3 次；饭后服用
肾安胶囊	国家中成药标准汇编内科肾系分册	石椒草 200g，肾茶 150g，黄柏 100g，白茅根 100g，茯苓 100g，白术 100g，金银花 50g，黄芪 100g，甘草 100g，灯心草 50g，淡竹叶 50g，泽泻 100g	本品用于湿热蕴结所致淋证，证见：小便不利，淋沥涩痛，下尿路感染见上述证候者	口服，一次 1 ～ 2 粒，一日 3 次；饭前服用
肾茶袋泡茶	国家中成药标准汇编内科肾系分册	肾茶 3000g	本品用于膀胱湿热所致的尿急、尿热、尿痛，非特异性下尿路感染见上述证候者	开水泡服，一次 3 ～ 6g，一日 3 次
血尿安胶囊	国家中成药标准汇编内科肾系分册	肾茶 400g，小蓟 600g，白茅根 800g，黄柏 120g	本品用于湿热蕴结所致尿血、尿频、尿急、尿痛，泌尿系感染见上述证候者	口服，一次 4 粒，一日 3 次

第三节　肾茶发展途径和发展策略分析

我国肾茶栽培兴起于 20 世纪 60 年代，以云南思茅和西双版纳地区栽培最多。肾茶深受傣族民众喜爱，常用其叶作为茶叶和药用，用来治疗泌尿系统疾病。同时，也是泰国、马来西亚、印度尼西亚等东南亚国家传统药物的重要组成部分。

　　自 1995 年申请至 2020 年，肾茶已有相关专利达 383 件，特别是在 2016 年进入高速发展期，说明有关肾茶已经开展了大量科技发明创新研究工作，并取得了较大进展，也说明肾茶的经济价值和药用价值得到越来越多的认可，吸引到越来越多的学者投入到肾茶的创新研究中。目前我国肾茶产业集群和专利技术申请机构主要集中于山东和安徽 2 省，而其他省区产业发展缓慢，缺乏较好的市场附加值产品。申请人多为个人、企业，但是单个申请人申请量靠前的还是科研单位、企业、大学等，许多专利技术与生产应用之间断层，一部分专利未能及时应用于实际生活。申请专利仅仅是作为知识产权的保护手段，发明专利的最终目的是能够为实际生活创造价值。因此，要积极推进专利成果与相关生产企业、社会对接，实现"产、学、研"的持续发展道路。国内市场以肾茶药材为组方的中成药品有 4 种。肾茶产业在中医药大健康产业中具有较大开发潜力和诱人的产业前景。要严格控制申请专利质量，加大相关组方制剂的转化力度，只有对肾茶产业有充分的认识，才能在后续研究中做到正确的趋利避害，淘汰过剩产业，优化肾茶资源在肾病、结石、炎症等常见疾病方面的应用。加大其有效成分转化的研究力度，深入研究极具价值的领域，同时也能避开对已有专利的研究，节约研究成本，开拓新的研究方向。此外，在生物医药与大健康产业的机遇下，应深入开展肾茶相关基础研究，开发新兴产业，如食品、化妆、饮料、茶等日用消费品，但存在有效专利占比低、专利维持年限短、产品综合利用率低等问题，需采取措施来扬长避短，推动肾茶产业高质量发展。开发新兴领域，结合上文专利分析可知，肾茶在中医药领域的研究相对成熟，若要在此领域进行创新性拓展，其难度相对较大，因此主要以验证、应用、优化为主，积极改进现有肾茶药品制剂、方剂的不足。而随着社会生活方式的改变，生态环境保护意识增强，保健意识日益突出，尤其在农业、林业、制酒业等方面发展较快，家用物品如保健枕，绿化，污水处理，保鲜盒，尚有一定的开发空间，但在开发保健品过程中，由于肾茶只能作为药材原料、不能作为食品原料的限制和各地方肾茶人工栽培面积小等阻碍了肾茶产业的可持续发展。所以当务之急应该解决肾茶原料限制问题，实现肾茶由栽培到生产的可持续发展经济理念，加快促进肾茶产业快速发展。

　　肾茶专利信息、应用与开发情况上来看，在肾茶的主产地以及企业集聚地等区域，政府可加以意向性的有效引导，用政府引导基金撬动社会资本推动产业发展，引导社会资本重点投向肾茶产业中薄弱基础环节和关键研究领域。激发市场在资源配置中的决定性作用，振兴肾茶产业发展，注重产学研结合，推动组方、制剂、成药等领域成果转化，加快

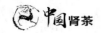

保健品、日用品、化妆品等新兴产业的开发，形成规范化栽培 –GAP 生产基地 – 生产加工 – 药材、提取物 – 组方、制剂、化妆品的一体化、多层次、多途径、可持续的产业模式，推动肾茶产业快速发展。

参考文献

[1] 赵应红，林艳芳，张丽丽，等 . 傣药芽糯妙（肾茶）的研究与应用 [J]. 中国民族医药杂志，2008，72（10）：72–77.

[2] 蒋敏捷，黄增琼，蒋伟哲，等 . 一种消炎的中药贴剂：CN108014215A[P].2018–05–11.

[3] 巫玲玲，蓝献丽，蒋伟哲，等 . 一种治疗膀胱癌的中药组合物：CN106177368A[P].2016–12–07.

[4] 黄兴振，黄增琼，许崇摇，等 . 一种保肝解酒的药物：CN107929555A[P].2018–04–20.

[5] 蒋敏捷，蒋伟哲，蒋群哲 . 一种治疗痛风的中药组合物：CN109602810A[P]. 2019–04–12.

[6] 付书婕，林彩霞，杨沛霖，等 . 一种治疗糖尿病的药物：CN108066671A[P]. 2018–05–25.

[7] 蒋敏捷，蓝彬，蒋伟哲，等 . 一种治疗宫颈癌的中药：CN106309749A[P].2017–01–11.

[8] 都凤珍 . 预防和治疗高尿酸血症的复合超微粉：CN106924680A[P].2017–07–07.

[9] 都凤珍 . 降低高尿酸值的中药：CN106924607A[P].2017–07–07.

[10] 都凤珍 . 治疗尿酸性肾病的中药：CN106924587A[P].2017–07–07.

[11] 张婷，卢岩，陈娟，等 . 我国生物医药领域技术创新态势研究 [J]. 中国新药杂志，2020，29（22）：2521–2527.

[12] 王艳芳，李戈，马小军，等 . 一种肾茶种子的育苗方法：CN105210657A[P]. 2016–01–06.

[13] 杨春勇，李戈，王艳芳，等 . 一种紫花肾茶的分子鉴定方法：CN105483223A[P]. 2016–04–13.

[14] 李光，李学兰，陈曦 . 一种具有降血糖活性的傣药提取物、制法、组合物与用途：CN102302545A[P]. 2012–01–04.

[15] 陈曦，李光，赵俊凌，等 . 一种治疗糖尿病肾病的肾茶有效部位及其制备方法：CN103127214A[P]. 2013–06–05.

[16] 赵立春，庞宇舟，廖夏云，等 . 一种降尿酸的保健茶及其制备方法：CN108887444A[P]. 2018–11–27.

[17] 郭尔楚，蒋敏捷，陈文雅 . 肾茶二萜酮 A 在制备治疗痛风药物中的应用：CN106727483A[P]. 2017–05–31.

[18] 郭尔楚，蒋敏捷，陈文雅 . 肾茶二萜酮 B 在制备治疗痛风药物中的应用：CN106667979A[P]. 2017–05–17.

[19] 蒋敏捷，郭尔楚 . 肾茶色烯在制备治疗痛风药物中的应用：CN106619607A[P]. 2017–05–10.

[20] 谢丽莎，李爱媛，龚志强，等 . 具有抗痛风作用的中药制剂及其制备方法：CN103735697A[P]. 2014–04–23.

[21] 方刚，李善霞，林寒梅，等 . 一种治疗产后小便不通的壮药组合物：CN104306788A[P]. 2015–01–28.

[22] 贾丽娜 . 商业方法专利的实质审查标准研究 [D]. 兰州：兰州大学，2015.

[23] 杭捷.基于失效专利分析的企业技术开发战略研究 [D].大连：大连理工大学，2019.

[24] 李华.失效专利的价值开发 [D].武汉：武汉大学，2004.

[25] 胡臣.包装套件（肾茶）：CN303725740S[P].2016-06-29.

[26] 唐艳梅.猫须草包装盒：CN305849274S[P].2020-06-16.

[27] 朱会平.包装盒（肾茶）：CN3314978[P].2003-08-20.

[28] 刘彦华.包装盒（肾茶 04）：CN3430888[P].2005-03-09.

[29] 夏卫红.包装盒（中国肾茶）：CN301351561S[P].2010-09-22.

[30] 于旭东，吴繁花.包装罐（海南肾茶）：CN301244292S[P].2010-06-02.

[31] 周说明.一种肾茶种植用除草装置：CN210630182U[P].2020-05-29.

[32] 许旭东，郑庆霞，孙照翠，等.11 个具有抗临床泌尿系耐药菌活性的新型酚酸类化合物的化学结构及其用途：CN103804185A[P].2014-05-21.

附图

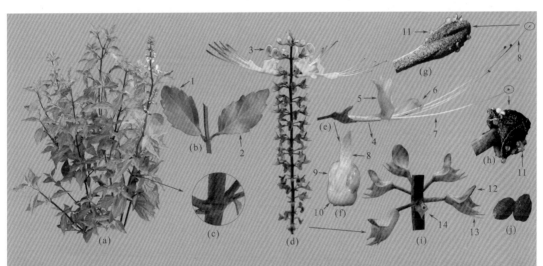

(a)植株 (b)叶 (c)茎 (d)总状花序 (e)小花 (f)胚珠及花柱生长方式 (g)柱头及其上散落的花粉 (h)开裂花药及花粉 (i)单个轮伞果序 (j)果实 1.叶正面 2.叶背面 3.小花蕾 4.花冠筒 5.花冠上唇 6.花冠下唇 7.花丝 8.花柱 9.胚珠 10.花盘 11.花粉粒 12.花萼上唇 13.花萼下唇 14.花苞片

附图 1-1　紫色花冠肾茶品种形态

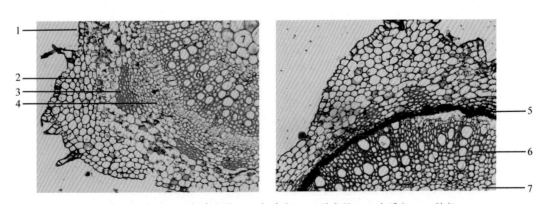

1.表皮；2.角隅；3.韧皮纤维；4.韧皮部；5.形成层；6.木质部；7.髓部。

附图 1-2　肾茶茎横切面图

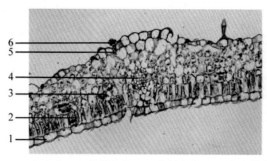
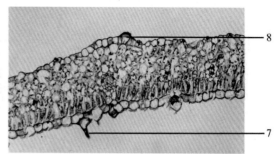

1.上表皮；2.栅栏组织；3.海绵组织；4.主脉维管束；5.厚角组织；6.腺鳞；7.非腺毛；8.下表皮。

附图1-3　肾茶叶横切面图

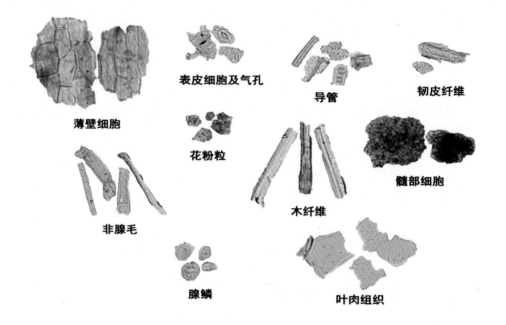

薄壁细胞　　表皮细胞及气孔　　导管　　韧皮纤维

花粉粒　　木纤维　　髓部细胞

非腺毛

腺鳞　　叶肉组织

附图1-4　肾茶粉末特征图

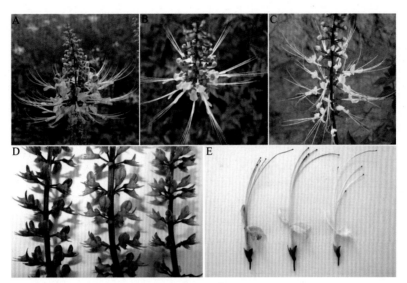

A. "紫花 1 号"；B. "紫花 2 号"；C. 对照白花肾茶；D. 从左到右依次为 "紫花 1 号" "紫花 2 号"、对照白花肾茶果穗颜色；E. 从左到右依次为 "紫花 1 号" "紫花 2 号"、对照白花肾茶花颜色。

附图 2-1 肾茶新品种

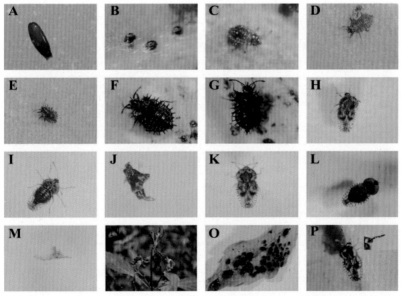

A. 卵；B. 产在植物组织中的卵；C.1 龄若虫；D.2 龄若虫；E.3 龄若虫；F.4 龄若虫；G.5 龄若虫；H. 雄虫背部；I. 雄虫腹面；J. 雄虫外生殖器；K. 雌虫背面；L. 雌虫腹面；M. 雌虫外生殖器；N. 为害状；O. 若虫聚集取食肾茶；P. 成虫取食肾茶及其口器。

附图 2-2 泡壳背网蝽的形态特征及其危害

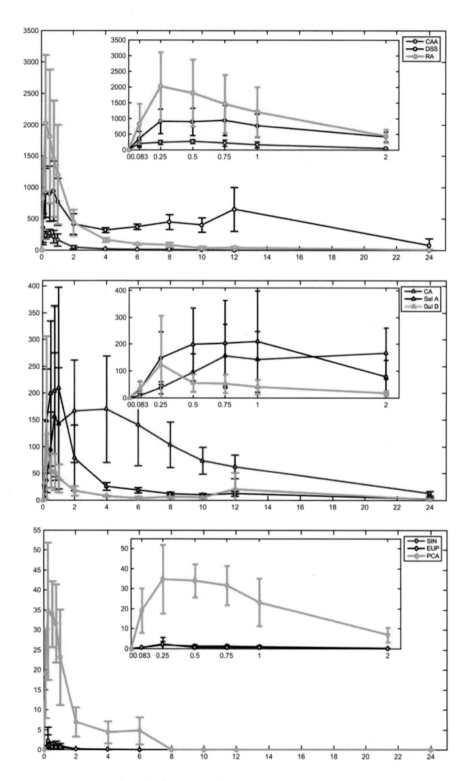

附图 8-1　大鼠灌胃猫须草提取物后各组分的平均血药浓度 – 时间曲线图（n=6）

A.

Base Peak Chromatogram

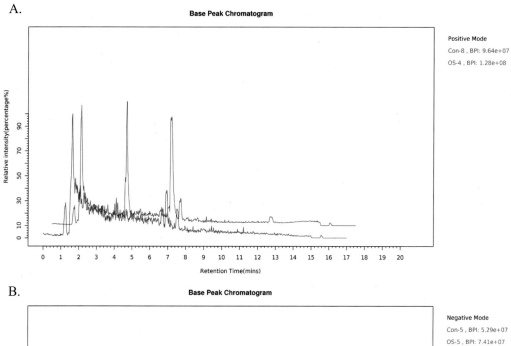

Positive Mode

Con-8 , BPI: 9.64e+07

OS-4 , BPI: 1.28e+08

B.

Base Peak Chromatogram

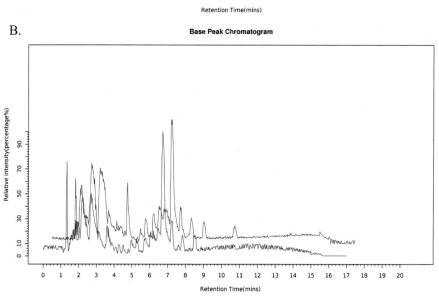

Negative Mode

Con-5 , BPI: 5.29e+07

OS-5 , BPI: 7.41e+07

C.

Base Peak Chromatogram

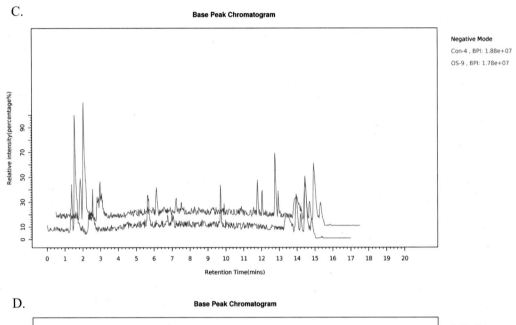

Negative Mode
Con-4 , BPI: 1.88e+07
OS-9 , BPI: 1.78e+07

D.

Base Peak Chromatogram

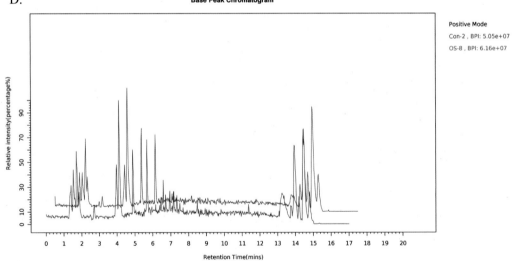

Positive Mode
Con-2 , BPI: 5.05e+07
OS-8 , BPI: 6.16e+07

A.尿液样品正离子模式；B.尿液样品负离子模式；C.血清样品正离子模式；D.血清样品负离子模式。

附图 8-2　大鼠尿液和血清样品总离子流图

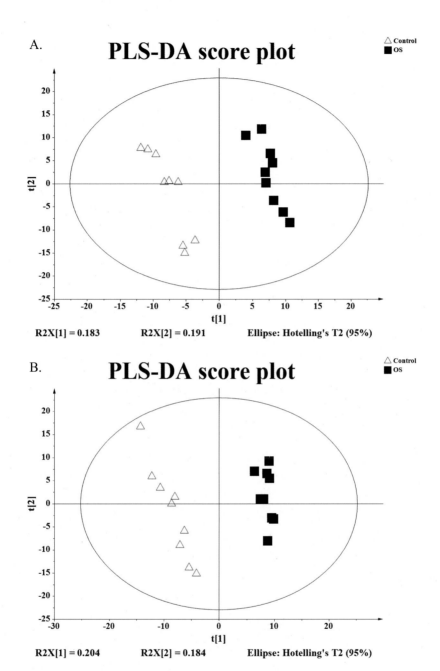

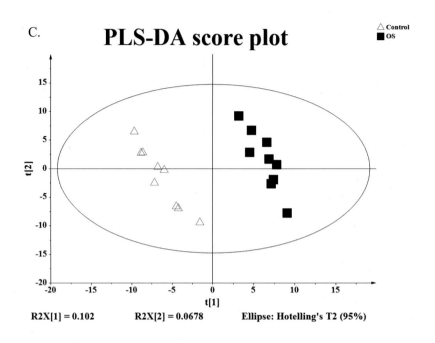

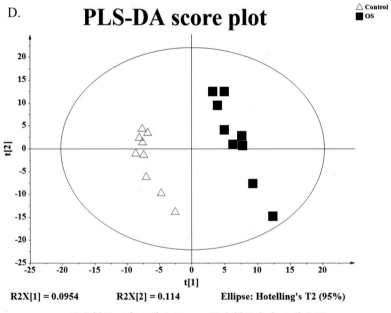

A. 尿液样品正离子得分图；B. 尿液样品负离子得分图；

C. 血清样品正离子得分图；D. 血清样品负离子得分图。

附图 8-3　尿液和血清样品的 OPLS-DA 得分图

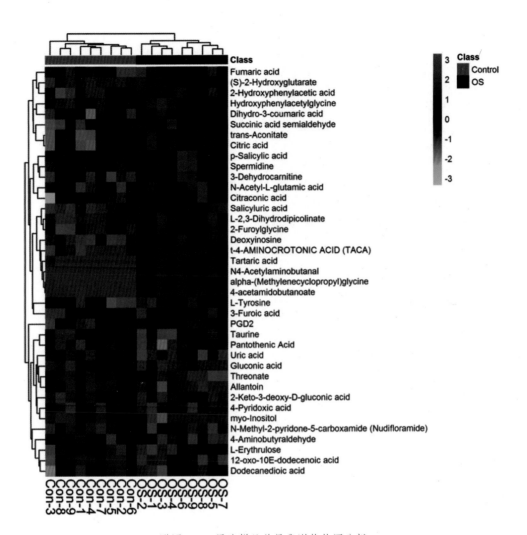

附图8-4 尿液样品差异代谢物热图分析

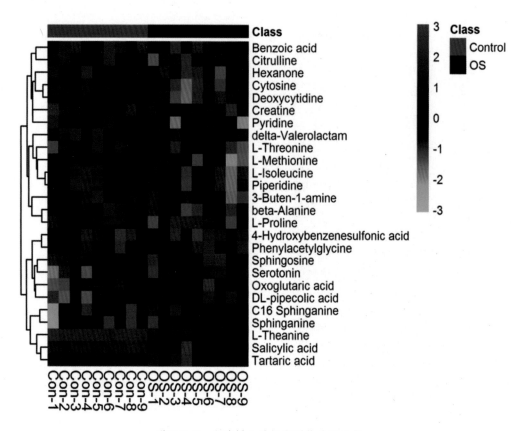

附图8-5　血清样品差异代谢物热图分析

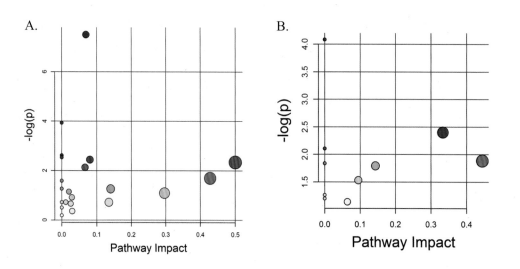

A.尿液样品代谢通路分析概要图；B.血清样品代谢通路分析概要图。

附图8-6　代谢通路分析概要图

A.

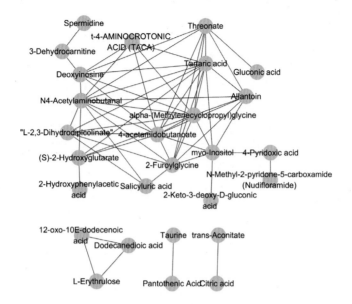

B.

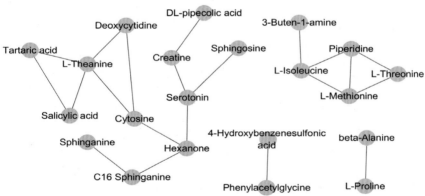

A. 尿液样品代谢物关联网络分析；B. 血清样品代谢物关联网络分析。

附图 8-7　代谢物关联网络分析

注: 各个圆表示各种代谢物, 其间的连线表示代谢物与代谢物之间显著相关性, 其中红色表示正相关,
蓝色表示负相关。

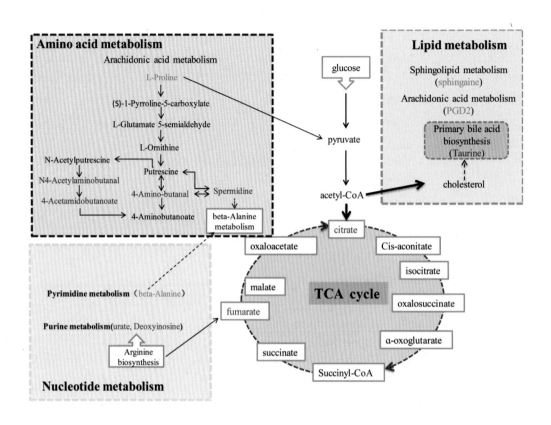

附图 8-8　口服肾茶提取物对代谢通路的影响

注：其中红色为上调，绿色为下调。

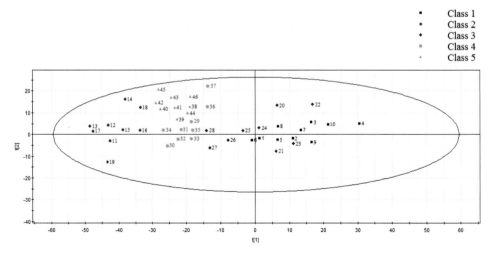

Class1. 空白；Class2. 模型；Class3. 阳性；Class4. 肾茶水提物；Class5. 肾茶醇提物。

附图 8-9　各组大鼠血清样本的 PLS-DA 得分图

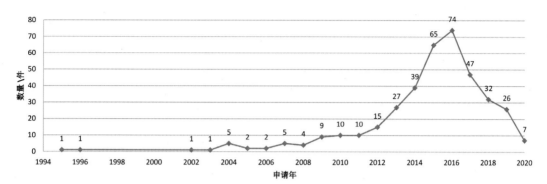

附图 9-1　肾茶国内专利申请趋势

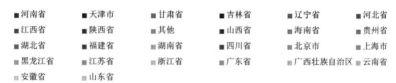

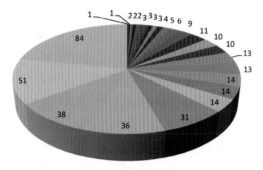

附图 9-2　肾茶产业国内各省市专利分布情况分析图

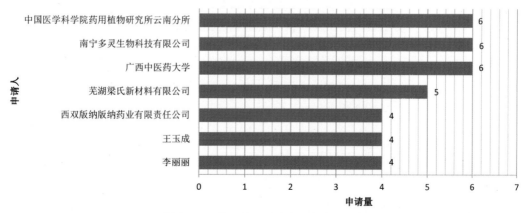

附图 9-3　排名前 7 位的专利申请人分析图

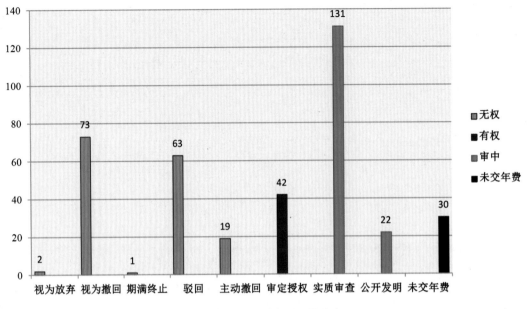

附图 9-4 肾茶专利法律状态

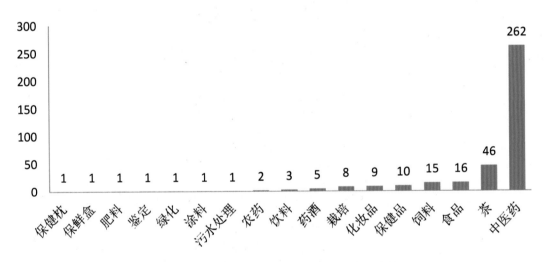

附图 9-5 中国肾茶相关专利申请细分领域分布情况

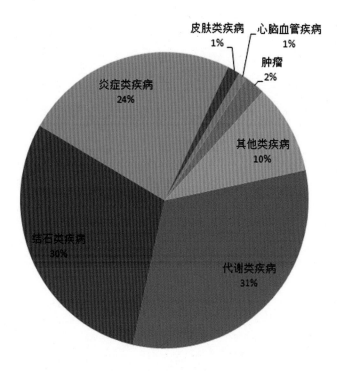

附图 9-6　肾茶相关专利申请中医药领域细分用途